国医名师

骨伤科诊治绝技

主编 卢敏 张军 冷向阳 詹红生 周红海

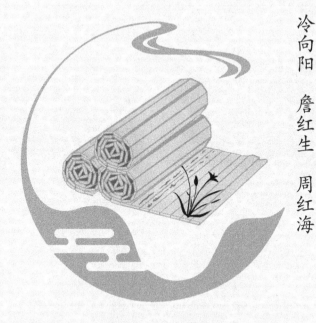

科学技术文献出版社
SCIENTIFIC AND TECHNICAL DOCUMENTATION PRESS
·北京·

图书在版编目（CIP）数据

国医名师骨伤科诊治绝技 / 卢敏等主编. —北京：科学技术文献出版社，2021.2
ISBN 978-7-5189-7545-7

Ⅰ.①国… Ⅱ.①卢… Ⅲ.①中医伤科学 Ⅳ.① R274

中国版本图书馆 CIP 数据核字（2020）第 258530 号

国医名师骨伤科诊治绝技

策划编辑：薛士滨　　责任编辑：钟志霞　周可欣　　责任校对：张永霞　　责任出版：张志平

出　版　者	科学技术文献出版社	
地　　　址	北京市复兴路15号　　邮编 100038	
编　务　部	(010) 58882938, 58882087（传真）	
发　行　部	(010) 58882868, 58882870（传真）	
邮　购　部	(010) 58882873	
官 方 网 址	www.stdp.com.cn	
发　行　者	科学技术文献出版社发行　全国各地新华书店经销	
印　刷　者	北京虎彩文化传播有限公司	
版　　　次	2021 年 2 月第 1 版　2021 年 2 月第 1 次印刷	
开　　　本	710×1000　1/16	
字　　　数	335千	
印　　　张	20.75	
书　　　号	ISBN 978-7-5189-7545-7	
定　　　价	49.80元	

《国医名师骨伤科诊治绝技》编委会

石　琤（上海交通大学医学院附属第九人民医院黄浦分院）

邝高艳（湖南中医药大学第一附属医院）

刘立云［河南省洛阳正骨医院（河南省骨科医院）］

刘　鑫（湖南中医药大学第一附属医院）

刘恒平（北京中医药大学第三附属医院）

张　军（中国中医科学院望京医院）

吴　冰（北京中医药大学附属护国寺中医医院）

冷向阳（长春中医药大学）

李　楠（福建中医药大学）

严　可（湖南中医药大学第一附属医院）

张　晓（湖南中医药大学第一附属医院）

沈　骏（贵州中医药大学第一附属医院）

何心愉（广西中医药大学）

杨海韵（佛山市中医院）

陈柏屹（湖南中医药大学第一附属医院）

李纳平（湖南中医药大学第一附属医院）

周红海（广西中医药大学）

聂　颖（湖南中医药大学第一附属医院）

柴　爽［河南省洛阳正骨医院（河南省骨科医院）］

郭俊彪（广东省中医院）

龚志贤（湖南中医药大学第一附属医院）

詹红生（上海中医药大学附属曙光医院）

谭开云（湖南中医药大学第一附属医院）

谭旭仪（湖南省中医药研究院）

主编简介

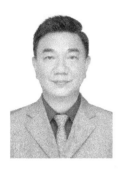

卢敏，二级教授、主任医师，博士研究生及博士后指导导师，第六批全国老中医药专家学术继承工作指导老师，湖南中医药大学第一附属医院骨伤科主任，湖南省中西结合骨伤科学术带头人。荣获湖南省科技进步奖二等奖、三等奖各1项，湖南省中医药科技奖二等奖1项，为医院首届名医、十大工匠之首，荣获"敬佑生命·荣耀医者"专科精英奖，主持国家自然科学基金项目2项。

现任中华中医药学会骨伤分会常务理事，中国中西医结合学会骨伤科分会常务委员，中国老年学和老年医学骨质疏松委员会中医药专家委员会副主任委员，中国中医药促进会运动医学分会副会长，中国中医药促进会骨伤科分会关节专业委员会副主任委员，湖南省中医药和中西医结合学会骨科专业委员会主任委员，湖南省医学会骨科专业委员会副主任委员，《中国中医骨伤科杂志》《湖南中医药大学学报》编委，培养研究生80余名，发表学术论文100余篇，出版专著5部。

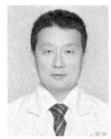

张军，教授、主任医师，医学博士，博士研究生及博士后指导导师，享受国务院政府特殊津贴，"新世纪百千万人才工程"国家级人选，中国青年科技奖获得者，中国中医科学院中医骨伤科学科带头人，知名中医骨伤科专家，全国百名杰出青年中医，首都中青年名中医首届李时珍医药创新奖获得者，全国首届中医药传承高徒奖获得者。现担任中华中医药学会骨伤科分会副主任委员，世界中医药联合会骨伤科专业委员会副会长兼秘书长，北京中医学会骨伤科专业委员会副主任委员，国家科技奖励评审专家，国家医疗器械创新审评专家，国家药品监督管理局药品审评专家，国家药品监督管理局药品评价中心审评专家，《中国中医骨伤科杂志》副主任委员、副主编。

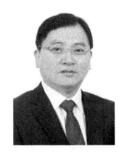

冷向阳，医学博士，二级教授、主任医师，博士研究生导师，国务院特殊津贴获得者。现任长春中医药大学校长，兼任教育部高等学校中西医结合类专业教学指导委员会副主任、九三学社吉林省委员会副主任委员、吉林省人大常委会委员、吉林省科协第十届委员会副主席、中华中医药学会骨伤专业委员会副主任委员、国家药品监督管理局新药评审专家等社会职务。

曾荣获全国百名杰出青年中医、吉林省高级专家、吉林省首批长白山技能名师、吉林省第六批拔尖创新人才第一层次人选、吉林省高校首批学科领军教授、吉林省第九批有突出贡献的中青年专业技术人才、吉林省劳动模范、全国总工会五一劳动奖章等荣誉称号。

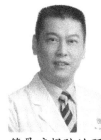

詹红生，上海石氏伤科学术继承人，上海市名中医，全国老中医药专家学术经验继承工作指导老师，享受国务院政府特殊津贴专家。现任上海中医药大学二级教授、博士研究生及博士后导师、骨伤科研究所所长，上海中医药大学附属曙光医院主任医师、骨伤科主任，曙光临床医学院中医骨伤科学教研室主任。致力于慢性筋骨病损防治研究及中华养生文化和技术传播。擅长运用整骨手法、导引练功、针灸、中药等中医药理论和技术诊治筋骨痛症、脊柱源性疾病、肌肉减少症和骨质疏松症。主编本科生、规培医生国家规划教材和人卫慕课《中医骨伤科学》《中西医结合骨伤科学》规划教材，《脊柱手法医学》学术专著和《泰生疗法》科普著作。

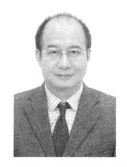

周红海，医学博士，教授，博士研究生导师，广西名中医，广西中医药大学骨伤学院院长、骨伤研究所所长。师从国医大师韦贵康教授、国家级骨伤教学名师施杞教授，任中华中医药学会骨伤科分会常委，中华中医药学会整脊分会副主任委员，中华中医药学会运动医学分会副主任委员，广西中医药学会整脊分会首任主任委员，广西中西医结合学会骨伤科分会常委，世界中医药联合会脊柱健康委员会副理事长及标准审定委员，世界中医药联合会骨伤科专业委员会常务理事，广西国际手法医学协会副主席，世界手法医学联盟副理事长，《中国中医骨伤科杂志》《广西中医药大学学报》《广西中医药》编委等。

主持国家自然科学基金2项、广西壮族自治区自然科学基金3项，厅、局级课题8项，参与10项，发表文章162篇，其中第一作者与通信作者51篇。

中医骨伤科源远流长，博大精深。上古俞跗，割皮解肌；医圣华佗，刮骨疗毒；南齐刘涓子，排脓生肌；盛唐蔺道人，理伤续断；元代危亦林，悬吊复位。煌煌中华，巍立五千年；金镞正骨，彪炳千秋。

中医之道薪火相传，骨伤流派精彩纷呈。诚如道家异远真人《跌损妙方》，总结按穴位受伤而施治的方药；佛家赵廷海《救伤秘旨》，收载"少林寺秘传内外损伤主方"；兵家刘伯温《金疮秘传禁方》记载用骨擦音作为检查骨折的方法；藏医宇妥·元丹贡布《四部医典》、回医《回回药方》、蒙医《伤科医案》等民族伤科亦各放异彩。新中国建立前，中医骨伤科的延续以祖传或师承为主，因其学术渊源的差别，出现不少流派，较著名的诸如：河南平乐郭氏正骨世家，北京刘寿山，天津苏氏正骨世家，上海石筱山、魏指薪、王子平等骨伤科八大家，广东蔡荣、何竹林等五大骨伤科名家，湖北武当派李氏正骨，福建少林派林如高，四川杜自明、郑怀贤，江苏葛云彬，山东梁铁民及辽宁孙华山等，各具特色，影响甚隆。

为贯彻实施《国务院关于扶持和促进中医药事业发展的若干意见》（国发〔2009〕22号）文件精神，落实吴仪副总理倡导的"三名三进"工程，即培养名医、创建名科、建设名院，推动中医药服务进乡村、进社区、进家庭。中华中医药学会骨伤科分会，先后评选出33位中医骨伤名师、19个中医骨伤名科，协助建设500张以上骨伤床位的名院20余家。近年来国家中医药管理局还评出中医骨伤科国医大师4名、全国名中医3人。《国医名师骨伤科诊治绝技》一书将系统整理我国骨伤科国医大师、名中医、骨伤名师的学术思想、辨证特点及临床实践经验，供骨伤科同人参考，以造福黎民百姓。

大道至简，大医精诚。医道深邃，贵在探索，化繁为简；医者仁心，术精德馨，救人不倦。《国医名师骨伤科诊治绝技》汇集当代中医骨伤名家精粹，手此一卷，认真习学，计日程功，收效彰显。值此书付梓之际，聊书数言，以飨读者。

孙树椿　王和鸣

2020年8月

2008 年 10 月，我国政府启动首届"国医大师"的评选活动，至今已评选了三届，共 90 位国医大师，其中中医骨伤科有 4 位，分别为上海市黄浦区中心医院石仰山教授、长春中医药大学附属医院刘柏龄教授、广西中医药大学韦贵康教授和内蒙古民族大学附属医院包金山教授。2017 年还评选了首届全国名中医共 100 名，其中中医骨伤科有 3 位，分别为安徽中医药大学第一附属医院丁锷教授、中国中医科学院望京医院孙树椿教授和重庆市中医骨科医院郭剑华教授。2007 年中华中医药学会骨伤分会评选出了 23 名首届"中医骨伤名师"，2015 年评选出 10 名第二届"中医骨伤名师"，两届共 33 名。

本书首次系统整理挖掘了 35 位中医骨伤国医名师的学术思想、临床经验和专长绝技，总结其卓有成效的治病方法，故具有较高的权威性和实用性，为我们一代又一代骨伤科人"传承精华、守正创新"提供了宝贵的原点资料。

面对中医骨伤科日益西化，西方医学理念沸沸扬扬的格局，忧思之叹，不绝于耳！中医骨伤科的优势专长何在？发展方向何在？这值得我们重新定位与思考！望本书的微言大义能回答这些重要问题。

《国医名师骨伤科诊治绝技》由科学技术文献出版社出版，聘请孙树椿、王和鸣教授主审。全书从个人简介、学术思想、专长绝技、典型医案、经方验方五个方面系统介绍国医名师的临床实践经验。

本书在编写过程中，得到了众位国医名师、流派传承人的大力支持，在此一并向他们表示崇高的敬意和真心的感谢。由于编者水平有限，不当之处，诚请读者批评指正。

卢　敏

2020 年 8 月于长沙

目录

第一节　国医骨伤名师石仰山学术思想与诊治绝技

【个人简介】

石仰山教授（1931—2016 年），名锡煜，男，汉族，籍贯为江苏无锡。1950 年起师承父亲石筱山先生并拜内科黄文东先生为师。曾任伤科主任医师，1987 年任黄浦区中心医院副院长。

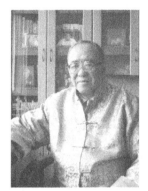

荣誉称号：首批享受国务院政府特殊津贴（1991 年），1993 年成为上海市老中医学说经验继承研究班指导老师，1995 年被评为上海市名中医，2000 年起任上海市黄浦区中心医院名誉院长，2001 年被聘为广东省中医院客座教授。2006 年被中华中医药学会授予中医药传承特别贡献奖，2007 年被评为"全国首届中医骨伤名师"，2014 年 10 月被授予"国医大师"荣誉称号。

科研成果：石仰山教授曾 3 次荣获上海市"劳动模范"称号，先后主持完成 10 多项课题研究，其中一项科研成果石氏伤膏（现名复方紫荆消伤膏）于 1999 年获批卫生部三类新药，一项荣获国家科技进步奖二等奖，一项获得国家发明专利，两项课题获得上海市科学技术进步奖三等奖，三项课题获黄浦区科学技术进步奖一等奖。先后编撰出版《中国百年百名中医临床家丛书·石筱山石仰山卷》《中华名中医治病囊秘·石筱山石仰山卷》《石仰山谈软组织损伤》《国医大师石仰山》等 10 余本专著。先后发表《伤科的辨证论治》《关于筋骨和肝肾关系的理论探讨》《石筱山对骨折延缓连接的治疗经验》《骨折论治》《牛蒡子汤在伤科中的应用》《石氏理伤手法谈屑》《石氏"消散膏"治疗网球肘炎临床观察》《论损伤血瘀》《伤科用药举要》《对到 2000 年中医伤骨科事业的设想》《中医伤科对骨质增生的认识和治疗》等论文 50 余篇。石仰山教授继承"石氏伤科"精华，使"石氏伤科"代有传人，发扬光大，带教博士和硕士共 15 人次。由他率领的石氏伤科于 1994 年被命名为上海市领先特色专科，2000 年被命名为上海中医药大学附属重点专科，2006 年起成为国家级重点专科。

社会兼职：曾任上海市中医药学会常务理事、上海市伤科学会主任委员，受聘为中国中医研究院特约研究员，上海中医药大学首批兼职教授、研究生导师，上海中医药大学、上海中医药研究院专家委员会名誉委员，上海市龙华医院脊柱病研究所顾问。

【学术思想】

一、一个中心，两个理念

"一个中心"即始终以"十三科一理贯之"的思想为中心。"十三科"为元代的医学分科，包括大方脉科、杂医科、小方脉科、风科、产科、眼科、口齿科、咽喉科、正骨科、金疮肿科、针灸科、祝由科、禁科。中医论治疾病应注重整体，哪怕是病症一目了然的骨伤科疾病，也应以中医学整体思维来辨证论治，故由此开创了伤科内治之先河。石氏治伤十分推崇薛己之内治理念，故而以此为指导思想统摄其所有内外治法。

理念一：治疗、康复一体化。多数骨伤科疾病对患者的身体功能影响较大，通常都需要在治疗中融入康复训练，即使是在痊愈后仍需注意预防保健，防止陈伤复发，故而石氏认为，作为医者应时刻秉承治疗、康复、预防、保健一体化的理念，在整个医疗过程中始终贯穿其"一个中心"的整体思想。

理念二：预防保健到终身。现代患者由于各种原因，常常疏于对自身身体的保养，尤其在损伤之后，仍有不注意调摄养生者，常常导致疾病恢复缓慢或反复发作形成顽疾等情况，石氏认为，作为医者，应该将"预防保健到终身"的理念灌输到患者的脑海里，并使其落实到日常生活中，从而达到医患合作、心身同治之目的。贯穿石氏"一个中心"之思想，体现了中医治未病之理论。

二、以气为主，以血为先

石氏认为，伤科疾病，不论在脏腑、经络（脉），或在皮肉、筋骨，都离不开气血。石氏理伤的基本原则亦是气血兼顾而不偏废。然而形体之抗拒外力，百节之能以屈伸活动，气之充也；血的化液濡筋，成髓养骨，也是依靠气的作用；所以气血兼顾而宜"以气为主"。若积瘀阻道，妨碍气行，又当祛瘀，则应"以血为先"。

三、筋骨并重，内合肝肾

筋束骨、骨张筋，筋与骨的关系殊为密切。因而在治疗上就要筋骨并重。特别是对骨折、脱位的治疗，首先要很好地复位，这是大家都重视的，而治骨的同时要治筋，就容易被忽略。伤科传统在骨折复位同时是要理筋的。筋骨与肝肾两脏密切相关，凡外伤疾病，从现象上来看是受外来暴力所造成，而实际上，不健康的身体虽受轻微之外力，亦能引起伤筋伤骨，年老体弱者，肝肾精血较衰，稍受外伤，极易发生骨折，而且骨折后愈合较差，这就是肝肾不足的关系。

四、调治兼邪，独重痰湿

石氏认为，损伤气血自属气脉闭塞，脘窍凝滞之类，易于痰聚为患。在骨伤科临床上，常见痰与风、寒、湿、瘀诸邪相合为患。石氏则尤重湿邪，认为伤损之后气血不和，痰湿每能凝滞经络。石氏伤科历来重视痰湿的化散，牛蒡、僵蚕等即为石氏家传方中医治痰湿之常用要药，若痰湿甚者，尚可加入制南星。

五、勘审虚实，施以补泄

石氏临诊精于辨证，勘审虚实。石氏宗前贤之说而赋予新意，指出伤损之后，实证阶段较短，虚证阶段则为时甚长。故理伤取攻逐之法是其变，用补益之法方为本。至于补法的应用则是多样的。或先攻后补，或先补后攻，或攻中寓补，或攻前预补。临诊虽可灵活多变，但万变不离其宗，总以温补脾肾为主。

【专长绝技】

一、手法概要

诊断时石氏以摸比为法，即摸比患处以了解伤情；诊断后以"稳而有劲、柔而灵活"的石氏手法施以治疗。石氏手法以十二字诀为特色，即拔、伸、捺、正、拽、搦、端、提、按、揉、摇、抖（亦作"转"），并指出：

"这十二法在应用上并没有严格的界限，无论正骨、理筋、上骱，随着需要，可以互相换用"。

二、正骨手法

石氏正骨以拔、伸、捺、正为总则。拔伸不是一味依靠猛力，而是刚柔相济，在要点使巧力以恰到好处，复位后仍由医者为主予敷药，衬以棉花垫后夹板绑扎，棉花垫在断端掌侧及尺骨茎突部稍厚，绑扎的着力点主要是断端。以后2～3日复诊更换敷药，其时仍握住断端，轻度活动关节以使筋络顺和。3～4周骨折基本接续，更以拇指舒理筋腱。

三、上骱手法

石氏上骱极注意患肢的体位，认为只有特定的体位才能使脱出的骱复位。在不同的脱位整复中把握住重点手法。如颞颌关节脱位整复时，以拇指在口内或口外推按牙关尽处为重点。石氏在骱位得复后必按揉摇转以理顺筋络，在复诊时也必施以适当的按揉摇转，以使之早日康复。脱位实质上是严重的伤筋，复位只是治疗的开始，尚须使损伤的筋络恢复其原貌，适度的手法能舒筋疏通气血，并减少关节周围的粘连。只有这样，才能使之尽快痊愈。

四、理筋手法

伤筋是临证最为常见的病证。石氏把它分为三类，包括手法在内的治疗各有不同。一称为不显著的伤筋，指劳倦又兼寒湿外袭而成，外象并无青紫肿胀，但觉酸痛麻木，治疗以药物为主，手法按摩仅为辅佐，或辅以针灸。二是不甚显著的伤筋，系扭蹩或支撑伤及腕肘膝踝等处，外无显著青紫，但旋转失常，治疗以理正筋位的手法为主，并辅以药物。三是外形有显著改变的伤筋，由较明显的外伤如支撑等造成，筋络离位而突出，部位多见于膝前或肘后，该部"有粗筋隆起屈伸不利"，治疗必须先用按捺屈伸的手法将隆起的粗筋纳入筋位，使隆起平复即能恢复屈伸活动，并辅以药物。

【典型医案】

一、化痰活血、通络止痛治疗滑膜炎案

林某，女，8岁，学生。

初诊：2002 年 7 月 24 日。

主诉：跳跃后觉左髋疼痛，活动受限 1 周。

病史：患者因跳跃后觉左髋疼痛，活动受限 1 周就诊。曾在外院诊治，未愈。

诊查：查患儿跛行，左腹股沟中点压痛，内、外旋活动受限。X 线片显示：左髋关节骨质未见异常。舌淡红、苔薄白，脉弦滑。

临床诊断：左髋关节滑膜炎，证属痰瘀互结阻络。

辨证：伤损之后气血不和，痰湿每能凝滞经络，津血同源，血以津液生、津以血液存，津凝则为痰，血滞则成瘀，痰聚则血结、血凝则痰生，互为因果同病，阻滞脉络。

治法：治宜化痰活血，通络止痛。

处方：石氏牛蒡子汤加减，处方：牛蒡子、僵蚕、独活、秦艽、白芷、牛膝、当归、赤芍、柴胡、地龙各 9 g，桑枝 15 g，甘草 3 g，水煎服，每天 1 剂。

二诊：2002 年 7 月 31 日复诊，左髋疼痛已明显减轻。按原方继续服用 7 剂。

三诊：2002 年 8 月 7 日复诊，左髋疼痛完全消失，活动自如。

按语：髋关节滑膜炎可由多种病因所致，如创伤、结核、风湿等。该病例为创伤所致，临床上往往单纯采用行气活血之法，起效较慢。石氏在诊治该病时，认为除了瘀血之外，痰湿也是重要的病理因素。痰瘀互结，阻滞经络为该病病机。故治以化痰活血、通络止痛。选用牛蒡子汤加减。其中牛蒡子、僵蚕这一药对可化痰湿、通经络，再配合当归、赤芍、牛膝等化瘀散结，以达痰瘀得消，气血平和，经络通畅，故取得较好的临床效果。

二、益气化痰、活血通络治疗颈椎病案

曾某，女，56 岁，退休。

初诊：2002 年 7 月 24 日。

主诉：反复颈肩部疼痛、活动受限伴头晕半年。

病史：患者既往有颈肩部疼痛史，前晚因伏案书写过久，觉颈肩部疼痛加剧，头晕，夜寐不能转侧，遂来就诊。就诊时精神疲倦，颈肩部疼痛，活动受限，头晕，无上肢痹痛，胃纳可，二便调。

诊查：查颈项部及双肩后部均有压痛，颈部活动受限：前屈 30°，后伸

5°，左旋 10°，右旋 10°，双肩关节活动良好，双手指血运及感觉良好。舌淡红、苔白腻，脉弦细。X 线片显示：颈 4 ~ 颈 5 椎体前缘骨质增生，颈 4 ~ 颈 5、颈 5 ~ 颈 6 椎间孔变窄。

临床诊断：颈椎病（椎动脉型）。证属气血不足，痰瘀阻络。

辨证：邪痹经脉，络道阻滞，气血津液输布失施，血滞为瘀，津停为痰，瘀阻经脉，而致关节疼痛、屈伸不利。

治法：治宜益气化痰，活血通络。

处方：椎脉回春汤加减，处方：黄芪 30 g，白芍、独活、羌活各 12 g，桂枝、当归、牛蒡子、僵蚕各 9 g，桑枝、葛根各 15 g，川芎、甘草各 6 g，水煎服，每天 1 剂。

复诊：2002 年 7 月 31 日，颈肩部疼痛明显减轻，仍有少许头晕。原方再加入天麻、白芷各 10 g。

三诊：2002 年 8 月 7 日，继服 7 剂后痊愈。

按语：本案为椎动脉型颈椎病，系颈椎退变或损伤而致椎动脉痉挛或受压，从而导致有关组织缺血和缺氧，引起眩晕、头痛、颈项板滞等症状。中医学将其归为"眩晕"范畴，并有"无痰不作眩""无瘀不作眩""无虚不作眩"之说，石氏牢牢抓住痰瘀虚之病机，认为督脉膀胱气化失畅是本案主要病源，故取益气通督，活血豁痰之法而奏效。

【经方验方】

一、牛蒡子汤

处方：牛蒡、僵蚕、白蒺藜、独活、秦艽、白芷、半夏、桑枝。

功能：祛风、豁痰、通络。

主治：风寒痰湿入络，周身或四肢颈项等部骨节酸痛，活动牵强或早期筋膜损伤、筋结筋块或骨骱宿伤，关节不利等症。

用法：每日 1 剂，水煎 2 次，每次煎约 150 mL 药液温服。

方解：石氏认为，伤科疾病，无论病位在经络、皮肉、筋骨，其发病机制以及辨证施治的理论基础总离不开气血。同时，石氏非常重视对兼邪的治疗。兼邪或由损伤起因，或因积劳引发。损伤日久，气血不畅，津液运行受阻，会导致痰结湿滞；如气血已先亏于内，此时如风寒湿邪乘隙入络，则气血浊逆不畅，以致津液凝聚成疾，变态百出。诚如《本草纲目》所言："痰涩之为物，随气升降，无处不到……入于经络则麻木酸痛，入于筋骨则头项胸背掣痛，手足牵制隐痛。"石氏独重从痰湿角度论治伤科疾病，特别是迁延日久的疾患，行散通结豁痰之法就成为石氏的基本治则之一，并形成了典型代表方剂牛蒡子汤，该方在治疗此类疾病中可谓独树一帜。

方中牛蒡子性凉，味辛、苦，祛痰除风，消肿化毒，通行十二经络，《本草备要》曰其"散结除风……利腰膝凝滞之气"；《药品化义》曰其"能升能降，主治上部风痰"；《本事方》曰其"治风热成历节，攻手指，作赤肿麻木，甚则攻肩背膝……"。僵蚕，性平，味辛、咸，祛风解痉，化痰散结，为厥阴肝经之药，《本草求真》曰其为"祛风散寒，燥湿化痰，温利血脉之品"，《本草思辨录》曰其"治湿胜之风痰……却痰湿，散肝风"。两味合用，宣滞破结，善搜筋络顽疾浊邪，是为主药。助以秦艽之辛寒，独活之辛温，舒筋和血，通达周身，透阳明之温热，理少阴之伏风。更伍用白芷之辛温，芳香通窍，活血破瘀，化湿排脓而生新；半夏之辛温，燥湿化痰，消痞散结而和胃。配以白蒺藜之辛温，疏肝风，引气血且散瘀结。桑枝功能养筋透络，祛风湿而利关节。全方以辛取胜，宣达气血，开破痰结，疏肝宣肺，导其壅滞；寒温兼用，温而不燥，寒而不凝，泄风逐湿之力尤捷，从而使痰湿去，筋骨健。

应用情况：牛蒡子汤为主方应用于风寒痹阻型、痰湿阻络型、痰瘀交阻型颈椎病的211例临床观察表明，患者的主要症状、次要症状经治疗后均有改善，总有效率为94.3%。另外，运用本方为主治疗术后不同程度关节粘连症患者108例，重度有效率为85%，中度有效率为92.45%，轻度有效率为94.29%，疗效满意。

禁忌：胃肠虚寒者禁用。

二、鲜金斛汤

处方：鲜金斛、鲜生地、象贝母、黑山栀、茜草、竹茹、藕节炭、青蛤壳、茯苓。

功效：清肝火，泄营热。

主治：胸胁损伤后吐血咯血，其量稍多，并有肝火偏旺症象。

用法：每日一剂，水煎两次，每次煎约150 mL药液温服。

方解：胸胁内伤后，若及肺系胃络，使经脉破裂，均可见吐血咯血之症，并伴有肝火偏旺以及肺胃火炽、津液亏耗之象。此病证，推其因，是胸胁内伤，经脉破裂，究其果是木火刑金犯胃所致。故石氏以鲜金斛清热养阴生津为主药。《神农本草经》曰："其性轻清和缓，有从容分解之妙，故能退火、养阴、除烦、清肺下气……"，徐究仁曰："夫肺胃为温邪必犯之地，热郁炽津，胃液本易被劫。如欲清胃救津，自非用石斛之甘滋轻灵不为功"；又配以黑山栀、鲜生地、象贝母、竹茹、青蛤壳等，泻肝火、泻营热、清肺胃；同时以茜草、藕节炭行血止血，以解吐血咯血之苦；更用茯苓健脾气、宁心神，以充其气血，统其血脉。正如唐容川在《血证论》中所述："内伤出血必治主病"，其核心就是发现致病之源，找出病因，才能对症治疗，不可单用止血方法，如此才能使阴阳调和；唐氏又曰："内伤出血是血中之气先动"，其病机为"气蕴血分之中"，治宜"清理其血为主"，一则泄血分之盛，二则滋补阴血之亏，并兼用气分之药，可望获得预期之效。

应用情况：验案一则　金君　就诊日期：1961 年 8 月 20 日

去秋以来，努力伤气，损及阳络，咯血略带咳呛，续发迄今，已有多次，左胁隐隐不舒。经过验痰及 X 光摄片，俱无迹象可寻，右脉浮涩，左脉微弦。癸事不正。按病论治，先治阳络之损，再调厥阴之脉。

全当归 6 g，川郁金 9 g，大丹参 9 g，炒蒲黄 12 g，干藕节 12 g，小蓟炭 9 g，仙鹤草 12 g，桃杏仁各 9 g，福橘络 3 g，降香片 2 g，炒批把叶 12 g[包]。

二诊：1961 年 9 月 1 日（鲜金斛汤加减）

胁肋内伤已久，肝失调达，肺金受侮，治后咯血已稀，胁肋之间尚有隐痛。舌红苔腻，左脉弦细，右脉浮涩。拟清金泻热、调肝和络，方拟鲜金斛汤加减。

全当归 9 g，鲜石斛 15 g，青蛤壳 24 g，白茯苓 9 g，鲜生地 15 g，象贝母 9 g，炒竹茹 5 g，黑山栀 9 g，大丹参 9 g，益母草 12 g，仙鹤草 12 g，炒白芍 6 g，桑寄生 12 g，逍遥散 12 g[包]。

三诊：1961 年 9 月 10 日

胸胁内络损伤，为时已久，气血不和，隐隐掣痛，左胁较甚，有咯血，冲任失调，经来不正。粉剂为治，注意起居，徐图疗效。

阿胶珠 15 g[炒]，川贝母 9 g，川郁金 9 g，白及片 5 g，炒蒲黄 15 g，降香片 9 g。

上药共研极细末，每日用温开水调服 3 g，可分二次服下。

四诊：1961 年 11 月 26 日

胸胁内络久伤，阵阵作痛，常有咯血，调治以后，胁痛已微，咯血亦止，惟癸事少至，头晕腰骶酸软，肝肾之气不充，涉及奇经失调。时入深冬，爰拟调肝和络，温肾益气之品，综合为丸，以固其本。

全当归30 g，赤、白芍各30 g，川郁金24 g，制香附45 g，川贝母24 g，炒蒲黄120 g，益母草30 g，藏红花15 g，制狗脊30 g，菟丝子30 g，紫石英60 g，山药30 g，山萸肉30 g，白茯苓45 g，大生地45 g，降香片15 g。

上药共研细末，加陈阿胶120 g、鹿角胶120 g（均用陈酒炖烊）和末为丸，如绿豆大。每日早晚吞服二次，每次用开水送服6 g，如遇感冒食滞等，暂缓再服。

按语：咯吐出血是胸胁内伤时或见到的症状。治疗方法决不能单纯止血，损伤早期石氏多用活血止血的方法，即以活血药炒炭。使瘀血得去，则血行循经，自能止血。石氏认为参三七能破瘀而不伤新，止血而不留瘀，也甚合用。若咯血量多为血热错经，石氏拟鲜金斛汤清热凉血，育阴止血。此案属损伤日久，咯血之外主症尚有胁痛，脉浮涩及微弦，石氏认为阳络受损未复，肝木反侮肺金，治以行血止血、调肝清金，并稍入降气之品以调和气血，用药平和，颇见效验。细细究之，甚合《先醒斋医学广笔记》所指出的治血三要诀，即"宜行血不宜止血，宜补肝不宜伐肝，宜降气不宜降火"，可见损伤后诸症的治疗，也绝不能单纯随症设治，只有遵循总的治病规律，并结合伤科特点，才能得到预期的结果。该案兼见冲任失调癸事不止，石氏从整体而治，亦予顾及。四诊用粉剂，五诊的处方作丸剂，缓以图之，其用药方法可供借鉴。

禁忌：胃肠虚寒者慎用。

三、调中保元汤

处方：党参、黄芪、白术、熟地、淮山、山萸肉、川断、补骨脂、枸杞、炙龟板、鹿角胶、陈皮、茯苓、甘草。

功能：健脾胃，益气血，补肝肾，壮筋骨。

主治：陈伤劳损，肩项腰背筋骨酸楚，乏力体疲。

用法：每日1剂，水煎2次，每次煎约150 mL药液温服。

方解：石筱山云："陈伤劳损，非一病也。虽证有相似，而因出两端。陈伤之证，乃宿昔伤损，因治不如法，或耽搁失治，迁延积岁，逢阴雨劳累，气交之变，反复不已。证见：四肢疏惰，色萎不荣，伤处疼酸，此乃病根不拔，故虽愈必发也。"又曰："劳损见证：四肢少力，无气以动，筋骨关节酸疼，畏寒。兼邪者，类同痹证……是故劳损者，伤于气而应于肺，至于肾而及于肝，合于筋骨，此劳损之源委也。至于其治，劳伤者，始从补中调脾，所以益肺也。劳损则按《内经》劳者温之之义，以温养肝肾，复归元气取法。"石氏对此类病证，牢牢抓住其先天与后天之本的作用，自拟调中保元汤，每多获得良效。若风寒湿盛者，可与麻桂温经汤相合，或加制川乌、制草乌等温经通络之品；痰湿盛者，可加牛蒡子、僵蚕；瘀滞者，可与四物汤相合加三棱、莪术、炙甲片等化瘀通络之品。

本方是石氏基于"肾为先天之本，脾为后天之本"理论形成的经验方。方中以党参、黄芪、白术、茯苓、甘草等药，调补脾胃，益气培源；配以陈皮开启中州，健脾和胃，调肝解郁，以助动气血之源，推动气血运行，而生新血，不断地补充先天之精。更用大熟地、淮山、山萸肉、补骨脂、龟板、鹿角胶、枸杞子等药品补益肾本，填精益髓，以固元阴真阳，而滋养温煦五脏六腑、四肢百骸、筋脉经络、肌肉皮毛。全方脾肾同论、精气血共调，以求解除陈伤劳损、肩项腰背筋骨酸楚、体疲乏力之苦。

应用情况：调中保元汤治疗老年性膝关节病 118 例临床观察可见痊愈 15 例，显效 37 例，有效 54 例，无效 12 例，显效率达 44.07%，有效率为 89.83%。

禁忌：无。

（詹红生　石　玮）

第二节　国医骨伤名师刘柏龄学术思想与"二步十法"

【个人简介】

刘柏龄，男，1927 年 6 月 5 日出生，汉族，吉林扶余人，中共党员，现为长春中医药大学终身教授，博士研究生导师，全国首批至五批名老中医药专家学术经验继承工作指导老师，全国名中医工作室、全国中医流派工作室——"天池骨伤流派"主要创建、传承人。

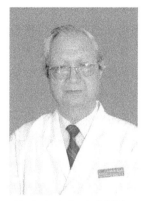

荣誉称号：国务院政府特殊津贴（1992年），"二十世纪中国接骨学最高成就奖"（1999年）（吴阶平副委员长颁发，全国九名获奖专家之一），全国华佗金像奖（1986年），吉林省政府授予人民教师荣誉称号（1986年），吉林英才奖章（1993年）获得者，以及省先进科技工作者奖（1983年），省优秀科技人员奖（1987年），省医药先进科技工作者奖（1996年），全国杰出科技人才（1997年），资深名医荣誉称号（2000年），当代华佗医学教育家（1998年金杯奖），跨世纪骨伤医学杰出人才（2001年金杯奖），世纪骨伤优秀杰出人才（2004年环球金杯奖），"全国首届中医药传承特别贡献奖"（2006年），"国医楷模"（2006年），"全国首届中医骨伤名师"（2007年），"中华骨伤医学大师"（2009年）、长春市卫生局评为"卫生忠诚奖"（2011年），第二届"国医大师"（2014年）。

科研成果：刘柏龄教授取得较多的科研成果和奖励。①治疗骨质增生、骨质疏松的"骨质增生丸"的研究，获长春发明与革新一等奖（1987年），该项研究于1991年获吉林省科技进步一等奖、1992年获国家中医药管理局科技进步三等奖；②治疗软组织伤痛及风湿骨病的"汉热垫"（具有理疗与药物治疗的双重效果）的研究获省科研成果二等奖（1986年）；③治疗风湿、类风湿关节炎的"风湿福音丸"获吉林省科技进步三等奖（1987年）；④治疗骨质疏松的"健骨宝胶囊"获省科技进步三等奖（1999年）；⑤治疗颈肩腰腿痛的"壮骨伸筋胶囊"获吉林省科技进步二等奖（2000年）；⑥治疗股骨头缺血性坏死的"复肢胶丸"获省科技进步三等奖（2003年）；⑦刘柏龄"二步十法"治疗腰椎间盘突出症的研究（DVD光盘）获吉林省高等院校教育技术成果二等奖（2004年）；⑧"刘柏龄治疗腰病手法"获优秀卫生部医学视听教材及CAI课件一等奖（2006年）。

刘柏龄教授以继承先贤、启迪后学为己任，半个世纪笔耕不辍，他在诊疗之余，教学之暇，致力于理论著作和实践经验的总结，先后在国内外学术刊物上发表学术论文50余篇，出版学术著作23部，其中著7部、主编10部（包括高校教材4部）、参编6部（包括高校教材3部、丛书3部），为临证诊疗提供了系统的理论和实践技术资料，其骨伤科治疗手法亦形成了北派手法的独特风格，在全国范围内得到公认与应用。

社会兼职：世界中医骨科联合会资深主席、全国中华骨伤医学会终身荣誉会长、中华中医药学会骨伤分会原副会长，世界中医药学会联合会骨伤科专业委员会顾问；全国高等中医院校骨伤教育研究会常务副会长；中国人才研究会骨伤人才分会常务副会长；世界骨伤专家协会副主席；国际华佗中医学院教授兼副院长；《中国中医骨伤科杂志》（国家级）编委会副主任委员；《中医正骨》杂志编委会副主任委员兼副总编；《中国骨伤》杂志编委会顾问；中国中医科学院客座研究员；中国普通高等教育中医药类规划教材编审委员会委员、吉林省干部保健专家委员会委员、吉林省中医药学会顾问等。

【学术思想】

刘老长期致力于骨伤疑难病的研究，临证时提倡辨证施治，亦药、亦法，因人制宜，始终贯彻"肾主骨""补肾亦即治骨"的原则，同时强调调肾为主，重视阴阳；筋骨为重，不离气血；痰湿瘀兼顾，虚实分清；折骨伤筋病，手法先行，形成了独特的学术思想体系。

一、调肾为主，重视阴阳

刘老采用入肾益髓填精法，即"治肾亦即治骨"，认为保养肾的精气，是抵御病邪，防治骨病、骨折，延缓衰老的重要措施。在临床治疗"腰痛"时，刘老认为腰痛的病因根源多在于肾亏，外伤或劳损或风寒湿邪仅是诱因而已，刘老治疗此病时多善用补肾中药，且临床疗效确切，同时刘老认为阳气在人体中是非常重要的，强调"阳主生发"，故临证中总会运用炙附子、肉桂等此类温阳生发类中药，以达到提携生发阳气、促进骨病愈合之作用。

二、筋骨为重，不离气血

刘老认为，在治疗筋骨疾病时，强调"补益肝肾，益精填髓，固本培元"的法则，是非常重要的。临床上在治疗筋骨疾病时，调补肝肾很重要，但前提是气血充盈，若气血不足，则筋骨亦随之衰退，若气血充足，再加以调补肝肾，则筋骨功能强壮，此即年轻气血充盈，虽伤但机体修复快，年老则气血亏虚，筋骨伤后机体修复较慢的原因。

三、痰湿瘀兼顾，虚实分清

刘老强调骨伤科疾病多以"肾虚"为本，善用补肾中药治疗骨伤科疾病，但在临床上刘老并非一味单纯用补肾中药治疗所有骨伤科疾病，而是以补肾为主，兼顾其他致病邪气，这样往往收到良好的疗效，刘老反对按图索骥，主张灵活应用、辨证论治来治疗骨伤科疾病，比如，腰椎疾病往往在肾虚的基础上合并有痰湿、瘀血等，但往往都是以素有肾亏为本，兼夹其他邪气，所以治疗过程中以补肾为主，兼顾痰湿瘀。

四、折骨伤筋病，手法先行

刘老临证强调整体与局部并重，内外兼顾，尤其注重手法的应用与研究，他荟萃了隋、唐以来骨伤手法精华，整理研究，自成体系，在我国北方独成一派，在我国骨伤界有重要的学术影响力。

【专长绝技】

"二步十法"治疗腰椎间盘突出症

1. 术前准备

①手法前嘱患者排空小便，脱去外衣，俯卧在按摩床上，小腿部垫枕，背部盖上按摩巾；②术者不能用出汗的手进行操作，否则会影响效果；③术者的位置要站在患者俯卧位的左侧，运用轻而浮、重而不滞、稳而准确的手法，循序渐进地施术；④医患之间必须建立信心，密切配合，否则也会影响疗效；⑤凡疑有脊柱其他疾病（如骨折、结核等）或高烧、高血压、严重皮肤病者以及妊娠期妇女不宜施行手法。

2. 推拿手法及步骤

第1步：运用按、压、揉、推、滚5个轻手法。

1）按法：患者俯卧于按摩床上，术者立其身旁，以两拇指掌面自患者上背部沿脊柱两侧足太阳膀胱经的第2条经线，由上而下地按摩至腰骶部，连续3次。

2）压法：术者两手交叉，右手在上，左手在下，以手掌自患者第1胸椎棘突开始沿督脉向下按压至腰骶部，左手于按压时稍向足侧用力，连续3次。

3）揉法：术者单手虎口张开，拇指与中指分别置于两侧肾俞穴，轻轻颤动，逐渐用力。

4）推法：术者用两手大鱼际，自下腰部中线向左右两侧分推。

5）滚法：术者用手背或手背之掌指关节的突出部，沿患者足太阳膀胱经之两条经线，自上而下滚动，直至足跟部，反复3次。

第2步：运用摇、抖、扳、盘、运5个重手法。

1）摇法：术者两手掌置于患者腰臀部，推摇患者身躯，使之左右摇动，连续数次。

2）抖法：术者位于患者足侧，以双手握住其双侧踝部，用力牵伸的同时上下抖动，使患者身体抖起呈波浪形运动，连续3次。

3）扳法：分为俯卧扳法和侧卧扳法两种，俯卧扳法又分为扳腿法和扳肩法。

俯卧扳腿法：术者以一手按住患者第3、第4腰椎，另一手托患者对侧膝关节部，使关节后伸至一定程度，双手同时相对交错用力，恰当时可听得弹响声，左右各做一次。

俯卧扳肩法：术者一手按压患者第4、第5腰椎，另一手扳起对侧肩部，双手同时交错用力，左右各做一次。

侧卧扳法：患者健肢在下伸直，患肢在上屈曲，术者立于患者腹侧，屈双肘，一肘放于髂骨后外缘，一肘放于患者肩前与肩平，两肘在躯体上相互交错用力，然后换体位，另侧再做一次。

4）盘法：分仰卧盘腰与侧卧盘腿两种。

盘腰：患者仰卧屈膝、屈髋，术者双手握其双膝，并过屈贴近胸前，先左右旋转摇动，然后推动双膝，使腰及髋、膝过度屈曲，反复做数次。继之以左手固定患者右肩，右手向对侧下压双膝，扭转腰部，然后换右手压其左肩，左手向相反方向下压双膝，重复一次。

盘腿：患者侧卧，健腿在下伸直，患肢在上屈曲，术者站在患者腹侧，一手从患肢下方绕过按着臀部，此时前臂部即托拢患者患肢小腿，术者腹部在患者膝关节前方，同时另一手握住膝部上方，这时术者前后移动自己躯干，使患者骨盆产生前后推拉动作，带动腰椎的活动。然后屈髋，使膝部贴胸，术者一手向下方推屈膝部，另一手拢住臀部，以前臂托高患肢小腿，并在内旋的动作下，使患肢伸直，然后换体位，另侧再做一次。

5）运法：术者以左手握患者膝部，右手握其踝部，运用徐缓加提的运动手法，使其患肢作屈曲伸展逐渐升高和略行拔伸的动作，运展的时间稍持久为好。

3. 术后注意事项

手法后，患者卧床休息 30 分钟再活动，有规律地做腰背部肌功能锻炼，避免在腿伸直姿势下搬取重物，以防扭伤腰部，引起病情加重或复发，汗后避风冷，预防感冒。

【典型医案】

一、补肾益脾壮骨法治疗骨质疏松症案

李某，女，55 岁，退休职员。

初诊：1999 年 8 月 15 日。

主诉：腰背痛 2 年余。

病史：患者自述无明显诱因出现腰背部酸痛，自觉晨僵，四肢沉重，乏力，时轻时重，近 1 个月症状加重。50 岁绝经。服过大量"盖中盖"等，无明显效果。

诊查：轻度驼背，活动轻度受限，脊柱广泛压痛，直腿抬高试验阴性。X 线片示脊柱（胸腰段）后凸变形，各椎体呈鱼尾状改变，骨质疏松。脉沉弦，舌质淡，苔薄白。

临床诊断：骨质疏松症（骨痿）。

辨证：肾虚髓减，脾弱精衰，骨失充养而致骨松变（骨痿）。

治法：补肾、益脾、壮骨。

处方：口服自拟补肾壮骨羊藿汤，处方：淫羊藿 25 g，肉苁蓉 20 g，鹿角霜 15 g，熟地黄 15 g，鹿衔草 15 g，骨碎补 15 g，全当归 15 g，生黄芪 20 g，生牡蛎 50 g，川杜仲 15 g，鸡血藤 15 g，广陈皮 15 g，制黄精 15 g，炒白术 15 g。每天 1 剂，水煎服。

二诊：8 月 29 日。服上药 2 周，症状逐渐减轻，唯睡眠欠佳。拟前方加夜交藤 25 g、生龙齿 25 g，嘱再服 2 周。

三诊：9 月 13 日。晨僵、腰酸背痛明显减轻，步履较前轻松、有力，睡眠好转。嘱仍按前方继续治疗月余，后服健骨宝胶囊而收功。

按语：骨质疏松症多见于老年人或绝经后的妇女，是腰背痛较常见的原因之一。本病例是一绝经后妇女，其病因乃属肾脾俱虚之候。故治以自拟方补肾壮骨羊藿汤。药用淫羊藿入肝肾经，补命门，兴肾阳，益精气，以"坚筋骨"也，主腰膝酸软无力，肢麻，痹痛，为君药；合臣药肉苁蓉、鹿

角霜之入肾充髓，补精，养血益阳，与君药相配伍，其强筋健骨之力益著；配熟地黄之滋肾阴健骨；骨碎补、鹿衔草入肾补骨镇痛；当归补血；黄芪、牡蛎、杜仲益气敛精，盖有形之血赖无形之气而生；鸡血藤活血补血，通经活络，止痛，以取"通则不痛"之功；黄精、白术、陈皮益气补精，健脾和胃，且可拮抗本方滋补药腻膈之弊，皆为佐使药。以上诸药相伍，有补命门、壮肾阳、滋阴血、填精髓、通经络、健脾胃、坚筋骨之功效。

二、补肝肾、强筋骨、活血通络法治疗骨质增生案

孙某，男，46 岁，工人。

初诊：1999 年 3 月 13 日。

主诉：腰痛伴左下肢麻痛 6 个月。

病史：6 个月前无明显诱因出现腰痛，继之左腿麻木，小腿后外侧麻痛延及足背外侧。既往有腰扭伤病史。曾在某医院行牵引、按摩治疗，效果不显。

诊查：腰椎生理曲度消失，且有侧弯畸形，第 4、第 5 腰椎棘间及棘旁（左）压痛阳性，左臀部（环跳）压痛阳性，放射痛阳性并向左下肢放射至左足跟部，腰椎活动受限，左直腿抬高试验（30°）阳性，加强试验阳性，右直腿抬高试验（90°）阴性，左小腿外侧及足背外侧感觉迟钝。左膝腱反射减弱，病理反射未引出。舌苔薄白，脉象弦滑。

临床诊断：腰椎间盘突出症（腰痛）。

辨证：腰为肾之府，肾虚则腰痛。此病例系腰伤后致脉络瘀滞、经络受阻（督脉、足太阳膀胱经）而现之肾虚血瘀证。

治法：补肾益精，活血通经。

处方：口服自拟腰痛杜仲汤，处方：杜仲 25 g，川牛膝 15 g，熟地黄 20 g，仙灵脾 20 g，骨碎补 20 g，鸡血藤 20 g，鹿角霜 20 g，丹参 15 g，伸筋草 15 g，嫩桂枝 15 g，独活 15 g，延胡索 15 g，广陈皮 15 g，金毛狗脊 20 g。每日 1 剂，水煎服。

二诊：3 月 20 日。腰腿疼痛减轻，仍然有腿脚麻木。治以前方加黄芪 25 g，用以增强补气之力。盖气足则血旺，而运行有力。以之与桂枝、独活同用"治血痹，肌肤麻木"。嘱服 2 周。

三诊：4 月 4 日。腰腿疼痛及左下肢麻木进一步减轻，继服壮骨伸筋胶囊调理 3 周收功。

按语：腰椎间盘突出症，属中医学"痹证""腰腿痛"范畴。多因劳累过度，跌仆扭闪，外感风寒湿邪，致邪留经脉——督脉、足太阳膀胱经，两经气血运行失调所致。巢氏《诸病源候论》云："伤损于腰而致痛也，此由损血搏于背脊所为。"故此出现"背脊强直（活动受限），腰痛似折，下延胭（放射痛）"等症，腰为肾之府，肾虚则腰痛。本病例符合上述理论依据，故以自拟"腰痛杜仲汤"治之。

腰痛杜仲汤以补腰肾，益精髓，活血通经为组方原则。方中杜仲味甘、性温、归肝肾经，是补肝肾、治腰痛之要药。肝充则筋健，肾充则骨强。合金毛狗脊、仙灵脾、鹿角霜以增强补肾强筋之力。熟地、骨碎补、鸡血藤不仅能补骨续筋而且有和血养血之功，配丹参、牛膝、伸筋草以活血通经，加桂枝、独活之温经散寒宣痹，再加入延胡索以镇痛，陈皮以调中和胃，全方共奏补肝肾、化瘀滞、通经络、健脾胃、止疼痛之功效。

【经方验方】

一、骨质增生丸

处方：熟地黄 300 g，淫羊藿 200 g，鹿衔草 200 g，骨碎补 200 g，肉苁蓉 200 g，鸡血藤 200 g，莱菔子 100 g。制成浓缩丸（每丸 2.5 g）。

功能：补益肝肾，强筋壮骨，活血止痛。

主治：肥大性脊柱炎、颈椎病、足跟痛、增生性骨关节炎、大骨节病。

用法：每次服 2 丸，每日 3 次。

方解：方中熟地黄为君，取其补肾中之阴（填充物质基础）；臣药淫羊藿兴肾中之阳（生化功能动力），以及肉苁蓉入肾充髓，骨碎补、鹿衔草补骨镇痛；再加入佐药鸡血藤配合骨碎补等诸药，在补益肝肾、益精填髓的基础上，进一步通畅经络、行气活血，不仅能增强健骨舒筋的作用，而且可收到"通则不痛"的功效；使以莱菔子之健胃消食理气，以防补而滋腻之弊。

应用情况：从 20 世纪 60 年代开始应用临床至 20 世纪 70 年代末，治疗各类骨质增生病 34 571 例（其中包括 131 例地方性大骨节病患者），收到较满意的效果。系统观察的 1181 例患者，总有效率为 94.3%，可以证明该药的临床疗效是很高的，并且深受广大患者的欢迎。

禁忌：孕妇禁用。

二、壮骨伸筋胶囊

处方：熟地黄 100 g，淫羊藿 83 g，鹿衔草 83 g，骨碎补（炙）66 g，肉苁蓉 66 g，鸡血藤 66 g，赤人参 66 g，延胡索（醋炙）100 g，茯苓 33 g，葛根 33 g，威灵仙 33 g，狗骨 33 g，豨莶草 33 g，姜黄 33 g，桂枝 33 g，山楂 33 g，洋金花 6.6 g。制成 1000 粒（每粒装 0.3 g）。

功能：补益肝肾，强筋健骨，活血化瘀，通络止痛。

主治：颈椎病、腰椎间盘突出、腰椎管狭窄症、骨质疏松，以及增生性（退行性）骨关节病等。

用法：每次 6 粒，每日 3 次，口服。

方解：本方选用熟地黄以滋肾阴、淫羊藿以兴肾阳，为方中之君药。合臣药肉苁蓉之入肾充髓，骨碎补、鹿衔草、延胡索的补骨镇痛，再加入鸡血藤配合骨碎补等诸药，在补肾益精、滋肝舒筋的基础上，进一步通畅经络，行气活血。如此，君、臣药力集中，不仅可补肾生髓，髓充则骨健，而且可养血滋肝，肝舒则筋展，于是改善由肝肾虚损所导致的筋骨退行性变而致的颈肩臂痛及腰腿痛等症。佐以威灵仙、豨莶草、狗骨、葛根、姜黄、桂枝等舒筋络、止痹痛之品，通十二经以利关节也。使人参、白茯苓之补气健脾，安神益智，目的有二：一可扶正，二可和调气血，因"气运乎血，血本随气以周流"（《杂病源流犀烛·跌仆闪挫源流》），虽所谓"痛无补法"，但与行散药相结合，可提高患者的抗病能力，促进医病的功效。方中洋金花少量，与诸药偕行，其解痉、止痛之力尤著。更用生山楂之健胃消食理气，以防补而滋腻之弊，这是本方的特点所在。故本方药对颈肩臂痛、腰膝酸软疼痛不仅有良效，而且无不良反应，是一安全可靠，符合中医药理论的中药新药配方。

应用情况：本方药临床应用已二十多年，疗效可靠，无任何不良反应。对系统观察的 420 例神经根型颈椎病之颈肩臂痛、手麻痛等总显效率为 65.3%，总有效率为 95.3%。

禁忌：孕妇及青光眼者忌服。

三、健骨宝胶囊

处方：淫羊藿 550 g，熟地黄 370 g，鹿角霜 277.5 g，骨碎补 277.5 g，肉苁蓉 277.5 g，龟甲 277.5 g，生黄芪 277.5 g，生牡蛎 277.5 g，鹿衔草

222 g，鸡血藤 222 g，全当归 222 g，川杜仲 222 g，汉三七 222 g，广陈皮 222 g，淮山药 222 g，鹿角胶（烊化）222 g，莱菔子 111 g。制成 1000 粒（装胶囊，每粒 0.5 g）。

功能：补肾健骨，益血舒筋，通络止痛。

主治：骨质疏松、骨质增生、骨无菌性坏死等。

用法：每次服 6～8 粒，每日 3 次。

方解：方中淫羊藿入肝肾经，补命门、兴肾阳、益精气，以"坚筋骨"也，主腰膝酸软无力，肢麻、痹痛，为君药；合臣药肉苁蓉、鹿角霜、鹿角胶之入肾充髓、补精，养血益阳，与君药相配伍，其强筋健骨之力益著；佐熟地黄、龟甲之滋阴益肾健骨，骨碎补、鹿衔草以入肾补骨镇痛，归芪之补血，牡蛎、杜仲益气敛精，盖有形之血赖无形之气而生，故久病或年老体衰，气血不足，精少、力疲，骨痿筋弱者，由此将会获得很大裨益；加入鸡血藤、三七之活血补血，通经活络止痛，以收"通则不痛"之功。淮山药、陈皮、莱菔子理气健脾和胃，且可拮抗本方滋补药腻膈之弊，皆为佐使药。以上诸药相伍有补命门、壮肾阳、滋阴血、填精髓、通经络、坚筋骨之功效。

应用情况：本方药临床应用三十多年，疗效可靠，无任何不良反应。

禁忌：孕妇慎服。

（冷向阳　王旭凯）

第三节　国医骨伤名师韦贵康学术思想与调骨手法

【个人简介】

韦贵康，男，1938 年 10 月生人，汉，广西宾阳人，中共党员，现为广西中医药大学终身教授，主任医师，博士研究生导师。

荣誉称号：获评为八桂名师、桂派中医大师、全国老中医药专家学术经验继承工作指导老师，1992 年起享受国务院政府特殊津贴。2007 年被评为"全国首届中医骨伤名师"，2018 年 3 月被评为"中国好医生"，2017 年被

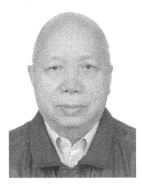

评为第三届"国医大师"，2019 年被评为"全国中医药杰出贡献奖获得者"。

科研成果：发表医学论文 105 篇，获国家专利 3 项，省部级科技成果奖 6 项，"脊柱相关疾病中医诊疗技术的创新及推广应用"获 2014 年广西科技进步二等奖、2013 年广西卫生适宜技术奖一等奖；"脊柱损伤性疾病与骨伤手法治疗研究"获 2005 年广西科技进步二等奖和广西卫生适宜技术奖一等奖；"脊柱生理曲度内在联系及其变化与颈肩腰背痛关系的临床研究"获 2002 年广西科技进步三等奖。主编高校规划教材《中医筋伤学》；主编（作为主编或副主编）著作 26 部，重要代表著作有《脊柱相关疾病学》《中国手法诊治大全》《实用中医骨伤科学》《实用骨关节与软组织伤病学》等。

社会兼职：广西政协常委，医药卫生委员会主任，广西科协副主席，中华中医骨伤科学会副会长，世界手法医学联合会主席，世界手法医学联盟主席，世界中医骨科联合会资深主席，全国高等院校骨伤科研究会资深会长，世界中联骨伤科专业委员会副主任委员，国家中医药管理局中医药科技进步奖终评委员会委员，国家自然科学基金科研项目评审专家，世界中联脊柱健康专业委员会名誉会长，广西中医学会名誉会长，广西中医药学会骨伤科专业委员会名誉主任委员，台湾海峡两岸医药合作协会荣誉会长，香港中医骨伤学会永远荣誉会长，俄罗斯依尔库茨克骨科研究所客座教授兼副博士生导师，澳大利亚自然医学学院客座教授，新加坡中医学院客座教授。

作为主（总）导师，培养硕士研究生 105 人，博士研究生 8 人、博士后 2 人。

由他发起、创立并领导的广西国际手法医学协会、世界手法医学联合会、世界手法医学联盟，在中国与世界各地组织并主持 20 多次国际学术会议，并到过亚、欧、澳、美、非五大洲的国家与地区讲学并进行学术交流，在国内外有较高学术影响力。

【学术思想】

韦老首创颈椎性血压异常病名，并确定了其病名和有效干预手法，研究颈椎病和血压异常相关性，提出脊柱整体观、脊督一体论学说、骨伤科"六不通"病机、六通治则；确定了脊柱四个曲度改变与颈肩腰背痛的关系，拓展了中医脊柱疾病学说。

一、脊柱相关疾病与脊督一体论

以韦老为首的科研团队在临床实践中发现，颈椎病患者常伴血压异常，且颈椎病症状改善后血压也可恢复正常，并于1978年报道了颈源性血压异常及其诊疗方法。血压异常可分为高血压、低血压两种，颈源性血压异常属症状性血压异常，多发于中青年人。在脊柱退变基础上感受风寒湿邪或遭受创伤劳损，致脊柱组织松弛、痉挛，进而发生的炎性病变、动态失衡或组织移位等，可直接或间接刺激相近的交感神经等血管神经组织，引发神经功能和相应脏器功能紊乱，也会直接或间接影响到大脑皮质功能，进而影响效应器官或组织功能，如并发眼、耳、甲状腺、支气管、心脏、肾脏等疾病。韦老深入研究脊柱相关疾病，提出脊督一体论，即脊柱和督脉是一个统一的整体，从现代医学来讲，脊柱是人体的中轴骨，对身体各部位的平衡、协调性、力的传导有重要的意义；而根据中医经络学的理论，脊柱同时还是督脉、足太阳膀胱经的循行部位：督脉的走行与脊髓、脊神经的走向相似，足太阳膀胱经的走向与交感神经、脊神经后支的皮神经走向相似。韦老认为，脊柱通过督脉、足太阳膀胱经与相关组织及脏腑联系，故在病理上，脊柱的病变可以通过督脉、足太阳膀胱经反映于脏腑组织，反之亦然。

二、六通论

韦老认为，"不通"是诸多骨伤疾病的发病基础，"不通"常见的临床表现一般包括6种：①骨关节不正；②肌肉痉挛、拘紧、粘连不柔；③经络走行不畅；④气血闭阻不动；⑤脏腑失和不调；⑥皮肤失养不荣，即"不正不通、不松不通、不顺不通、不动不通、不调不通、不荣不通"。不正、不松、不顺、不动、不调、不荣在疾病发生过程中是循序渐进的，也是互为因果的。针对不通病理，韦老采取以通为用之"六通论"：①正则通：采用韦氏通脊调骨手法，恢复脊柱正常序列，使骨及周围软组织恢复正常位置，以解除神经、血管的刺激和压迫；②松则通：松解组织粘连和痉挛，使经脉畅通、气血条畅；③顺则通：理顺周围软组织，使其恢复正常结构和功能，采用理筋手法理顺肌纤维；④动则通：缓解紧张痉挛状态，使其松动，增加其活动度，嘱患者平时加强功能锻炼，以活动筋骨、疏通气血；⑤调则通：调理脏腑，调和阴阳，条畅气血，调顺经络；⑥荣则通：调理脾胃、补益肝肾、调补气血，使气血生化有源、气血充足、筋脉得养，以助其恢复正常功能。在此理论上创新建立"韦氏正骨脊柱整治系列手法"，创新"韦氏奇穴"，发明"移动式脊柱均衡牵引架"。

三、脊柱整体论

韦老认为脊柱通过四个生理弯曲连成一个整体结构。脊柱通过椎间盘，由上到下形成颈曲、胸曲、腰曲、骶曲四个生理弯曲，此四者相互联系。脊柱四个生理弯曲，是人站立时身体动态或静态平衡的需要，它将作用于椎体小关节的剪应力，由上至下传导来维持脊柱的整体稳定，而被认为是被动稳定系统，棘上韧带、骶韧肌、前纵韧带等附着在相应骨性支架上，使椎间应力点成为应力状态，为主动稳定系统。脊柱生理曲度通过自我调整以协调椎体的运动性和稳定性比例，适应目前应力状态。与现代医学发现之颈腰综合征、颈胸综合征等相符，脊柱任何一个节段不稳定都将通过两个稳定系统由另一节段代偿。韦老观察到颈曲、腰曲变化较大，胸曲、骶曲变化较小，此和临床观察一致。曲度变化者比曲度无变化者更易诱发脊柱失稳。曲度异常的大小与临床症状轻重间的关系并不构成平行特征，但它在青年人更趋向于正比，而在老年人不成正比，它只是脊柱退变性失稳的一个重要发病因素。脊柱生理曲度改变出现的症状除了有局部症状外，还有脑神经、内脏症状。

四、筋骨治未病

韦老提出"养命先养筋骨"和"姿势决定健康"。主张从中医治未病思路，对筋骨防衰防退进行主动干预；在矫正姿势与坚持锻炼的日常生活中保护好脊柱和四肢筋骨，要经常锻炼运动才能健康，不受疾病的侵扰。韦老自创一套"五分钟五步轻松养生功"（五叶功），包括双手捶胸、举手下蹲、掐腰踮脚，以及颈部的"米字功""犀牛望月"等，此外还自创"七分钟筋骨养生功"（启阳功）。

五、肾主骨治脊髓损伤

以肾主骨为宗，挖掘肾主骨生髓，运用补肾扶正法，创立"脊髓康""痛安汤"系列方剂治疗脊髓型颈椎病等疑难病症。动物实验提示方剂可改善脊髓细胞损害，具有减少神经细胞坏死、凋亡，保护脊髓神经功能，改善局部血液循环，促进细胞再生等功能。

【专长绝技】

一、调骨手法精选

1. 颈段调骨手法

（1）颈椎侧旋

1）单人旋转复位法：多用于上颈段。以第 1 颈椎横突偏右为例。患者取矮端坐位，颈前屈 35°，左偏 35°，右侧旋转 45°；术者站于患者身后，左手拇指触及偏移横突固定之，余四指置于患者右侧头颈部或枕部，右手扶持患者左面部，在右手向上方旋转的瞬间，左手拇指将横突轻推向患者左侧，常听到"咔"的一声。左手拇指下有轻度移动感，触之平复或改善，手法告毕。

2）角度复位法：多用于中颈段。以第 4 颈椎棘突偏右为例。患者取矮端坐位，头部前屈 40°，左偏 40°，右侧旋转 45°；术者站于患者身后，左手拇指触及偏移棘突右侧固定之，右手拇指与其余四指相对置于患者下颌部，此时右手拇指与其余四指同时用力向上方旋转，左手拇指稍用力向左下推按，常听到"咔"的一声。拇指下有轻度移动感，触之平复或改善，手法告毕。

3）坐位侧旋提推法：多用于下颈段。以第 6 颈椎棘突偏右为例。患者取矮端坐位，颈部稍前屈；术者站于患者身后，右手拇指触及第 6 颈椎棘突右侧并固定之，左手扶持患者下颌，使头转向左侧 45°，此时左手向上轻提牵，同时右手拇指迅速用力向左轻推，常听到"咔"的一声。拇指下有轻度移动感，触之平复或改善，手法告毕。

（2）颈椎变直反张

微屈提推复位法：本法适用于第 3～第 5 颈椎轻度向后移位者。以第 3 颈椎向后移位为例。患者端坐位，术者右手拇指置于后移的棘突上，左手放在患者前额，颈部前屈 15°，术者胸背部稍屈曲，使患者枕部紧贴术者胸骨柄处，左侧旋 30°，左手稍用力上提的瞬间，右手拇指同时用力向前上提，常听到"咔"声，手法完毕，头部恢复原位。

（3）钩椎错位

钩拉复位法：以第 6、第 7 颈椎两侧钩椎关节不等宽且右窄左宽为例。患者取矮端坐位，颈部稍前屈；术者站于患者身后，右手示指、中指触及第

6 颈椎椎体右侧并固定之，左手扶持患者下颌使头转向左侧45°，此时左手向上轻提牵，同时右手示指、中指迅速用力向左轻推，常听到"咔"的一声。示指、中指下有轻度移动感，触之平复或改善，手法告毕。

2. 胸段调骨手法

（1）胸椎后凸

膝顶复位法：适用于胸椎后凸、驼背、胸椎上段后关节紊乱者。患者端坐低凳上，在患者胸椎后凸节段放置一块小方巾，患者双手自然垂放，术者双手自患者两肩外侧环抱患者肩部；嘱患者略后仰背靠医者右膝，术者上身略前俯，右膝顶住患椎棘突，在患者深吸气后呼气时，术者双手用力往后下方压，右膝同时往上顶推，此时可听到"咔"的一声，手法告毕。

（2）胸椎多节段错位

加压抱头复位法：患者站立位，术者将一条毛巾折叠后制作成一条加压垫，一般3厘米厚度，将加压垫放置在错位胸椎节段；患者十指交叉双手抱头，术者双手绕过患者肩臂，用力向上提拉患者，可以听到"咯噔"一声，复位完毕。此手法适用于上胸椎多节段错位，安全性好，操作简单。

（3）胸椎侧旋

定点胸椎旋转复位法：患者取坐位，术者及助手站立于患者两侧；患者双手抱头，助手双手固定患者肩部；术者一手拇指固定错位的胸椎棘突，另一手绕过患者同侧手臂，固定颈部，同时轻轻向同侧侧旋，可以听到"咯噔"一声，复位完毕。此手法适用于上胸椎某一节段错位。

3. 腰段调骨手法——腰椎旋转移位

双连椅旋转复位法：此法适用于一般腰椎间盘突出症，特别是对于有棘突偏歪者更为适用。患者坐在特制双连椅的前椅上，术者坐在患者后的后椅上；首先定位，以第4腰椎棘突偏右为例，术者一手拇指置于第4腰椎棘突右侧，一手从患者腋下伸向前，掌部压于颈肩部扶持；然后术者使患者前屈60°~90°，同侧侧偏45°，在拇指推挤棘突向对侧外上方的同时，另一手向后稍上方旋转，常听到"咔"的一声，触之平复或好转，手法告毕。必要时，在相邻的上一棘突或下一棘突定位，在另一侧做相邻腰椎的整复。

二、韦氏奇穴精选

奇穴是十二正经之外、具有固定位置和特殊治疗作用的俞穴的总称。在数十年的临床实践中，韦老发现了脏腑或经络病证在体表的38个反应点、4

条反应线、4个反应区，它们有固定的位置和特殊的治疗作用，因此，将之命名为"韦氏奇穴"。"韦氏奇穴"的分布介绍如下。

1. 头颈部

（1）内眶上（双穴）

定位：眉弓中点内侧1 cm。

作用：清头明目，解烦。

主治：前额痛、心烦易怒、失眠。

手法：患者端坐位，术者用拇指在患者内眶上穴稍用力点按3～5次，以患者头额部微痛又有清爽感即为"得气"。操作时注意避免刺激眼部。

（2）孔上（单穴）

定位：枕骨大孔上缘的中点。

作用：镇静安神，调理气血。

主治：头枕部痛、失眠、低热、口干。

手法：患者端坐位，术者立于患者身后，左手扶持患者头部，右手用拇指从孔上穴向头顶方向推按3～5次，以头顶处有微胀感为"得气"。操作时注意用力方向，力度应适中。

（3）耳后（双穴）

定位：耳后2 cm凹陷处上方1 cm。

作用：散瘀，清头，止痛。

主治：头痛、黑蒙、耳鸣、耳聋、咽部异物感。

手法：患者端坐位，术者立于患者身后，一手扶持患者头部，另一手用拇指指腹从耳后穴向头顶点按3～5次，以头顶部有微胀感为度。操作时注意力度适中。

（4）颈前（双穴）

定位：胸锁乳突肌中下1/3交界处前2 cm。

作用：调理气血，疏经通络。

主治：颈部酸痛、心慌、心悸。

手法：患者端坐位，术者立于患者身后，以右侧为例，术者左手扶持患者头部向左偏约30°，右手拇指指腹按于穴位上，斜向下轻轻按压，以颈胸部有微胀感为"得气"。注意手法宜轻柔，不宜用猛力。

（5）颏下（单穴）

定位：下颏中点后2 cm。

作用：通络生津，止咳散瘀。

主治：头胀头晕、口渴口干、眼干鼻燥、失眠多梦。

手法：患者端坐位，术者立于患者右侧，左手扶持患者头部，右手拇指揉按颏下穴 2~3 秒后，嘱患者做吞咽动作，反复几次，以穴位处皮肤微热为度。操作时注意力度适中。

（6）颈侧（双穴）

定位：下颌角后下方 3 cm 处。

作用：疏经通络，清头宽中。

主治：头晕目赤、耳鸣眼花、胸闷。

手法：患者端坐位，术者立于患者身后，在颈侧穴处，用拇指指腹斜向下由轻到重稍用力推按 3~5 次，力度以患者能忍受为宜。

（7）颈根（双穴）

定位：锁骨上窝内侧。

作用：松筋，解痉。

主治：颈肩痛、活动受限，上胸部紧缩感。

手法：患者端坐位，术者立于患者身后，以右侧为例，术者左手扶持患者头部向左侧倾斜约 30°，右肘尖置于颈根穴上，由轻到重垂直按压 3~5 次。

2. 肩胸部

（1）肩外（双穴）

定位：肩锁关节内侧 1 cm。

作用：舒筋通络，行气止痛。

主治：上肢酸、麻、胀、痛。

手法：患者端坐位，术者立于患者身后，用拇指垂直点按患侧肩外穴 3~5 次，力度由轻到重，以肢体微胀为"得气"。

（2）上胸（双穴）

定位：第 3 胸椎棘突旁开 2~3 cm。

作用：活络通阳，宽胸理气。

主治：胸闷、胸痛、咳喘、心慌、心悸。

手法：患者俯卧位，术者用拇指由轻到重垂直按压穴位 3~5 次，以患者胸部有微胀感为"得气"。

（3）中胸（双穴）

定位：第7胸椎棘突旁开2～3 cm。

作用：理气通阳，舒肝利胆，散瘀止痛。

主治：胸痛、胸胁胀满、胃脘痛、反酸、呃逆。

手法：同上胸穴，以患者胸胁部有微胀感为"得气"。

（4）下胸（双穴）

定位：第10胸椎棘突旁开2～3 cm（与上两穴可连成线）。

作用：散瘀理气，舒筋止痛。

主治：上腹痛、胁痛、腰骶痛、大便异常。

手法：同上胸穴，以患者腹部有微胀感为"得气"。

（5）冈下（双穴）

定位：肩胛冈中点下2～3 cm。

作用：疏经通络，散瘀止痛。

主治：肩部不舒，上肢无力、麻木、疼痛。

手法：患者端坐位，术者立于患者后方，一手固定患者肩部，另一手拇指稍用力垂直点按穴位，以上肢有舒适、放松感为度。

3. 腰骶部

（1）腰上（双穴）

定位：第2～第3腰椎椎间隙旁开2～3 cm。

作用：散瘀行气，通督补肾。

主治：腰痛、腹胀、大小便异常。

手法：患者俯卧位，术者用拇指或手掌根或半握拳，由轻到重按压穴位，以局部皮肤微微发热为度。

（2）腰下（双穴）

定位：第4～第5腰椎椎间隙旁开2～3 cm。

作用：祛瘀行气，健肾通督，舒筋通络。

主治：下腰痛或腰腿痛、腹痛、大小便异常。

手法：同腰上穴。

（3）臀中（双穴）

定位：臀部中央，相当于髂后上棘与骶尾关节连线中点外2 cm处。

作用：解痉松解，舒筋通络，止痛。

主治：腰腿痛、会阴坠胀、排尿异常、男性阳痿、女性月经不调。

手法：患者俯卧位，术者用拇指或肘尖由轻到重点按穴位至局部皮肤微热，力量以患者能忍受为度。

"韦氏奇穴"主要分布在十二经脉、十二经筋及督、任脉的循行路线上或附近。除穴位点外，在脊柱旁和腹部有不同数量的反应点连在一起构成"线"，又称"线上联穴"；而手背外侧是头、颈、肩及上背部疾病反应点的集中区域，足背外侧是下背部、腰骶部疾病反应点的集中区域，均称为"区"。以"以通为用"为治法，依据不同的病证选穴，采用理顺、推散、松解、反射等手法对这些穴位进行推拿，可使经络顺畅、筋结松解、血行恢复、脏腑调和、肌肤荣泽，从而达到治疗疾病的目的。操作时注意手法要"轻、巧、透"，不宜使用暴力、猛力。

【典型医案】

一、腰椎间盘突出症手法治疗

肖某某，女，65 岁，退休教师。

初诊：2001 年 10 月 11 日。

主诉：腰骶部疼痛伴左下肢麻痛 1 年，加重 1 个月。

病史：患者自诉 1 年前无明显诱因下出现腰骶部胀痛，久站、久行疼痛明显，后渐出现左臀下肢麻痛感。1 个月前腰骶部胀痛加重，伴跛行，经口服药物、针灸等治疗未见好转。曾于广西某人民医院就诊，建议手术治疗。患者及家属拒绝手术治疗。

诊查：双侧腰肌紧张，腰部活动受限，活动度约为前屈 30°、后仰 15°、左右侧屈 15°，L_4/L_5、L_5/S_1 棘突间及棘突旁左侧压痛、叩击痛（＋），梨状肌压痛（－），直腿抬高试验及加强试验左（＋）、右（－），"4"字试验左（±）、右（－），股神经牵拉试验（－）；双下肢静脉血管曲张，双下肢肌力、肌张力正常，右踇背伸肌力减弱，膝反射、踝反射正常，病理反射未引出。辅助检查：腰椎 MRI 示腰椎骨质增生，第 2 腰椎椎体许莫结节；L_3/L_4、L_4/L_5、L_5/S_1 椎间盘变性并膨出。舌质红，苔白薄，有瘀斑，脉细弱。

临床诊断：腰椎间盘突出症（痹证）。

辨证：气滞血瘀。

治法：行气活血。

治疗手法：在腰部痛点经理筋手法后，施行腰部双连椅旋转复位法，手法后再推按髂胫束，单次治疗后疼痛即明显缓解，治疗 3 次后腰部疼痛明显改善，下肢麻痛消除，7 次后腰腿部症状减少到下肢麻木感，10 次后连续行走半小时未出现腰痛及下肢麻痛感。

按语：通过旋转复位手法可使腰椎内在应力状态改变，甚至能改变突出物与神经根的应激位置关系，从而解除对神经根等组织的激惹，消除炎症物质，改善血液循环，使局部组织"松""顺""调""荣"，气血经脉通顺条达，达到通则不痛的目的。

二、颈椎性高血压手法治疗

甘某某，男，40 岁，公司高管。

初诊：2011 年 4 月 13 日。

主诉：进行性头晕、头痛及颈部酸痛 2 年余。

病史：2009 年开始出现头晕、头痛、颈累症状，确诊为高血压，服降压药未见明显疗效。近年来症状加重，伴多汗、眼蒙。

诊查：血压 162/102 mmHg，颈活动受限，颈肌痉挛，第 1～第 3 颈椎两侧压痛，第 2、第 3 颈椎棘突偏左，臂丛牵拉试验（－），位置性眩晕（＋）；X 线检查示颈曲稍变直，第 2、第 3 颈椎棘突接近吻合。心电图检查示窦性心动过缓。血脂、尿常规及眼底检查未见明显异常。舌红有瘀点，苔薄白，脉弦。

临床诊断：颈椎综合征（颈性高血压），中医诊断为颈痹。

辨证：肝阳上亢。

治法：平肝潜阳。

治疗手法：采用韦氏奇穴点按，选点耳后、颈前等穴，再施行旋转复位法，手法轻柔，手法后头晕、头痛症状减轻，血压下降为 132/80 mmHg。但再次来诊时，血压仍然为 160/100 mmHg，调整手法治疗为 1 次/2 日，并同时进行中药外敷，1 次/日。治疗最初 2 周，患者血压为 132～140/80～92 mmHg，其后血压稳定于 128～130/78～82 mmHg。总疗程为 30 天。3 个月后随访，疗效巩固，能正常工作和参加重体力劳动，血压 126/78 mmHg。6 个月后随访，疗效巩固，无胸闷、心悸等不适症状，颈部症状基本消失。

按语：此患者是颈椎病后引起的血压异常，通过手法调理颈椎逐渐恢复它的应力平衡，减缓对自主神经的刺激，以六通论中"正则通，松则通，顺则通"达到条达气血，调顺经络的目的。

【经方验方】

解痉散瘀汤

处方：丹参 15 g，白芍 12 g，赤芍 12 g，地龙 6 g，豨莶草 12 g，牛膝 12 g，归尾 12 g，桃仁 9 g，两面针 12 g，甘草 6 g。

功能：活血通经，解痉散瘀。

主治：外伤或劳损所致的局部拘急、瘀肿疼痛、颈肩腰痛、外伤血栓性静脉炎，证属瘀滞型者。

用法：水煎服，每天 1 剂，重症者可每天服 2 剂。服用药物建议在餐后 30～60 分钟为宜，可以避免中药成分对胃黏膜的刺激。

方解：外伤、劳损及六淫邪毒侵袭，虽发病不同，但临床上以瘀血阻滞多见，瘀停于内，经气不畅，肌肉失荣而痉，故以活血通经、解痉散瘀之法。本方以丹参、赤芍、归尾、桃仁，通行上、中、下三焦，助行血力以散瘀，即所谓"血不活则瘀不去"，其中丹参有"一味丹参，功类四物"之说，取之兼调和气血，使行而不破，散中有收之功效，又以白芍、地龙、牛膝、甘草以解痉缓急止痛，配两面针、豨莶草以消肿止痛。全方合用，旨在治本为主，同时治标，具有活血散瘀、解痉止痛之功。

应用情况：本方用于瘀滞型的各种疾病，疗效确切，近年来笔者治疗 48 例，痊愈 40 例，好转 7 例，无效 1 例，总有效率为 98%。

禁忌：若非瘀症或瘀久化热者，忌用本方。

（周红海　韦　坚　何心愉）

第四节　国医骨伤名师包金山学术思想与诊治绝技

【个人简介】

包金山，男，1939 年 6 月出生，蒙古族，中共党员，现任内蒙古民族大学附属医院教授、主任医师、硕士研究生导师，包氏蒙医整骨世家第四代传人。

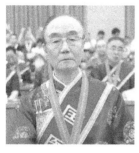

荣誉称号：国务院政府特殊津贴（1992 年），内蒙古自治区劳动模范（1984 年），中国蒙医整骨大师（1992 年），内蒙古自治区民族团结进步先进个人（1993 年），第八届内蒙古自治区人大代表（1993 年），全国民族团结劳动模范（1994 年），中国骨伤杰出人才（1998 年），第九届全国人大代表（1998 年），内蒙古自治区优秀科技工作者（1998 年），世界传统医学百名民族医药明星（1998 年），全国卫生系统先进工作者（1999 年），全国名老蒙医（2007 年），内蒙古自治区非物质文化遗产项目"科尔沁整骨术"代表性传承人（2009 年），全国"郭春园式好医生"（2011 年），国家级非物质文化遗产项目蒙医药（蒙医整骨疗法）代表性传承人（2012 年），"国医大师"（2017 年）。中共中央、国务院、中央军委颁发建国 70 周年纪念章获得者（2019 年）。

科研成果：国医大师包金山教授取得了较多的科研成果和奖励，主持完成的"中国蒙古族奇特医术正骨疗法""祖传秘方旭日图乌日勒"等 16 项科研成果在国内外获奖，创新的"单人相推法"等 6 项新技术发展了传统蒙医整骨术；"中国蒙医正骨技术的理论研究"1997 年荣获国际民族医药科技进步三等奖；"家传秘方旭日图乌日勒"1997 年荣获哲里木盟科学技术进步成果二等奖，此科研在 1998 年 12 月，又获内蒙古自治区科学技术进步三等奖，在 2002 年 8 月获国家专利权；"中国蒙医正骨术及草原文化内涵"在 2013 年 6 月荣获内蒙古社会科学二等奖。

包金山教授在 60 多年的临床实践中编写了论文 50 余篇、专著 16 部、教材 5 部，共计 600 多万字，在国内外学术会上进行讲座 39 次，获科技进步奖及特等奖等 20 余项，为我国医疗事业贡献了自己的力量。

社会兼职：中国民族医药学会传统正骨分会会长、中国民族医药协会名誉会长、内蒙古自治区蒙医药学会骨伤专业委员会主任委员、中华人才研究会骨伤人才分会会员、哲里木盟蒙医药协会常委。

【学术思想】

国医大师包金山教授在 60 多年的医疗实践活动中，传承先人经验，博览群书，形成了蒙医整骨学术思想，其中广泛存在着系统论思想，他把现代系统科学应用到了蒙医整骨理论中，创立了以"三诊""六则""九结合"为精髓的中国蒙医整骨学。三诊包括眼看、心想、手摸；六则包括手法整复、夹板固定、喷酒按摩、对症用药、调节饮食、功能锻炼；九结合包括医生与患者结合、三诊与 X 线结合、喷酒与手法结合、局部与整体结合、内因与外因结合、治疗与护理结合、固定与锻炼结合、意和气结合、神与形结合，并将民间流传、家族间传授的包氏整骨技术不断系统化，逐步形成了自己独特的学术思想。该学术思想中不仅有机地结合了古代朴素唯物主义思想和独特的民族性临床经验，而且在医疗实践中的诊断方法、治疗原则、发病机制方面都体现着整体性原则、动态性原则的原形，重在研究静态下的人体变化，始终从功能与结构相统一、空间形态与时空过程相统一上来认识人体与疾病。

一、整体性原则

人体是由多个系统组成的一个大的系统，大系统是整体，具有存在与整体水平的属性、功能、行为。事物规律原则上以不同于组成这个系统的诸要素为基础，通过要素之间的相互联系与相互作用下产生。任何系统的存在都不是孤立的，不过是构成更大系统的"子系统"，其整体性的形成和发展受其"母系统"（环境）的控制和支配。人体也是个整体，互相调节，达到协调才能使人体保持在最佳的健康状态。蒙医传统整骨学中用药物疗法治疗骨伤患者时"从整体观念出发，以辨证施治为基础，以调理赫依齐素为主，重点治齐素和'希拉乌素'，以达到增加抗病能力和治愈骨折的目的"。治疗过程中，不是用"还原法"，而是以整体观念为指导进行治疗，充分体现了其整体性原则。因此在整骨治疗疾病时从整体观念出发，应用蒙药、手法整复、心理指导、喷酒按摩等疗法来尽力使患者的三元恢复平衡，使患者得到康复。

二、动态性原则

唯物辩证法关于普遍联系的原理在系统中的具体体现是把人体和疾病看作系统，揭示其"整体不等于部分之和"的性质，严格区分系统质和要素质，重点放在系统质上，强调整体最佳，寻求满足整体最佳的途径。蒙医整骨专家包金山老师的蒙医传统整骨学理论的"六则"充分体现了系统中的动态性原则，把人和骨伤看作了耗散结构。

三、生物—心理—社会医学的系统思想

治疗中向来从人体的整体性、动态性出发，并认为人体与外界因素是统一的。人体与自然、社会、心理等因素有密不可分的联系，这种人体内外的种种联系、相互作用、相互影响，对人体的健康和疾病、预防与治疗有着非常重要的意义。如喷酒整复、外固定、"九结合"等，都体现了生物—心理—社会医学的系统思想，在临床实践中正确地解决了治疗骨伤交叉的各种复杂的矛盾，取得了奇特的疗效。但在传统整骨理论中所体现出的生物—心理—社会医学模式，仅仅是该模式的雏形。

【专长绝技】

一、小儿肱骨髁上骨折的治疗方法

1. 复位
术前准备
1）伸直型肱骨髁上骨折：伤肢肘部呈半屈姿势，第一助手握伤肢前臂下端向前、向下牵拉，第二助手握患肘上臂近端向后、向上牵拉。在第一助手和第二助手的对抗牵拉下解决骨折重叠移位。第二助手在牵拉情况下拟换手，双手分别握住伤肢拇指及其余四指，向前臂旋转的反方向旋转牵拉患肘至伸直位。术者双手握住远端骨折片区域协助第二助手的旋前或旋后，以纠正远端骨折片的旋转。在第二助手的内外摇摆下，术者双手在患肘侧方，一个手掌顶推远端骨折片的内侧，另一个手掌顶推近端骨折片的外侧，用双手向相反方向挤压纠正尺偏畸形。术者双手握抱患肘，双拇指从肘后顶推尺骨鹰嘴与远端骨折，余双手四指从肘前按压近端骨折片，第二助手同时屈曲患肘，有骨折归位的明显感觉或声音。蒙医传统整骨术手法复位后，在肘上部骨折近端加一压垫，侧面平行加压垫，尺骨鹰嘴部加一压垫。采用肱骨髁上夹板固定。

2）屈曲型肱骨髁上骨折：伤肢肘部呈半屈姿势，一助手固定伤肢肱骨颈部，另一助手一手握住伤肢腕部，另一手握伤肢前臂上部，向下牵拉。术者在骨折部将侧方移位骨以相推法整复，然后双拇指按压肘关节部（即肱骨髁部向上移位凸起部），双手另外四指钩拉骨折近端骨凸起部。按压、钩

拉法结合成一体，综合运用得法，可一次整复成功。蒙医传统整骨术手法复位后，在肘关节后侧上部（即骨折近端向后移位凸出部）加一压垫，肱骨髁两侧根据移位方向加两个压垫。采用肱骨髁上夹板固定。

2. 夹板固定

骨折整复后，将根据肢体周径及长短制作的、符合肢体生理弧度的、在横向上富有一定弹性的、在纵向上具有较好支撑性的且易于吸收肢体表面水分、用久不易变形的4块平形带毡压垫的小固定器，按内、外、前、后位置放好，用3条寸带结扎，用螺杆调节。患肢以功能位悬吊固定后，根据病情及时调整绷带松紧度，伸直型肱骨髁上骨折2周后可拆板，屈曲型肱骨髁上骨折应固定3周后拆板。

3. 喷酒按摩

每天进行喷酒按摩进一步改善血液循环、舒筋活络，以加速达到骨折愈合、续筋接骨之目的。可根据骨折情况分3个阶段进行按摩。

1）骨折初期的按摩：骨折初期为手法复位后1周左右的时间段，此阶段在瘀血和肿胀处采用擦法，在小夹板的间隙中采取抚法、摩法，在固定小夹板的上下两处用拿法，在压垫上运用压法、按法等手法进行按摩。每天进行喷酒按摩，以消肿止痛、活血散瘀、通经活络，为骨折的修复创造良好的条件。

2）骨折中期的按摩：骨折中期为手法复位后2周左右的时间段，此阶段在患肘下处运用捏法，患肢前臂进行向上摸法，在肾俞穴和肝俞穴深部运用捏法、擦法、揉法、捻法及扣法等手法进行按摩。

3）骨折后期的按摩：骨折后期为手法复位后3周左右的时间段，此阶段在患肢采用摇法、抖法、提法，骨折处采用揉法、擦法、捏法，患肘处旋以端法、牵法、卡法，在胃俞穴和脾俞穴深部采用捻法、捏法、扣法等手法进行按摩。

4. 对症用药

蒙医传统整骨术治疗骨折，根据伤势轻重及五脏六腑的健康状况进行有目的的对症用药。骨折初期因软组织损伤、局部恶血瘀积，赫依、齐素循环受阻导致局部肿胀、疼痛，此阶段赫依、齐素相搏而劳热生盛。故骨折初期用药以止痛、散瘀、降血热为主，辅以接骨续筋为原则。口服蒙药沙日一汤和旭日图乌日勒，将哈布德仁－9用奶油调和后贴敷于骨折肿痛（伤侧肘关节）处。中期因希日乌素生成，积于损伤局部，散于筋脉间隙，沉于关节部，此阶段劳热易转为浊热。故骨折中期用药以燥希日乌素、消余肿、防浊热为主，辅以接骨续筋为原则。口服蒙药合日乎－5汤和旭日图乌日勒，将森登－4汤用奶油调和后贴敷于骨折处。儿童属于巴达干体质，生长发育较快，骨折后期不必用药。

5. 功能锻炼

固定后进行腕部及指间关节屈伸、握掌及握力的锻炼，经1周后，伤肢肩关节前后摆动举伤肢；解除夹板后可逐渐增加和扩大患肘的伸屈动作幅度与变换方式。蒙医传统整骨术治疗骨折早期以静为主，中期动静并重，后期以动为主的原则进行功能锻炼。

二、半月板损伤练功法

蒙医整骨术治疗半月板损伤在练功方面实行动静结合、动中有静、静中有动的练功原则，使练功贯穿于整个治疗过程之始终，这对解除外固定后的功能锻炼尤其重要。转膝炼法，可促进伤肢的血运，加强局部新陈代谢，防止伤肢肌肉萎缩和膝关节粘连，防止风湿性关节炎和外伤性关节炎，迅速恢复膝关节功能。

1. 术前准备

患者闭目仰卧位，两腿左右分开，两足约与肩同宽，下肢关节自然放松，不要僵直，双臂分开置于身体两侧，手心向下。

2. 步骤

1）转动两小膝，两足一合一展为一次，连续60次，约1分钟，休息3分钟后重复以上动作3遍，每遍间隔时间半分钟，转动的幅度由小到大，做完以上动作，即可感到膝关节周围温热舒适，疼痛缓解。

2）膝关节先向上屈起约10 cm高度，随即有意识地运动膝关节向下敲击，反复敲击60次，两膝交替进行，先左后右，继而两膝同时进行。

3）两足外展，同时双膝向外侧稍屈，当两足向里合时，膝关节分别向外、向上、向里、向下各划一个直径约10 cm的小圆圈敲击落下，随即向外转膝，并借惯性力的作用重复前面的动作一展即合，一合即滚，连续60次。

4）坐势：下肢位置同前，双手抱患侧膝关节，搓60次，然后敲打足三里穴及环跳部位各60次。

运动时须周身放松，呼吸自然，精神集中，默数次数，运动前先用热水泡脚，并不能受凉。运动时间，每次10分钟，每日一到两次。

3. 术后注意事项

避免患肢剧烈活动，禁止负重等。

【典型医案】

一、蒙医传统整骨术治疗前臂双骨折案

贾某，女，60 岁，退休职员。

初诊：1999 年 2 月 1 日。

主诉：左前臂肿胀疼痛 3 小时。

病史：患者自述走路时不慎摔倒致左前臂肿胀、疼痛，伤后立即到医院就诊。

诊查：左前臂明显肿胀，左前臂广泛压痛，可闻及明显骨擦音和异常活动，左腕部和左肘部活动正常，左前臂皮肤感觉正常，左桡动脉搏动良好。X 线片示左尺、桡骨骨皮质不连续，对位、对线差。舌淡，苔薄白，脉沉弦。

临床诊断：左尺、桡骨双骨折（骨折病）。

辨证：肾虚髓减，脾弱精衰，骨失充养而致骨松变（骨痿）。

治法：补肾、益脾、壮骨。

处方：口服珊瑚接骨丹，并给予手法复位、夹板固定、按摩、药物等。

整复：患者取坐位前臂外展，屈肘 90°，在伤处及其上部喷白酒后，以按压法进行按摩至疼痛消失。骨折在中部或下部时则患者手掌向下，如在上部则使手掌后屈。一助手握住伤肢肘部上方，另一助手握住骨折远端的腕部及手部，沿与桡尺骨轴线相反方向拔伸。在拔伸牵引中，术者双手拇指与示指、中指、无名指相对，分别�于尺桡骨同侧断端之骨间隙，沿间隙进行扣挤分骨。如两骨骨折线在同一水平面上而形成重叠时，宜以扩折反拔法将桡骨对位，然后以挤压法将尺骨对位。若为螺旋形骨折则宜用旋按法复位；简单手法是术者握住伤肢肘上部，令助手握住腕部，然后向外 30°、向内 60° 之间旋转摇动数次，即可复位。

固定：整复完毕，助手需保持牵引状态，在易于移位的部位，先放置醮酒的毡子或纱布平垫，然后用 4 块小夹板分别置于掌、背、桡、尺侧，上至肘下至腕，以扎带 3 道扎缚。屈肘 90°，前臂中立位，悬吊于胸前。如骨折端成角，则在该部位各放一块较厚的平压垫，在骨间隙放置分骨垫，在前臂

掌、背侧各放置一块较大的平压垫。喷酒按摩治疗过程中调整固定之松紧度，固定时间为 5~7 周。

固定部位按摩：在夹板间进行蹭摩，从指尖、手掌及掌背向夹板进行挤推按摩，在肘关节屈侧做揉摩，在放压垫处进行按压。两周后在肘窝部喷酒进行搓摩，在夹板上和前臂进行攥捏。

二诊：2 月 8 日。症状逐渐减轻，夹板松紧度适宜，继续口服珊瑚接骨丹，功能锻炼在第一周可做手指伸屈及活动肩关节动作。

三诊：2 月 28 日。复查 X 线片，解除固定后在腕关节以上的前臂掌、背侧及尺、桡侧喷白酒进行搓摩，牵拉按摩手指，逐步进行功能锻炼。

按语：蒙医整骨术是顺应客观规律，掌握人与自然界的关系，利用大自然变化中的有利条件，以激发与调动人体自身内在潜能为特征，以能动整复与功能愈合为理念，以蒙医药学基础理论为向导，以手法复位和夹板固定为主，辅之以按摩、药物、饮食、功能疗法的独特学科，不仅操作易行安全，而且不受条件限制，具有方便群众，患者痛苦少、疗程短、费用低、并发症少、骨折愈合快、功能恢复好等诸多优点。

在前臂双骨折的整复中，可以在不麻醉的情况下安定患者的精神和心理，解脱患者的各种情感和压力。通过喷酒，激发和调动患者的先天本能，发挥肢体的自然功能，利用患者的绿色的内力，松弛前臂肌筋。笔者认为这是整复前臂双骨折最关键的一步。手法复位时对于骨折的位置、方向、移位程度等，脑海里必须有个立体感，这样才能手巧、手灵，法从手出，才能准确地复位。整复力量必须适宜患者的年龄、体质、骨折程度等，整复时不能用暴力，最好使用牵拉、分骨、折顶、旋转、捏拿等巧妙手法，灵活、辨证、穿插使用。固定时必须考虑腕、肘关节的自然功能，固定时不能压迫神经、血管和软组织。1~2 周内必须每天检查复位和固定等情况以及进行白酒按摩治疗。

二、蒙医传统整骨术治疗股骨干骨折案

王某，男，45 岁，牧民。

初诊：1989 年 11 月 9 日。

主诉：右侧大腿肿胀、疼痛 6 小时余。

病史：患者自述骑马摔倒致右侧大腿肿胀、疼痛，伤后即刻到医院就诊。

诊查：右侧大腿明显肿胀，广泛压痛，可闻及明显骨擦音和异常活动，左髋部和膝部活动正常，左下肢皮肤感觉正常，下肢远端脉搏良好。X线片示右侧股骨骨皮质不连续，对位、对线差。舌淡，苔薄白，脉沉弦。

临床诊断：右侧股骨干骨折（骨折病）。

辨证：气血瘀滞，不通则痛，故出现肿胀疼。

治法：活血化瘀，消肿止痛。

处方：口服珊瑚接骨丹，并给予手法复位、夹板外固定、喷酒按摩、药物等。

整复：患者取仰卧位，一助手握住患肢踝部，缓加力顺下肢纵轴牵拉，二助手则固定患者骨盆或患肢骨折近端向反方向牵拉固定，以便使骨折端逐渐被牵拉开。术者侧站于患侧，在骨折处以卡、挤、按压、提拉等手法使两断端对合，然后在远端折处骨移位凸出部加一纱布做的压垫，在近端折处骨凸出部加一压垫，骨折内外则在移位部放各一压垫，再以股骨干夹板固定。固定后在夹板上施以捻滚法再次整复，施骨牵引及沙袋夹挤术。

固定：夹板固定，内侧板由腹股沟至股骨内髁，外侧板由股骨大转子至股骨外髁，前侧板由腹股沟至髌骨上缘，后侧板由臀横纹至腘窝上缘，最后用3~4条布带缚扎。喷酒按摩治疗过程中调整固定之松紧度，固定时间为7~9周。

喷酒按摩：①术者在患肢冲门、气冲等穴以单指按揉法、按压法按摩；②术者在患肢阿是穴部以捻滚法及轻微的按压法按摩；③术者在患肢鹤顶、膝眼、委阳、委中等穴位以捏拿法、按压法按摩；④术者在患肢内庭、陷谷、解溪、下巨虚、上巨虚、足三里、足二里半等穴位处从远端到近端以单指按揉法、按压法等手法按摩。

二诊：1999年1月8日，症状逐渐减轻，夹板松紧度适宜，继续口服珊瑚接骨丹。

三诊：1999年3月9日。复查X线片，解除夹板外固定。

按语：股骨干骨折严重移位，则用伤肢胫骨结节牵引，取4块宽夹板和4块细夹板，不放压垫，临时用3条寸带松点捆扎在夹板外边；24小时后手法复位。若横断骨折，用精巧的手感把骨折远端推拉，捏拿复位，回归自然，然后用8块夹板和4~6块压垫外自固定；若斜形骨折，则以挤压、擦拿等手法复归后，外自固定同上述；若粉碎性骨折，则以拢挤、压拿等手法复位，外自固定同上；若为螺旋形骨折，则以旋转、扣压等手法复位，外自固定与上述相同。上述几类骨折治疗时所用的压垫数目和放的位置都不一样，临床中灵活运用，并将医术与艺术结合，这样才能达到治疗目的。

【经方验方】

一、珊瑚接骨丹

处方：珊瑚 10 g，石决明 30 g，降香 20 g，乳香 20 g，代赭石 20 g，炉甘石 20 g，没药 20 g，西红花 5 g，寒水石 20 g，杜仲 20 g，银珠 10 g，麝香 1 g，三七 10 g，黄瓜子 20 g，自然铜 20 g，石膏 20 g，以上十六味除麝香另研。其余粉碎成细粉，过筛，混匀；再兑入麝香细粉，混匀，制成黄豆大小丸。银珠挂衣，晾干，备用。

功能：补益肝肾，强筋壮骨，活血止痛。

主治：各种类型的新旧骨折、脱位、骨痂不易形成，失用性脱钙、肌肉、肌筋、韧带损伤、半月板损伤等。

用法：一次 9~13 丸，每日 2 次，白开水送服。

方解：方中红珊瑚是在蒙医药书籍上从古至今均有记载并广泛应用的珍贵药材。其入肝、心经，有安神镇惊、平肝降火、除热明目、镇肝滋肾等功能，主要用于治疗肝病及"白脉"病。"白脉"亦是"赫依"的通路，红珊瑚有利于调节"赫依"的运行而进一步改善血运，还可平肝、滋肾，从而起到活血化瘀、生骨接骨的作用，在此方中为君药；臣药降香活血定痛，消肿生肌，以及乳香、没药，化瘀止血，理气止痛；再加入石决明、代赭石、炉甘石、寒水石等诸药，在平肝潜阳的基础上，进一步配合石膏、银珠达到清热泻火的功效，佐药以杜仲起到补肝肾、强筋骨的作用，黄瓜子、自然铜还可达到"续筋接骨"的功效；使以三七、西红花、麝香活血化瘀之功效，以防补过气滞之弊。

应用情况：该验方的效果，经 2000 多名骨伤患者的临床观察，该验方对骨折、脱位、软组织损伤的疗效显著，起骨痂形成快、损伤恢复好等作用，缩短了疗程。

禁忌：孕妇禁用。

二、骨质增生方

处方：制水银 50 g，制硫黄 37.5 g，木香 25 g，甘松 7.5 g，诃子 50 g，

草果仁 7.5 g，草决明 37.5 g，红花 7.5 g，丁香 7.5 g，文冠木 37.5 g，茼麻子 37.5 g，肉豆蔻 7.5 g，制草乌 50 g，石菖蒲 17.5 g，白蔻 10 g，石膏 10 g，黑云香 7.5 g，白云香 37.5 g。以上 18 味分别研细粉，混匀瓶装备用。

功能：消肿止痛、收敛生肌，燥"协日乌素"。

主治：关节肿痛，骨质增生等。

用法：一次 2～5 g，用鸡蛋清调敷患处。每天换 1 次，21 天为一个疗程。

方解：方中制诃子在蒙药材中有"药王"之美称，蒙医认为诃子味涩性平、调元补气、消食解毒，主治中毒等百病；臣药制水银、制硫黄外用解毒、疔疮，以及草决明、茼麻子清热解毒；再加入佐药制草乌、文冠木、白云香、木香、石菖蒲等消肿止痛，配合黑云香、红花、甘松活血理气；使以白蔻、草果仁、肉豆蔻、丁香等温补中焦，调理气机，避免气机壅滞。

应用情况：经对 2000 多名骨伤患者的临床观察，该验方对骨折、脱位、软组织损伤的疗效显著，起骨痂形成快、损伤恢复好等作用，缩短了疗程。

禁忌：孕妇禁用。

（冷向阳　王旭凯）

第五节　国医骨伤名师丁锷学术思想与诊治绝技

【个人简介】

丁锷（1934—2017 年），安徽省舒城县河口镇人，安徽中医药大学第一附属医院主任医师、教授、硕士研究生导师，安徽省国医名师。丁锷教授献身于中医药事业，为中医药学的继承和发展奉献了毕生的精力，做出了突出贡献。

荣誉称号：经国务院批准享受政府特殊津贴（1993 年），国家第二批、第四批老中医药专家学术经验继承工作指导老师（1997 年），中华中医药学会授予他首批"中医传承特别贡献奖"（2006 年），首届"中医骨伤名师"称号（2007 年），安徽省"优秀共产党员"（2016 年），全国名中医（2017

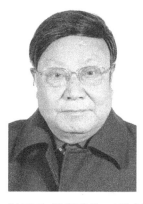

年）。

科研成果：丁锷教授主要从事中药外治法的实验研究和特发性股骨头坏死、慢性硬化性骨髓炎、顽固性颈椎病疑难病的临床研究。他总结了多年临床经验而创制的"消瘀接骨散""骨疽拔毒散""颈椎活血胶囊"等制剂，成为医院的常用药，他主持的"消瘀接骨散治疗软组织损伤和骨折的临床及实验研究"等科研成果已有 5 项通过鉴定，其中获省级二等奖、三等奖各 1 项，他研制的"颈舒颗粒"被卫生部批准为三类新药并批量生产。采用先攻后补、攻补兼施治疗Ⅰ、Ⅱ、Ⅲ期股骨头缺血性坏死，提出"脊髓型颈椎病"按中医"痉"证治疗，首创"养血蠲痹"法治疗强直性脊柱炎，辨证内服中药配合中药熏洗加外敷治疗膝骨关节炎和其他原因引起的关节肿痛，行气活血加健脾益肾治疗老年性骨质疏松症。主要著作（含与他人合著）有《中医骨病学》《中国骨伤科·内伤病学》《中医临床诊疗规范》《中医实习手册》《中医多选题》《中国骨伤科百家方技精华》。他还撰写了大量的学术论文，主编或参编了多部学术专著，其中的许多观点都获得了国内同行的公认，成为国内著名的中医骨伤专家。

社会兼职：曾任中华全国中医骨伤科学会理事、安徽省中医骨伤科学会主任委员，并任《中国中医骨伤科杂志》《中医正骨》《中国骨伤》《中医临床与保健》等刊物编审委员。

【学术思想】

一、方法学上倡导西学中用，以中为主，中西结合

丁锷教授在长期的医疗实践中，在坚持中医诊治思想的同时不断吸取西医的长处，逐渐形成了"西学中用，以中为主，中西结合"的诊治思想。所谓"西学"，是指包括西医学的现代科学技术，所谓西学中用，就是运用包括西医学的现代科学技术来整理、发扬传统中医，并与之结合，就像西方医学与放射学、磁共振结合那样，使传统中医从古代哲学的束缚中解脱出来，与不断发展的自然科学结合，最终形成新的医学。他认为，在诊治疾病时，首先应通过病史询问、体格检查，结合化验、影像等现代科技手段和西

医检查方法明确疾病的病名诊断，掌握或了解疾病局部的基本病理改变；然后以疾病的临床表现为基础，结合舌脉诊查，以中医的阴阳、气血、脏腑、经络等理论为指导，一方面辨别疾病的病因病机；另一方面确定当下的具体证候；最后处方治疗。其治疗方法以中药为主（包括内服、外用），包含手法，少数情况下采用手术等西医方法。

丁锷教授认为，很多情况下中医的证候代表疾病的"本"，西医的局部病理改变代表疾病的"标"。一般情况下先治本后治标，先治全身证候再治局部病损，或标本同治；但当局部病损为疾病的主要矛盾，为"本"时，则应先治局部。例如，对腰（腿）痛患者，首先通过病史、体检、X线片或 CT 等检查确定为腰椎间盘突出症，分析明确突出物的大小、位置以及对硬膜、神经的影响，然后以中医脏腑、气血理论分析临床表现，确定其中医病因病机（瘀浊内聚）以及当下的具体证型（如气血瘀滞），最后以相应中药内服。如突出物巨大，甚至压迫马尾神经，则应选择手术摘除突出的间盘组织。丁锷教授的这种学术思想既继承了中医的传统理论和方法，又体现了西医的先进技术；既融合了中西医的精华，又摒弃了中西医的缺陷。从某种意义上说，丁锷教授的这种思想和方法才是真正意义上的中西医结合，才是真正意义上的新中医（或现代中医）。它既不同于传统意义的中医，更有别于一般的西医。

二、诊断上突出辨证的整体观，强调辨证求因

丁锷教授认为，在诊治具体疾病，特别是一些骨外科疾病时应该辨证地、灵活地运用整体观念，正确地处理好整体与局部的关系。一味地强调整体统一，过分地强调内外统一，忽视局部损害的重要性，忽视局部损害对机体的可能影响，也是违背科学的。丁锷教授认为，所谓辨证的整体观，即是在强调整体的同时，更注重整体与局部的辩证关系，要根据具体病情辨明此时此刻整体与局部的主次轻重。当局部损害严重，全身情况剧烈时，应全身、局部并重同治；当全身情况稳定而局部损害突出时，应以局部治疗为主；当因局部损害导致全身病变或全身、局部病情均重但局部损害更为突出时，在二者同治的同时，仍应重点处理局部损害。丁锷教授认为，这种辨证的整体观是诊断、处理骨外科疾病的重要原则。辨证是临床的关键，也是正确治疗的基础。只有正确的辨证求因，才能够审因论治。

如颈椎病，一般认为其原因是颈椎骨关节的退变、增生，而退变增生的

原因多责之于肝肾不足，筋骨失养，治疗也多以补肝肾、强筋骨为大法，但临床疗效往往并不令人满意。临床观察也发现不是所有的肝肾不足者都出现颈椎或其他骨关节增生退变，也不是所有颈椎增生退变者都出现临床症状，通过治疗而症状消失者其骨关节退变增生并未消除，这些疑问都提示颈椎病症状的出现或轻重至少并不完全责之于骨关节退变增生和肝肾不足。通过大量的临床观察和研究，丁锷教授认为，肝肾不足乃中老年人生理改变的自然规律，增生主要是骨关节退变的代偿反应，或者是症状出现的前置基础因素，作为医者对这些生理变化只能延缓其发展，不可逆转。颈椎病等的基本病机应该是气血湿浊瘀阻，经络阻塞不畅，是局部组织的炎症及炎性物质刺激、压迫的结果。他以此病因拟用活血化瘀通络法治疗并研制颈椎活血胶囊内服，达到了颇为理想的临床疗效。对颈椎病这种病因病机的独特理解和分析充分体现了丁锷教授辨证求因的诊断思想。

三、治疗上病证结合，标本兼顾，内外互补，主倡活血通络

丁锷教授在继承传统的基础上，不断总结经验教训，不断探索、思考，提出了"以中为主，中西结合"的治疗思想。其主要内容包含病证结合、标本兼顾、内外互补几方面。①所谓病证结合是指一方面通过西医的检查手段确定疾病诊断和现阶段的病理改变，一方面运用传统中医的脏腑、气血、经络等理论确定疾病基本的病因病机以及现阶段的中医证型，然后处方用药；②标本兼顾是指在确定疾病（病理）和证型后，分析疾病证型的标本主次，分析全身症状和局部损害的轻重缓急，或者先标后本，或者先本后标，或者标本兼施；③内外互补是指在具体处方用药时常将内服中药与局部治疗相结合，以外补内，以内促外。丁锷教授指出，包括骨伤疾病在内的临床许多疾病，都包含着本与标、正与邪、局部与整体两个方面。一方面，许多局部的损害可以通过整体反映出来，或者说局部的损害可以导致全身功能的紊乱。另一方面，许多局部表现又可以是全身（整体）病变的集中、突出反映。这里，前者的整体证候是疾病的"标"，局部病变是疾病的"本"；后者的局部病变是疾病的"标"，整体证候则是疾病的"本"。另外，在疾病的发生、发展过程中，局部"邪"和整体"正"的矛盾也可以互相转化。有时以局部的"邪实"为主要矛盾，如慢性骨髓炎的死骨、脱出椎间隙的游离髓核等；有时以全身的"正虚"为主要矛盾。他认为，很多情况下中医的证代表疾病的"本"，西医的局部病理损害代表疾病的"标"。一般情

况下应先治本后治标或标本同治，但当局部病损为疾病主要矛盾时，则应先治局部的标。

在骨伤疾病的具体治疗方法选择上，丁锷教授深受张子和、李东恒和王清任的思想影响，擅长攻邪去实、活血破瘀、健脾益肾。他认为，骨伤疾病从病因看大多与外伤、劳损、六淫等外因有关，从病机病理看大多为瘀浊、痰湿所致，因此治疗上提倡攻邪为先，善用活血化瘀、通络止痛法。他不仅将活血通络法用于骨折脱位等外伤疾病的治疗，也用于颈椎病、腰椎间盘突出症、髌骨软化症、膝关节骨性关节炎、股骨头坏死、强直性脊柱炎、类风湿性关节炎等骨科疑难病的治疗。他根据每种疾病、每个患者的具体情况，提出并使用活血化瘀、活血和营、益气活血、软坚散结、攻坚破积、温经通络、通络止痛、温经通窍、祛风通络、养血通络多种具体治法；他既善于辨证使用活血通络的中药内服，也善于使用活血通络的中药外敷、熏洗，他创制的"消瘀接骨散""骨疽拔毒散""颈椎活血胶囊""骨关节炎熏洗方"以及"腰突散""强脊舒""骨蚀宁"等方药都贯穿了他活血通络的思想。活血化瘀、通络止痛法可谓其众多治法中的核心法则。丁锷教授的这些诊治思想和经验得到了长期临床的广泛验证。

【专长绝技】

一、手法配合点穴整复肩关节前脱位

明确诊断后，患者卧位或坐位、立位均可，屈肘 90° 左右，术者一手托扶患肘，拇指用力点按其曲池穴，并稍向下牵拉，另一手握患肘将患肢外旋—内收—内旋，即复位。该手法的优点是不需助手，不用麻醉，操作简单，基本无痛苦。

二、折顶手法整复尺桡骨下段骨折

先整复桡骨，两助手相对稍加牵拉，术者双手拇指从掌侧推挤骨折端，向背侧折顶成角，再骤然反折，即听到滑动复位声。桡骨复位后，再用挤按手法，矫正尺骨侧方错位。该手法的优点是操作简单，复位成功率高。

三、六步练功法治疗肩关节周围炎

第 1 步：患者弯腰 90°，两上肢垂直，前后甩动；

第2步：患者弯腰90°，两上肢垂直左右划圈；

第3步：直立位，两上肢左右交叉内收外展；

第4步：直立位，两上肢屈肘抬肩两手轮流梳头；

第5步：直立位，屈肘抬肩两手指交叉抱颈，两肩内收外展；

第6步：直立位，两上肢后伸，两手在背腰部握腕，并上下滑动。

上述各动作的幅度由小到大，直至达到疼痛最大忍受程度。每日1次，每次各做10遍。其优点是：自主练功，随时可做，不需任何条件，不会因被动手法推拿发生意外损伤。

四、分型论治颈椎病

丁老根据临床表现的不同将颈椎病分为3型：①痹痛型，临床上以疼痛、麻木和僵硬为主；②眩晕型，表现为发作性眩晕，意识清楚；③痉证型，以四肢强直拘挛为主。丁老应用中药治疗颈椎病强调辨证论治，药物治疗的主要目的是改善受累的软组织或神经、血管、脊髓的病变，缓解症状。

1. 痹痛型

以颈肩痛、僵为主症，或伴一侧上肢麻痛，或兼见胸、背痛。脉多紧弦，苔薄白。此为风寒湿邪痹阻经络，营卫气血不畅所致，治宜温经活血通络。方用桂枝加葛根汤加味：桂枝15 g，白芍、羌活、当归各20 g，葛根30 g，生姜3 g，大枣3枚，甘草、川芎各10 g。疼痛剧烈彻夜难眠者加蜂房10 g，延胡索15 g，生珍珠母30 g，另加龙琥定痛丹（丁锷教授验方）5 g冲服，每日2次；痛随天气变化、遇寒加剧者，加制川乌、制草乌各5 g，威灵仙20 g，细辛3~5 g；肢麻明显者加黄芪30 g、苍术20 g、天麻10 g；颈背强痛拘紧不舒，转侧不灵者，加用消瘀接骨散（丁锷教授验方）局部外敷，每日1次，每次6~8小时。同时配服颈椎活血胶囊（丁锷教授验方），每日2次，每次5粒。

2. 眩晕型

以发作性眩晕，甚至猝倒（但意识清楚），常于头颈转动即发为特点。眩晕的病机前人有风火痰虚之说，察之临床，丁老将颈椎病之眩晕分为气虚下陷、浊痰中阻、风寒束络、风阳上扰4种证型。

1）气虚下陷型：《灵枢·口问》云："上气不足，脑为之不满，耳为之苦鸣，头为之苦倾，目为之眩。"故中气虚陷，清阳不升，营血不能上承，清窍失养，而出现眩晕、神疲气弱、舌淡、脉沉细或虚大、血压偏低等。治以益气升阳法。方用补中益气汤加味：黄芪20 g，白术、陈皮、升麻、红参、当归各10 g，柴胡12 g，甘草6 g，枳壳20～30 g，川芎7 g，五味子15 g。同时口服颈椎活血胶囊，用法同上。眩晕消失后继服颈椎活血胶囊1～2个月。

2）痰浊中阻型：心脾不足，痰涎内生，痰气相搏，上僭阳位，蒙蔽清阳，故作眩晕，心烦欲呕，惊悸怵惕，舌红苔腻，脉弦或滑等。治以涤痰化浊通络，佐以和胃降逆法。方用温胆汤加味：半夏、陈皮、茯苓、枳壳、竹茹、白术、天麻各10 g，甘草6 g，石菖蒲15～20 g，龙骨、牡蛎各15 g。同时配服颈椎活血胶囊，用法同上。

3）风寒束络型：风寒客于经络，经脉拘挛不舒，气血上行不畅，清窍失养而作眩晕，伴有恶心，甚至呕吐。头颈转动或精神激动即可发病，脉弦紧，舌淡苔白，脑彩超多提示椎动脉痉挛。治以舒筋活血法。方用桂龙活血止眩汤（丁锷教授验方），配服颈椎活血胶囊，用法同上。

4）风阳上亢型：《素问·至真要大论篇》云："诸风掉眩，皆属于肝。"肝体阴用阳，阴虚阳亢，肝风上扰，清窍失宁，发为眩晕，心烦易怒，舌红脉弦，血压升高等。治宜以镇肝熄风为主。方用熄风活血汤（丁锷教授经验方），同时配服颈椎活血胶囊，用法同上。

3. 痉证（瘫痪）型

以缓慢性、间歇性、进行性加重为特征的单侧或双下肢运动障碍，主要表现为行走失稳，举步笨拙，足下发软，如履棉上，触之颤抖。颈椎病之成"痉"者，乃瘀浊阻络，筋脉拘急不舒，非手术治疗颇为棘手，对不愿手术或没有手术条件，执意要求中医治疗的患者，以化瘀散结活络为主，药用散结活络汤（丁锷教授验方）：黄芪40 g，赤芍20 g，当归、川芎、三棱、莪术各10 g，石菖蒲、皂角刺各15 g，人参5 g。同时服用龙马穿山散（丁锷教授验方）。丁老特别强调在颈椎病症状缓解之后要注重保健，颈、肩、背要保暖，避免长期低头，合理用枕，适当进行功能锻炼是取得长远疗效的关键。

【典型医案】

一、补中益气治疗颈椎病医案

李某，男，38岁，银行会计。

初诊：2001 年 10 月 8 日。

主诉：头晕、颈痛 3 年余。

病史：头晕、颈痛 3 年余。

诊查：面色㿠白，少气懒言，舌淡苔薄白，脉缓弱。查颈椎生理活动度尚可，C_4、C_5 棘突处压痛，侧方压顶试验阳性，颈椎正、侧、左、右斜位 X 线片示，颈椎变直，生理弧度消失，钩椎关节增生，$C_4 \sim C_5$ 椎间孔变窄。

临床诊断：眩晕性颈椎病（眩晕）。

辨证：中气不足型。

治法：补中益气，方选补中益气汤加减。

处方：黄芪、炒枳壳各 20 g，炒白术、陈皮、柴胡、升麻、甘草、当归、川芎、天麻各 10 g，党参 15 g，地龙、生龙骨（先煎）、生牡蛎（先煎）各 30 g。同时加服由三七、天麻、肉桂、当归、红花、人工牛黄等组成的颈椎活血胶囊（丁老经验方），每日 2 次，每次 5 粒，以改善脑部血液供应。

二诊：2001 年 10 月 15 日，服 7 剂中药后诸症大减，再以上方加蔓荆子 30 g，继服 14 剂。

三诊：2001 年 10 月 19 日，诸症悉除。

按语：丁老喜在补中益气汤中加入炒枳壳，且重用，一般 15 ~ 30 g，枳壳行气之力颇强，有"冲墙倒壁之功"，配黄芪有补气行气的双重作用；配当归、川芎气行则血行；枳壳尚能助升麻、柴胡升举清阳，使髓海得充，脑有所养。生龙牡质重潜阳，取"诸风掉眩，皆属于肝"之意，另一方面又能佐制升麻、柴胡升发太过，一升一降，相反相成，共奏补中益气，升清降浊之功。

二、分型治疗颈椎病医案

郑某，男，53 岁。

初诊：2002 年 3 月 4 日。

主诉：阵发性眩晕伴恶心、呕吐，时有手麻 2 年余。

病史：阵发性眩晕伴恶心、呕吐，时有手麻 2 年余。

诊查：颈椎正、侧、左、右斜位 X 线片示颈椎变直，钩椎关节增生，C_3、C_4 椎间孔变窄。舌淡苔白腻，脉濡滑。

临床诊断：痰浊中阻型颈椎病（眩晕）。

辨证：痰湿中阻型。

治法：燥湿化痰，疏通经络，方选二陈汤加减。

处方：半夏、陈皮、茯苓、甘草、炒竹茹、天麻、当归、水蛭各 10 g，炒枳壳 15 g，地龙、蔓荆子、生龙骨^{先煎}、生牡蛎^{先煎}各 30 g，蜈蚣 2 条。手麻予以强力天麻杜仲胶囊口服，每日 3 次，每次服 4 粒。药用上方连服 14 剂。

二诊：2002 年 3 月 18 日，药用上方连服 14 剂而痊愈。

按语：从症状看，患者眩晕、恶心、呕吐，证属眩晕范畴，但患者有痰湿阻络，络瘀久滞之征。故丁老在燥湿化痰治其本的同时更注重虫类药物的合理应用以疏通经络治其标。叶天士曾说虫类药物"飞者升，走者降，灵动迅速，追拔沉混气血之邪。"以使"血无凝着，气可宣通"，强调了虫类药物能深入筋骨络脉，有攻剔痼结瘀痰之功效，如方中水蛭、地龙、蜈蚣等可改善本病筋骨脉络瘀阻的病理变化。

【经方验方】

一、龙琥定痛丹

处方：地龙、血竭、蜈蚣、全蝎、琥珀、珍珠母。

功能：活血通络镇痛。

主治：神经痛。

用法：共研细末，水冲服，每日 2 次，每次 3~5 g（或装胶囊服）。

方解：凡各种顽固痛症，无不与气血瘀阻、经络不通及心烦焦躁有关。方中地龙、血竭活血化瘀；蜈蚣、全蝎通络散结；琥珀、珍珠母镇惊安神。

禁忌：孕妇忌用。

二、颈椎活血胶囊

处方：当归、川芎、三七、红花、天麻、肉桂、冰片、（人工）牛黄。

功能：活血通络，止痛定眩。

主治：颈椎病（痹痛型、眩晕型）。

用法：前 6 味药水煎取汁浓缩干燥为末后加入后 2 味药混匀，每日 2 次，每次 2 g（约合 5 丸）。

方解：颈椎病虽源于中老年人肝肾不足、筋骨退变，但出现痹痛或眩晕者，乃是瘀浊阻滞、经络气血不畅所致。方中当归、川芎活血行气；三七、红花化瘀止痛；天麻熄风除眩；肉桂辛热以助行血化滞；冰片、牛黄通络开窍，导诸药直达病所，畅瘀血兼清郁热。

禁忌：孕妇忌用。

三、消瘀接骨散

处方：花椒、筚拨、五加皮、白芷、南星、肉桂、丁香、乳香、没药、血竭、姜黄、冰片。

功能：消瘀退肿，止痛接骨。

主治：软组织损伤，骨折，关节痹痛。

用法：共研细末，饴糖或蜂蜜调膏，外敷局部。

方解：花椒、筚拨、五加皮、白芷、南星温经散结，乳香、没药、血竭、姜黄活血化瘀，肉桂、丁香、冰片辛香温窜，导诸药透皮入络。外敷于局部，可以行血解凝，故能消瘀退肿止痛，改善血运，有利于骨痂生长。

禁忌：孕妇忌用。

四、桂龙活血止眩汤

处方：肉桂、当归、川芎、防风、姜黄、天麻、僵蚕各 10 g，地龙、葛根各 30 g，白芍、羌活各 15 g。

功能：活血解痉，温经祛寒。

主治：颈椎病，风寒束络所致眩晕。

用法：每日 1 ~ 2 剂，水煎分 2 ~ 4 次服。

方解：肉桂、葛根、羌活、防风温经祛风寒而止痉挛；地龙、当归、川芎、白芍、姜黄活血行血；天麻、僵蚕熄风止痉。诸药合用，脉畅血行，眩晕自平。

禁忌：孕妇忌用。

五、熄风活血汤

处方：代赭石、地龙、白茅根、钩藤各 20 g，灵磁石、生石决明各 30 g，川牛膝、当归、川芎各 10 g，丹参、车前子各 15 g。

功能：镇肝熄风。

主治：颈椎病，风阳上扰所致眩晕。

用法：每日 1 次，每次 6~8 小时。

方解：代赭石、磁石、石决明同用，重平肝；钩藤、牛膝熄风降逆；当归、丹参活血行血；白茅根、车前子凉血利尿，清泄风阳，以佐震慑之功。

禁忌：孕妇忌用。

六、龙马穿山散

处方：地龙、制马钱子、炮穿山甲、水蛭、蜈蚣、全蝎、冰片。

功能：攻坚通结，透达关节。

主治：脊髓型颈椎病，肢体瘫痪及中风后遗留肢节僵、硬、痛、麻等症。

用法：共研极细末混匀，每日 2 次，每次 1~3 g（装胶囊服用）。

方解：马钱子通经络利关节为君，地龙、穿山甲、水蛭散瘀破结为臣，蜈蚣、全蝎抗痉止挛为佐，冰片芳香透络，引诸药穿骨入髓为使。攻顽克疾，善起沉疴。

禁忌：孕妇忌用。

（詹红生　龚志贤）

第六节　国医骨伤名师孙树椿学术思想与诊治绝技

【个人简介】

孙树椿，男，汉族，1939 年 7 月出生，河北省蠡县人，中国中医科学院首席研究员、博士研究生导师、传承博士后指导老师，曾任中国中医科学院骨伤科研究所所长、北京针灸骨伤学院骨伤系主任。

荣誉称号：首批国家级非物质文化遗产"中医正骨疗法"代表性传承人、中央保健会诊专家，享受国务院政府特殊津贴。国家中医药管理局重点学科骨伤科学术带头人，国家中医药管理局重点专科骨伤科专科带头人。先后荣获国家科学技术委员会特别贡献奖、中华中医药学会首届"中医药传承特别贡献奖"、中国中医科学院"岐黄中医药基金会传承发展奖"等。

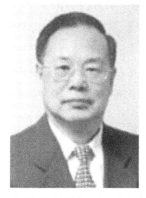

2007 年获首届"中医骨伤名师"称号，2017 年获
"首届全国百名名中医"称号，2019 年荣获"建国
七十周年纪念奖章"。

科研成果：率领研究团队，分别于 2009 年及
2017 年荣获国家科技进步奖二等奖，并获得省部级
一等奖 11 项、二等奖 6 项和三等奖多项。2006 年
获中国中医科学院"十五"期间对中医药科技进步
做出突出贡献奖。主编《刘寿山正骨经验》《实用
推拿手法彩色图谱》《中国医药保健推拿图谱》《临
床骨伤科学》和《清宫正骨手法图谱》等 10 余部专著，发表论文 40 余篇。
在方药贡献上，将个人多年传承及临证验方研发成新药（颈痛颗粒、腰痹
通胶囊、筋骨止痛凝胶）。并在担任第二至第五届新药审评专家期间，积极
推动骨伤科中药新药的研发，使治疗骨折、骨质疏松症、股骨头坏死等的多
个品种通过审评而填补了这一领域的空白。开展的"颈椎不定点旋转手法"
（孙氏手法），被国家中医药管理局列入中医临床实用技术推广项目，在全
国推广。

在学会及教育成果方面，孙树椿教授首先提出了"运动系统损伤和疾
病"的概念，经反复推敲论证，最终将骨伤学科定义为"在中医药理论指
导下，研究人体运动系统损伤和疾病的预防、诊断、治疗、康复的临床学
科"，并达成专家共识。在任骨伤科分会主任委员期间，组织全国专家研讨
中医骨伤科学分科的工作，确定中医骨伤科学分科为"正骨、筋伤、内伤、
骨病、脊柱病、骨关节病、骨质疏松症、骨坏死及小儿骨科"九个分科，
并对各分科的内涵、外延做了详细说明；为落实吴仪副总理"名院、名科、
名医建设"指示，率先提出并组织评出第一批"骨伤名师"23 位，第二批
10 位，"骨伤名科"19 家，均报请中华中医药学会批准后进行了表彰；在
标准化建设方面，提出并组织完成了首批《中医骨伤科常见病诊疗指南》，
并于 2012 年正式发布、执行。在国家中医药管理局领导下，主持编写了全
国高等中医院校骨伤科系列教材（10 年后又全部进行了二版修订），目前仍
为国家中医药管理局认可的中医学科唯一的专科系列教材；在孙老作为主要
牵头人的积极呼吁、申请和推动之下，普通高等学校恢复了本科骨伤学专
业，并再次组织了全国中医药高等教育中医骨伤科学专业院校规划教材的编
写，出任编审委员会主任委员，这些工作推动了中医骨伤学科的建设和发

展。共培养硕士研究生 11 名、博士研究生 15 名、博士后 4 名、全国老中医药专家学术经验继承人 9 人。收徒 50 余名，遍及北京、黑龙江、辽宁、甘肃、山西、江苏、广东、河南、中国台湾及海外（美国、加拿大）。其中一些人已成为全国中医骨伤学科领军人物。成立了国家中医药管理局"孙树椿传承工作室"和北京市中医管理局"孙树椿名医工作站"，进一步发挥传承中医骨伤的特色优势。

社会兼职：中华中医药学会第三届理事会理事，第四至第六届常务理事，第五届副会长。中华（中国）中医药学会骨伤科分会（骨伤专业委员会）第一至第三届副主任委员，第四、第五届主任委员，第六、第七届名誉主任委员。北京中医药学会骨伤科专业委员会第一、第二届主任委员，第三届名誉主任委员。世界中医药学联合会骨伤科专业委员会第一至第三届会长。国家药典委员会第八、第九届委员，第十届国家药典委员会顾问。

【学术思想】

孙老始终坚持"医技为枝，医德为根"的理念，把中医传统文化的医德传承放在重中之重，教导流派传承人秉承"以医者仁心为宗旨，疗伤治疾，不为谋利，以弘扬中医为己任"的师训，对待患者要真正做到大医精诚。同时，在孙老的亲自关心和带领下，流派团队不断完善对历代临证经验的整理，精研骨伤医理，锤炼治伤手法，形成了以流派传承人才为核心的中医骨伤临床科研学术团队，造福了京城乃至全国的群众。

孙老长期致力于中医骨伤手法及疑难病的诊治研究，提倡骨伤科临证"首重查体、影像为辅；手摸心会，病证合参"的诊断思路，在手法操作上，注重"轻巧柔和，以痛为腧"，使患者"不知其苦"，同时坚持临证"七分手法三分药"，提出"气血辨证，以血为先"的辨证理念，认为伤科病损，首当其冲责之气血，治疗时应气血并治，以血为先，此外，重视情志因素在骨伤科疾病中的作用，临床提倡"话疗"，耐心解释病情，指导功能锻炼，形成了以清宫正骨流派"法药并举、兼容并蓄"的骨伤科诊疗体系。

一、首重查体、影像为辅

在现代，尽管有越来越多的科学仪器辅助，中医骨伤科医生要想更好地为患者祛除病痛，也一定要首先重视临床伤科的查体，并且通过不断提高自己在查体过程中的经验和能力，来提升自己的诊断水平，进而保障治疗能产生最佳的治疗效果。正如《医宗金鉴·正骨心法要旨》所说："故必素知其体相，识其部位，一旦临证，机触于外，巧生于内，手随心转，法从手出。"

孙老认为，在骨伤疾病的诊疗过程中，除了基于一般意义的辨病、辨证，更要对骨病筋伤的部位、程度和疾病性质等做出准确的判断。辨明病变的特定部位及表现是决定治疗效果优劣的关键，可使治疗做到有根有据，促进疾病的痊愈。他指出只有多接触患者，通过海量的诊查体会，才能找到手下的感觉，才能把更好的理论运用在临床诊治中。

此外，在诊治疾病过程中，充分利用现代科学技术诊疗手段带来的优势，合理利用现代医学的理论、检查手段，拓宽和延伸自己的检查视野，并在中医理论指导下，去分析和观察疾病内在的病因、病机和演变规律，将二者有机的结合才是相得益彰的。尤其对于骨伤科来说，现代科学技术的检查手段是重要的辅助手段，在审慎全面查体的前提下，影像学结果会进一步辅助验证医生的诊疗。由此，孙老认为，判断是不是中医骨伤，并不在于是否借助西医的方法和手段诊断疾病，而是在于诊治疾病及使用药物过程是否体现出了整体观念和辨证论治的中医基本原则。

二、手摸心会，心手合一

《清史稿·列传·艺术一》中曾有记载，乾隆中期著名清宫御医、清宫正骨流派代表性医家觉罗伊桑阿用纸包裹削为数段的毛笔管，并揉搓来将笔管复原。他用这种方法来教授徒弟接骨的思想和理念。这种最古朴的方式把"手摸心会"的核心理念形象地展示了出来。

孙老强调，作为一名现代中医骨伤科医生，应借助现代科技的发展，对人体正常筋骨的结构关系有一个更为清楚的了解，进而通过"手摸心会"，来知晓身体结构的异常。能通过细细体会人体的筋结和骨骼病变，进而应用适宜并柔和的手法来治疗疾病，这对一个合格的中医正骨医生来说是非常重要的。此外，在伤病的诊疗过程中，"手摸心会"能帮助医生寻找出特定的病变部位做到"明病性，辨病位，方随法立，法随证出"，从而保证手法的疗效。

孙老还指出，从更高的诊疗层次上讲，"手到是基础，心到是层次"，"手到"就是要求医者能将治疗技术与手的触诊相融合，充分利用好人敏感触觉的技能；"心到"是指心神合一，医者在对人体正常筋骨结构关系非常清楚的情况下，必须集中精力感受手下的感觉，做到一目了然，只有拥有了扎实的经络、俞穴及人体解剖学知识，才能更好地发挥以"手摸心会"来"知其体相"的高超技能。

三、病证合参，辨证施法

骨伤临床中，宜中医辨证与西医辨病相结合，即充分利用现代科学和医疗技术手段，在明确西医疾病诊断，完成"辨病"的基础上，运用中医辨证论治的思维进行辨证施治，达到"病证合参"的目的。

孙老认为，骨伤的临床治疗应该在"辨病施治"的基础上，灵活运用"辨证论治"的方法。有病就有证，辨证才能识病，两者是密不可分的。临床诊治时，既要辨病又要辨证，只有病证合参，才能选用适当的方药、正确的手法。例如临床上诊断为脊髓型颈椎病后，西医一般不主张非手术治疗，但是根据中医辨证可分为"痹证"和"痿证"，属"痹证"者仍可行手法配合中药治疗，而且临床治疗效果显著。

孙老还指出，要注意骨伤科常见病诊疗中"同病异治"和"异病同治"的治则。此处所指的病，指的是中医病名，如今骨伤科内也沿用部分西医的病名诊断，尽管各病种有其不同的病理变化，但也有不少病却有中医同一证候表现，因此辨证立法时常是同一治则。如腰椎间盘突出症、第三腰椎横突综合征、急性腰扭伤、腰肌劳损等腰部疾病，经过详细辨证考量，如均为血瘀气滞、脉络闭阻因素引起的，证型相同，则可以活血化瘀、通络止痛为原则治疗。孙老根据多年的临床经验，针对性制定了脊柱Ⅱ号方，疗效均显著，这体现了以证为主、以病为辅，辨证和辨病相结合的辩证原则。

四、伤科辨治，气血为要

临床所见内、外伤，其基本的病机是伤后气血循行失常，由之而发生一系列的病变。外伤因受伤局部疼痛、青紫瘀肿明显，血伤肿、气伤痛，症见清楚，而内伤却有形无形、虚实夹杂，或以气伤为主、累及于血，或以血伤为重、损及于气。《杂病源流犀烛·跌打闪挫源》记载："跌扑闪挫，卒然身受，由外及内，气血俱伤病也。"临证时尤需辨证明确，方能有效医治。

孙老认为，人体气血循行全身内外上下、皮肉筋骨、五脏六腑、四肢百骸，无所不至，故人体无论何处损伤，首当其冲的是伤及气血。因此，在脏腑辨证、卫气营血辨证及经络辨证等中医辨证体系中，骨伤科首重气血辨证。作为清宫正骨流派的传承人，孙老推崇气血辨证为伤科辨治的纲领。

"气血不和、百病乃变化而生。"孙老治疗骨伤疾病十分强调气血的关系，指出"气有所病必及于血，血有所凝必影响气"。若平衡失调，血瘀于脉络，则成"离经之血"和"淤滞之血"，导致"不通则痛"。因为瘀积不散，为肿为痛，血不活者瘀不去，瘀不去则痛不除。虽然从理论上认为有伤气、伤血之分，而实则气血是不可能截然分开的，临床上都认为是气血俱伤，仅有偏重而已，故在治疗中，均应气血并治。

五、注重练功，运动为和

骨伤学科定义于运动系统，就突出了一个"动"字，同时按照中医致中和的理论，人是活的生命，运动中患病，运动中康复。孙老常说骨伤病损要重视功能锻炼的重要作用，所谓"活动活动"，运动系统就要动起来，活着就要动，而且治疗和康复中需要自己主动地运动和科学地运动。人体颈、腰椎活动量最大，也易"劳损"和"受伤"，指导患者做一些简单易学、科学有效的锻炼十分重要，如颈椎的"与项争力""哪吒探海""以头书凤"，腰椎的"小燕飞"等都有好的效果。

【专长绝技】

一、以"颈椎不定点旋转扳法"为核心的三步手法治疗颈椎病

（1）理筋手法（以拇指揉捻法为例）

作用部位：检查出的筋结（痛性结节）或压痛点位置。（各型颈椎病都有相对固定的压痛点或痛性结节。神经根型颈椎病病变通常在第5、第6颈椎，在胸锁乳突肌的后缘和颈横纹的交界处可触及硬结，在第7颈椎至第一胸椎尺侧有症状时，在同侧腋下可找到痛性硬节，该结较大，呈松散状；椎动脉型颈椎病在第3颈椎横突处可触及一个硬结，结较大。慢性咽炎在右侧胸锁乳突肌下1/3处有硬结，局部压痛。类冠心病症状在左侧胸锁乳突肌下1/3处有硬结，局部压痛。）

手法内容：术者以一手拇指在筋结或压痛点上做轻柔的有节律的小幅度揉动，然后顺势加力捻动，以上动作重复进行，捻动的节律可不规则。

手法控制要点：揉动力要轻巧柔和，每次揉动指端轻轻触碰到筋结或压痛点的浅层即可，捻动时力要稍大，推捻患处，可使患者稍感痛楚。以上动作重复至患处痛减或筋结稍变软为止。时间约 5 分钟。

（2）调整治疗手法（颈椎不定点旋转扳法）

作用部位：颈椎关节突关节及钩椎关节。

手法内容：患者坐位，术者站在患者身后，以左肘置于患者颌下，右手托扶枕部。在牵引力下轻轻摇晃数次，使颈部肌肉放松。保持牵引力，使患者头部转向左侧，当达到有固定感时，在牵引下向左侧用力，此时可听到一声或多声弹响。

手法控制要点：牵引摇晃要顺势而为，嘱患者主动配合，待其完全放松时方可旋转操作。左右旋转扳动时，注意待患者主动旋转接近至最大时，控制好再旋转角度，一般不超过 10°。左右各一次即可（图 1-1）。

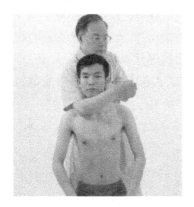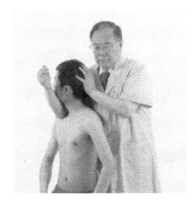

图 1-1　颈椎不定点旋转扳法

（3）善后手法（拿揉法、叩法）

作用部位：颈部及肩部。

手法内容：术者自上而下、自前而后分别依据部位选用拿法、叩法沿患者颈椎两侧施用。如以拇指、食中指在两侧分别同时拿揉胸锁乳突肌和斜方肌。再以叩击的手法操作颈肩部。

手法控制要点：本步手法目的是再度放松整理，故以肌群或区域软组织的整体放松手法为主，注意力量宜轻、深度宜透，以患者能耐受且感觉舒适为度。

二、"腰椎三扳法"治疗腰椎疾病

体位准备：患者俯卧位，自然放松，术者站在患者一侧。

1）扳肩推背：左手扳起患者肩部，右手在腰背部患处轻推、轻拉3次，如拉弓状；

2）扳腿推腰：右手扳起患者大腿，左手在腰部患处轻推、轻拉3次，如拉弓状；

3）扳肩推臀：患者侧卧，上侧腿屈膝屈髋，自然放松，下侧腿伸直。术者一手扳肩向后，另一手推臀向前。推扳数次后，令患者放松，术者再逐渐加大角度，待有固定感时，突然发力，此时腰部常可发出响声。

三扳法不可用暴力，做时亦轻巧柔和，用的是四两拨千斤之力，扳肩推臀法要在患者充分放松时，用力要迅速。其具有松解腰椎小关节粘连的作用，可广泛应用于腰部损伤及腰椎间盘突出症（图1-2）。

三、"归挤拍打手法"治疗耻骨联合分离症

体位准备：患者坐在床边，上身略向后仰，其右手置于耻骨联合处。第一助手在患者身后扶住其肩背部，第二助手在患者前方分别握住患者双踝部。术者坐在患者左侧，以右髋部顶住患者左髋部，右手从患者前方穿过置于对侧髋部髂前上棘处，左手握住患者左手腕部。

1）第二助手令患者屈膝屈髋，身体后倾，并外展、外旋髋关节，尽量使足跟靠近臀部；

2）按术者指挥，令第二助手拉患者双下肢，使双下肢内旋伸直；第一助手推按患者使其上身前倾；同时术者右手用力提拉髂前上棘，握患者左腕之手，拍打患者右手背。术者和2个助手同时发力，三力合一。本手法可重复2~3次。

本手法核心要义是欲合先离，离而后合，同时三人操作要协调统一，方可事半功倍。对于妊娠期患者，应用手法时应注意不可挤压腹部（图1-3）。

【典型医案】

一、颈椎Ⅱ号方结合手法治疗颈源性类冠心病案

陈某某，女，44岁，公务员。

初诊：2012年8月8日。

主诉：心慌、胸闷1个月。

病史：患者于1个月前无明显诱因出现心慌、胸闷，曾在多家医院就

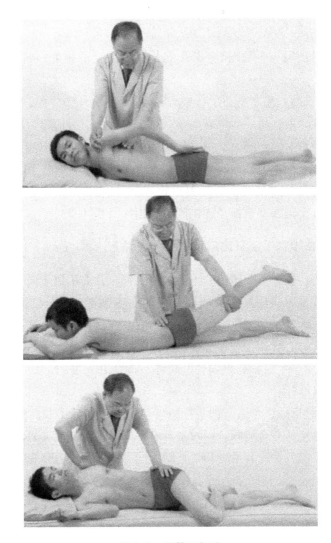

图1-2　腰椎三扳法

诊，发病时心电图正常或心律不齐，ST段轻微改变，曾口服速效救心丸等治疗，效果不佳；因患者发作时，经常伴有颈部的僵硬、疼痛不适，考虑是否有颈椎问题前来就医。

查体：颈项部肌肉紧张、胸锁乳突肌和前斜角肌痉挛，以左侧为重，在其上可找到痛性筋结。舌淡苔薄白，脉弦。

诊断：颈性冠心病（心悸）。

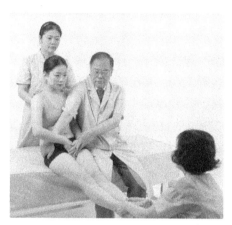

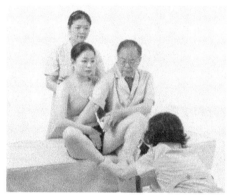 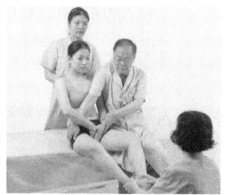

图 1-3　归挤拍打手法

辨证：骨错缝、筋出槽；血脉瘀滞。

治法：正骨理缝，活血通脉。

治疗：颈椎不定点旋转扳法（详细见专长绝技）。

处方：口服颈 II 号方为主随证加减，处方：川芎 12 g，白芍 15 g，元胡 10 g，当归 10 g，羌活 10 g，威灵仙 12 g，葛根 9 g，桂枝 6 g，甘草 10 g，三七粉 3 g（冲服）。用法：每日 1 剂，水煎服。

二诊：8 月 15 日，颈部偶有不适，无胸闷、心慌等明显不适。望闻体诊：患者颈椎活动正常，四肢肌力、肌张力均正常。舌淡苔薄白，脉沉。治以前方加至葛根 15 g，羌活 15 g，加大解表散寒、祛风胜湿之作用。手法治疗 1 次，嘱服 2 周。

三诊：8 月 29 日，颈部偶有不适，胸闷、心慌等基本消失，手法治疗巩固 1 次，继服颈痛颗粒调理 2 周收功。

诊疗结局：痊愈。

按语：在众多脊椎相关疾病中，颈椎疾病引起的症状复杂多样，可出现包括内脏症状在内的多种表现，其中颈源性类冠心病较为常见，其症状酷似冠心病样的胸闷、胸痛，并能出现心电图的异常改变。

孙老认为颈源性类冠心病在中医学上应归属"痹证"范畴，并有鉴于筋伤后局部和整体的关系指出，颈椎病的病因不外是内因和外因两大类。外因是引起颈椎病的重要因素，但内因是发病基础。颈椎与全身气血、经络、脏腑密切相关，颈后部是诸阳经的通路，由于感受风寒湿邪或劳损、外伤等，可引起颈部经络失常和"骨错缝、筋出槽"，而"骨错缝、筋出槽"后可进一步加重经络闭阻，气血运行不畅。病邪留而不去，经络不通，血脉不畅，影响气血的运行和津液的输布，则可使血脉瘀滞，津液停聚而成痰。病情进一步发展，痰瘀互结，病邪由表及里，从经络内犯脏腑，使脏腑气机失调而发病。

二、归挤拍打法治疗产后耻骨联合分离症案

文某某，女，33 岁，职员。

初诊：2012 年 8 月 1 日。

主诉：耻骨联合处疼痛，行走不便 3 个月。

病史：患者于 2012 年 5 月因产后出现耻骨联合处疼痛，刚生产完拍片见耻骨联合分离 4.5 厘米，6 周左右自行恢复到 1.5 厘米，10 周复查还是 1.5 厘米。主要症状为自觉耻骨不稳定，不能久行，久则疼痛加重。

诊查：耻骨联合部位压痛，可触及明显的缝隙。左下肢略长。舌淡苔薄白，脉弦。

诊断：耻骨联合分离症。

辨证：当母体妊养胞胎之时，肾之精气本已重负。且肾受五脏六腑之精而藏之，此时若后天失养，五脏之精不足，亦必致肾精匮乏。经言："肾者主骨，为作强之官，且肾者精之处也，其充在骨。肾精不足则骨不充，骨不充致骨不坚。而难呈作强之主。"当胎形渐大，则耻骨联合承负增大。此时孕妇若失于摄养，劳作过重或不慎跌仆，则极易导致耻骨联合分离。

治法：①清宫正骨手法归挤拍按打手法（详细见专长绝技）；②调摄护理：忌房事及骨盆兜带固定。

二诊：2012 年 8 月 8 日，患者病情显著好转。再行归挤拍打手法治疗。

诊疗结局：痊愈。

按语：归挤拍打法治疗妊娠期耻骨联合分离症，操作要点是配合默契，其中最主要的操作手法是归挤要体现合力，拍打既是治疗的需要，也是传递发力的信号，两助手动作配合要协调，向下牵腿之助手，一定要使双下肢屈曲到外展、外旋位，达到"欲合先离"之目的，向下牵腿时力量适中而快速，此时推背之助手要随下方助手推挤后背，向前屈曲，即有归挤之力，三人配合得当，事半功倍。有时，手法治疗一次即可痊愈。

耻骨联合分离症应注意局部与整体的关系。孙老认为，耻骨联合分离会造成骨盆环的不稳定，所以患者还往往伴有骶髂部、腰骶关节处的疼痛，治疗时应予以兼顾，同时处理。

【经方验方】

一、颈痛颗粒

处方：三七、川芎、延胡索、羌活、白芍、威灵仙、葛根。

功能：活血化瘀，行气止痛。

主治：本品用于神经根型颈椎病属血瘀气滞、脉络闭阻证者。证见：颈、肩及上肢疼痛、发僵或窜麻、窜痛。

用法：开水冲服。一次 1 袋，一日 3 次，饭后服用。2 周为一疗程。

方解：方中三七，甘微苦、温，入肝、胃经，取三七的活血化瘀，通利血脉为用，以祛除在经之瘀血，"通则不痛"，在本方为君药。川芎，辛温、归肝、胆、心包络经，可活血行气，祛风止痛。延胡索，辛、苦、温、归心、肝、脾经，具有活血、行气、止痛之功，"气行则血行"。川芎、延胡索加强君药活血化瘀、行气止痛之功效，其为臣药。白芍，具有养血敛阴、柔肝止痛、平抑肝阳之功。威灵仙，祛风湿、通经络、止痹痛。葛根，具有发表解肌，升阳透疹，解热生津之效。羌活，解表散寒，祛风胜湿止痛。共为佐药，此外，羌活在方中又兼为使药。综上所述，以上诸药共奏活血化瘀、祛风除湿、行气止痛之功。

应用情况：本方药临床应用已三十多年，疗效可靠，无任何不良反应。为已上市多年的中药新药，被列入医保目录。

禁忌：孕妇禁用。

二、腰痹通胶囊

处方：三七、川芎、延胡索、白芍、牛膝、狗脊、熟大黄、独活。

功能：活血化瘀，祛风除湿，行气止痛。

主治：用于血瘀气滞、脉络闭阻所致腰痛，证见腰腿疼痛，痛有定处，痛处拒按，轻者俯仰不便，重者剧痛不能转侧；腰椎间盘突出症见上述证候者。

用法：口服，一次3粒，一日3次，宜饭后服用。30天为一疗程。

方解：方中三七，甘微苦、温，入肝、胃、大肠经，可散瘀止血，消肿定痛，取三七的活血化瘀，通利血脉为用，以祛除在经之瘀血，"通则不痛"，在本方为君药。川芎，辛、温，归肝、胆、心包络经，活血行气，祛风止痛。延胡索，辛、苦、温，归心、肝、脾经，具有活血、行气、止痛之功，二药可加强君药活血化瘀、行气止痛之功效，在本方中共为臣药。狗脊，具补肝肾、除风湿、健腰脚、利关节之功效；独活，具祛风、胜湿、散寒、止痛之功效；熟大黄具有破积滞、泻热毒、行瘀血之功效，在本方中作为佐药。牛膝，逐瘀通经，引血下行，补肝肾，强筋骨，作为佐使之药。综上所述，以上诸药共奏活血化瘀，祛风除湿，行气止痛之功。

应用情况：本方新药临床应用已三十多年，疗效可靠，无任何不良反应。为已上市多年的中药新药，被列入医保目录。

禁忌：孕妇禁用。

三、筋骨止痛凝胶

处方：延胡索、川芎、威灵仙、伸筋草、透骨草、路路通、海桐皮、防风、花椒、牛膝等。

功能：活血理气止痛、祛风通络除湿。

主治：本品用于膝骨关节炎属筋脉瘀滞、风湿注节证者。

用法：外用。

方解：方中延胡索，辛、苦、温，归心、肝、脾经，具有活血、行气、止痛之功，在本方为君药。川芎，活血行气，祛风止痛；威灵仙，辛散温通，性猛善走，祛风除湿，通络止痛，二者为臣药，共同发挥活血行气止痛，祛风通络除湿之功。伸筋草、透骨草具有祛风除湿，舒筋活络，活血止痛，主治一身上下，心腹腰膝，内外各种疼痛及屈伸不利；路路通、海桐皮祛风活络，利水，通经，主治关节痹痛，麻木拘挛，方中以上药物共为佐药。牛膝逐瘀通经，引血下行，补肝肾，强筋骨，治疗瘀血痛肿，跌打损伤，腰膝酸痛，作为使药。综上所述，以上诸药共奏活血理气止痛、祛风通络除湿之功。

应用情况：本方作为经验方临床应用已五十多年，疗效可靠，无不良反应。现已开发为中药类新药获批上市。

（张　军　于　栋　刘恒平）

第七节　国医骨伤名师郭剑华学术思想与诊治绝技

【个人简介】

郭剑华，男，1945年7月生人，汉族，四川荣县人，现为重庆市中医骨科医院筋伤中心主任，主任中医师（技术二级），成都中医药大学教授、博士研究生导师，全国第三至第六批名老中医药专家学术经验继承工作指导老师，全国名中医传承工作室导师，川南郭氏医家第六代传承人，中国农工民主党党员。

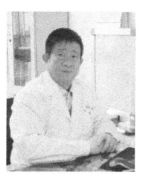

荣誉称号：1993年被中共四川省省委、省政府授予"四川省有突出贡献的优秀专家"享受省专家津贴；1994年被四川省人事厅、卫生厅、中医管理局授予"四川省卫生系统先进工作者"；1999年享受国务院政府特殊津贴；2000年被授予"重庆市名中医"；2003年被评为"重庆市优秀科技人才"并荣立二等功；2004年被评为"重庆市卫生系统十佳优秀医务工作者"；2004年被评为"全国卫生系统先进工作者"；2005年被评为"重庆市劳动模范"；2007年被评为"全国百名优秀中医药科普专家"；2007年获得"全国五一劳动奖章"；2007年被重庆市市委确定为"中共重庆市委首批直接联系的专家"；2011年被评为"全国卫生系统职业建设道德标兵"；2011年被评为"全国郭春园式好医生"；

2013 年当选为"重庆市群众最喜爱的健康卫士"；2016 年获得"中国老科学技术工作者协会奖"；2017 年被国家卫计委（原）、国家中医药管理局授予"全国名中医"称号；2017 年被中国科协授予"全国中医针推、中医筋伤首席科学传播专家"称号。

科研成果：完成科研 28 项，获中国专利 4 项，获全国及市级科技成果奖 10 项。其中科技成果"颈舒胶囊""腰舒胶囊""膝舒胶囊""肩舒胶囊""四黄定痛膏"已被重庆市药品监督管理局批准为院内制剂应用于临床。目前在研项目 6 项。在中国中医药有关杂志上发表中医论文 80 余篇，在国内外杂志发表科普文章 200 余篇，出版有《郭剑华筋伤证治精要》《中国实用刺血疗法》等中医著作 5 本。

社会兼职：先后担任中国针灸学会常务理事、中国针灸学会科普工作委员会副主任委员、中国针灸学会科普志愿者医师宣讲团第七团团长、中华中医药学会养生康复学会常务委员、全国中医骨伤协作组项痹病专家组副组长、重庆市针灸学会常务副会长兼学术委员会主任、重庆市中医药行业协会名中医分会常务副会长、重庆市中医药行业协会中医筋伤专科联盟理事长、重庆市中医药高级人才培养项目专家指导组成员、重庆市中医药高级职称评审委员会副主任、重庆市人民政府中医药专家顾问团成员、南部非洲中医药学会副会长兼学术委员会主任、重庆市第 1 至第 4 届政协、市科协委员、《实用中医药杂志》副主编。

【学术思想】

郭剑华教授融汇古今，触类旁通，其学术思想博采众家之长。在学术上推崇《黄帝内经》的"和为圣度"之说，体现"和"的学术思想和精髓，提倡治病当"以和为圣度"，并在其姑婆郭贞卿药内与药外功夫相结合的学术思想指导和影响下，提出了"筋伤顽疾、病证结合、法当综合、防治并重"的学术思想。他认为应把辨证论治建立在"和"的基础上，强调治病过程中必须认清人体生理与病理这对矛盾的根结所在，抓住主要矛盾，采用"和"的方法去解决矛盾，以达到人体自身的平衡。他常说历代名医，如华佗、张仲景、孙思邈等均是强调中医综合治疗的大家，治病时单纯采用一种治疗方法往往有其不足，而多种方法协调使用、相互配合则能达到取长补短、事半功倍的效果。郭老通过临证几十年的不断总结、筛选、优化、组合，形成了行之有效、效佳价廉的筋伤疾病中医综合治疗优化方案，验之临床，疗效显著。

一、专病顽疾、法推综合

郭老在长期对筋伤疑难病症的治疗中，主张突出中医综合治疗特色，注重各种疗法的有机协同配合，疗效互补。他认为筋伤疾病的治疗，单一的疗法已不能满足临床的需要，应采用内外结合、药物治疗与非药物治疗相结合的中医综合治疗方法，其中医特色突出，疗效显著。郭老通过对筋伤疾病的病因、病机及病理变化的深入研究，加上对临床经验的不断总结积累、筛选优化，自主创新地制定出了系统化、具体化、步骤化、操作规范、容易交流、疗效更佳、疗程缩短的专病专治的中医综合治疗优化方案及临床路径，其中颈椎病、腰椎间盘突出症、膝关节骨性关节炎的中医综合治疗方案已成为国家中医药管理局"十一五"重点专科（专病）建设项目。他创立的"五步法综合治疗腰椎间盘突出症优化方案""中医优势病种'颈椎病'中医综合治疗优化方案""中医综合治疗膝关节骨性关节炎优化方案""四步联法治疗肩周炎""五步法治疗骨折后遗功能障碍""七步联法治疗强直性脊柱炎""五步联法治疗股骨头缺血性坏死""单纯性肥胖病的减肥六联法""中药二联法治疗急性痛风性关节炎"等中医综合治疗方案，应用于临床均取得了显著疗效。

二、创制新方、专病专治

郭老总结常见筋伤疾病的病因、病机，创制了专病、专方、专药，如治疗颈椎病专方颈舒汤、治疗腰椎间盘突出症专方腰舒汤、治疗膝关节骨性关节炎专方膝舒汤、治疗肩关节周围炎专方肩舒汤、治疗股骨头缺血性坏死专方股舒汤、治疗强直性脊柱炎专方脊舒汤、治疗痛风性关节炎专方痛风舒汤、治疗慢性软组织损伤的筋舒汤等方剂，这些专病专方紧守病机、组方严谨、用药精练，应用于临床疗效显著。其中颈舒汤、腰舒汤、膝舒汤、肩舒汤已通过临床科研，并将汤剂改革为便于携带和服用的胶囊剂型，经重庆市药品监督管理局审批已成为医院制剂。

三、善用经方、用药独到

郭老熟读经典，善用经方疗疾，其疗程短，疗效佳，如应用黄芪桂枝五物汤加当归、独活、全虫等治疗属于中医"血痹""寒痹"范畴的股外侧皮神经炎、风湿性关节炎、腰椎间盘突出症、末梢神经炎、卒中后遗症等见有肢体麻木、疼痛，属营卫不足、寒客血脉者，均取得显著疗效。他认为经方组方严谨、用药精练、配伍有度、相辅相成、针对性强。用经方疗疾应做到方证相对、直接用方、审机识变、随证加减。采用经方治疗筋伤疾病，不仅要遵循辨证施治的准则，还必须把握理、法、方、药的统一，应不断扩展经方的适应证，发掘经方的新功效。他还非常重视经方用药剂量，要求做到临床辨证、立法、选方准确，药物剂量比例适当，为经方治疗筋伤疾病广开治路。

郭老在临床用药中，针对筋伤疾病虚的病因、病机，善用补益肝肾、强筋壮骨的药物，还善用虫类药物，他认为应根据患者的病情尽早使用虫类药物，虫类药物均以咸味为主，咸味最能攻坚，具有走窜之性、蠕动之力、血肉之质，体阴用阳，能深入经络，攻剔痼结之瘀痰，具有祛风通络、疏经搜剔之功效，也可用于瘀血阻于络脉顽固不解之症。针对筋伤疾病急性期疼痛较重这一特点，郭老临床善用制川乌、制草乌两味具有毒性的药物治疗痛症，收到显著效果。他认为制川乌和制草乌虽然具有毒性，但只要掌握好剂量和煎服方法，即可发挥其止痛作用强的功效。

四、活血化瘀、因人施治

郭老十分推崇王清任的"痹证有瘀血说"及其活血化瘀的经验。强调活血化瘀，应因人施治。他从筋伤疾病的病因病机分析，认为活血化瘀法在筋伤疾病的治疗中具有不可替代的重要的作用。"瘀血"既是筋伤疾病的致病因素，又是其病理产物，它贯穿于筋伤疾病的整个过程，瘀血阻滞是一个始终存在的病理结果。并根据发病的内外因素以及患者个体差异，制定出理气活血、益气活血、补血活血、散寒活血、除湿活血、温阳活血等治法，证之临床，每起沉疴。

五、重视灸疗、创新灸具

郭老认为灸疗不仅能治疗多种疾病，而且对许多用针、汤药、散剂均不能取效的痼疾，用灸疗往往能收到奇效。因此，他十分重视灸疗在临床治疗中的作用。他说："传统灸法种类繁多，但在治疗中需人扶持施灸，操作费时费力，稍不留意便会灼伤肌肤、烧坏衣物，极不安全，针灸医师在临床中不便使用，患者也畏惧灸疗。造致当前在针灸治疗中'重针轻灸'的局面，这严重阻碍了灸疗研究与发展。"郭老通过长期临床观察和总结，自主创新，研制出了能克服以上不足的"多功能灸具"和"神农塔灸"灸具，以及在临床中可灵活运用的灸法，充分发挥针与灸的协同治疗作用，对提高针灸治疗疑难病症的疗效和缩短疗程起了重要作用。

六、取穴精练、针法独特

郭老针灸临证选穴，善于将夹脊取穴、痛点取穴、循经取穴、辨证取穴有机配合，取穴少而精。他强调针灸配方应根据准确的诊断，结合患者的体质来制定。主张针灸取穴应做到优化组合，力求精练，少针既可减少患者痛苦，又能达到扶正祛邪的目的；若取穴过多过杂、盲目乱刺，不仅对治疗无益，反会加重病情。凡病邪侵犯仅限于某一经脉或某一部位者，他常取 2～4 穴，有时仅取 1 穴即见速效；但对某些复杂病症，如混合型颈椎病、腰椎间盘突出症伴椎管狭窄、中风偏瘫等，由于病情较重或病程较长，病邪常累及数经，治疗时不但要抓住主要矛盾，同时还要兼顾次要矛盾，可适当多取几穴，以加强疗效。总之，只要配穴恰当，立方严谨，即可收到良好的效果。郭老在进针、行针、补泻手法等方面有颇多创见。他摸索出的快速捻转进针法，具有进针轻巧、快速无痛、得气快、气感强、见效快等优点。

七、推拿手法、讲究技巧

郭老强调推拿疗疾要因人施法、因证施法、因部位施法，其手法应从"心"而出，他将南北手法有机融合，手法柔中带刚、刚中有柔，做到"轻而不浮，重而不滞，松而不懈，紧而不僵"。让手法技巧与力量完美结合，均力至病所恰到好处。还强调在手法过程中要体现"柔、准、巧、美、松"的特点，让患者在舒适中接受治疗。他在临证中要求"准"字当先，在准确辨证、准确诊断的基础上，准确抓住疾病反映于体表的重点，达到"手上长眼睛"的境界。在给重点部位施手法时，还要注重一个"巧"字，要合理利用力学原理，做到以四两拨千斤。郭老非常强调意识推拿和意识针刺，善于调动患者意识去读懂医者的手法、针法语言。

八、针推施术、注意美学

郭老在筋伤疾病的治疗中将美学与心理学密切结合，创新性地提出了筋伤疾病治疗中的"美学观"，强调美学在筋伤疾病治疗中的重要性，要求在针推施术过程中始终展现一个"美"字，做到姿态美、语言美、手法美，在医患之间传递"美"的信息。让患者及其陪护的家属在治疗同时，感觉到"美"的存在，得到"美"的享受，达到心身同治的目的。

他认为医患和谐、相互信任，即是"美"。作为医生应以"美"的姿态、美好的情感、愉悦的心情，去营造一种和谐、温馨的治疗氛围；医者要将干净的着装、振作的精神、敏捷的思维、逻辑的言谈展现在患者面前。他常提到《医宗金鉴·正骨心法要旨·手法总论》中"一旦临证、机触于外、巧生于内、手随心转、法从手出"这句至理名言，他说"这句名言寓意深刻、内涵丰富，只要细心体会，手法就在其中"。医生要用有力而柔和的双手，以优美的姿态，用变幻无穷、从心而出的手法，精心为患者施术。

九、心理疗法、贯穿其中

郭老认为心理疗法在筋伤疾病的治疗中具有极其重要的作用，主张心理疗法应在筋伤疾病的治疗中尽早运用。他说："筋伤疾病大多是一些疼痛性慢性劳损性心身疾病，病痛的长期折磨，给患者的身体和心理造成巨大影响，不少患者有不同程度的抑郁症表现，在治病的同时要尽早介入心理干预。"《灵枢·五色篇》说："积神于心，以知往今。"《灵枢·本神》说："凡刺之法，先必本于神"，郭老认为这里的"神"就是心理，包括医者的心理和患者的心理。在筋伤疾病治疗的整个过程中，应将"神"始终放在第一位，他认为医患双方的精神因素会直接影响疗效。作为从事筋伤疾病治疗的临床医生，要"积神于心"，做到志意专一，聚精会神；关爱患者、言恳意切；善于沟通、医患和谐。郭老在筋伤疾病的治疗过程中合理地引进心理治疗模式，在给患者治病的同时，恰当地运用心理疏导、暗示疗法、放松疗法、音乐疗法、催眠疗法等，以求达到治"神"的目的，提高了疗效，缩短了病程。

十、筋伤疾病、防治并重

筋伤疾病多为慢性劳损性疾病，是一类由轻到重、逐渐形成的积累性疾病，其病程较长，病势多缠绵。郭老认为治疗筋伤疾病要有"治未病"的思想，做到防治并重。在积极治疗的同时，还必须配合合理的、主动的、适宜的功能锻炼，并将功能锻炼贯穿于治疗、康复的全过程。还强调功能锻炼要循序渐进、持之以恒、动静结合、适可而止，同时还要求做到"饮食有节，起居有常，不妄作劳"，"恬淡虚无、真气从之、精神内守、病安从来"，以有效地防止筋伤疾病的复发。他还编排了颈、肩、腰、腿自我保健的功能锻炼操和自我按摩方法，告知患者只有坚持正确的自我保健和功能锻炼，才是防止筋伤疾病不复发的良方。

【专长绝技】

一、郭氏砭木疗法

治疗方法采用四步法施治：

第一步：患者俯卧位。术者用槌式砭木大头震击胸、腰、骶椎两侧腰背部肌肉及下肢后侧、外侧肌肉，每侧行 3～5 分钟，力量由轻到重，节奏强，以患者有轻松、舒适、发热感为宜。

第二步：在脊椎两旁找压痛点，用十字架式砭木在痛点上行按、压、揉、拨等复合性手法，每点施术 1～2 分钟（每施术完一个点，休息 1～2 分钟再施第二点）。力量可逐渐加重，但应以患者感酸、胀且能忍受为度。用十字架式砭木点按环跳、承扶、股门、委中、阳陵泉、足三里、承山、昆仑穴 30 秒～1 分钟，用温散法，使酸胀感向下肢放射。

第三步：用蛋式或分滚式砭木在脊椎两侧及大腿部来回滚动 3～5 分钟，使皮肤微发红。以患者有温热感为度。

第四步：用刺滚式或分滚式砭木在腰部体表做轻轻的、从上到下的滚动 2～3 分钟，行补法。以上方法每日 1 次，7 次为一疗程，疗程间隔 1～3 天。

二、五步法治疗腰椎间盘突出症

第一步：针刺通络镇痛法。此法是根据患者疼痛点及疼痛放射走向选用穴位，配患侧的秩边、环跳、承扶等穴。

第二步：推拿舒筋解痉法。在针刺法完成后进行，要求在推拿过程中患者入静，全身放松，呼吸调匀，细心体会术者的手法。术者应全神贯注，聚精会神，从丹田运气，催力到双臂，通过肩部、肘部到双手为患者施以滚推法、点按法。

第三步：整复松粘矫正法。在临床中可根据患者的病情、年龄、体质酌情选用。主要采用叠掌震颤法、旋转仰扳法、仰卧牵拉法、侧卧斜扳法。

第四步：中药内服调理法。内服郭老治疗腰椎间盘突出症专方腰舒汤加减，水煎取汁分 3 次服，日 1 剂，10 剂为一疗程。

第五步：体疗恢复功能法。此法贯穿于治疗、康复、预防复发的全过程。另外，可根据患者的病情、体质、年龄选择体疗方法，主要包括燕式运动、桥式运动、仰卧起坐运动、力托千斤运动、体疗恢复功能法。

【典型医案】

针刺配合手法治疗腰椎间盘突出症案

何某，男，42 岁，驾驶员。

初诊：2015 年 5 月 9 日。

主诉：扭伤致腰痛伴右大腿外侧牵扯痛 5 天。

病史：5 天前因搬东西时用力不慎扭伤腰部而出现腰部疼痛，并伴见右大腿外侧牵扯痛。1 天前又因打喷嚏用力过猛而致上述症状加重，站立困难，经盲人按摩治疗后未见缓解。

诊查：腰部肌肉紧张，$L_3 \sim S_1$ 椎棘间隙两侧缘旁开 1.0 cm 处均有不同程度压痛，尤以 $L_4 \sim L_5$、$L_5 \sim S_1$ 椎棘间隙右侧旁开 1.0 cm 处压痛为明显，未引起下肢明显放射痛，右大腿外侧轻微压痛，右侧臀部及右小腿无明显压痛，直腿抬高试验右 55°、左 75°，加强试验阳性，"4" 字试验阴性，屈颈试验阳性。腰椎 MRI 检查示：$L_4 \sim L_5$、$L_5 \sim S_1$ 椎间盘突出。舌淡红，苔薄白，脉弦涩。

临床诊断：腰椎间盘突出症（腰痛病）。

辨证：气滞血瘀证。

治法：行气活血、舒筋通络。

采用腰椎间盘突出症中医综合治疗优化方案为主进行治疗。予以针刺腰部阿是穴及右侧环跳、风市穴，采用捻转泻法，得气后再用滞针法，使针感向右臀部及下肢放射为宜，并配合电针疏密波刺激 20 分钟，日 1 次；推拿采用舒筋解痉类手法放松腰臀部肌肉后，并配合侧卧斜板手法。嘱其卧床休息，避风寒。

二诊：2015 年 5 月 14 日，患者诉腰痛明显减轻，右大腿外侧牵扯痛症状基本消失，但出现右侧腹股沟及大腿内侧牵扯痛，右髋关节外展及外翻时较明显。查体见腰部肌肉较松弛，$L_5 \sim S_1$ 椎棘间隙右侧旁开 1.0 cm 处深压痛，无明显放射痛，右大腿外侧无明显压痛，右侧腹股沟中点处压痛，直腿抬高试验阴性，"4"字试验阳性。针刺腰部阿是穴，采用捻转泻法，配合温针灸2柱，以温经散瘀止痛；针刺右侧髀关穴，斜刺针尖向上，使针感扩散至整个髋部；针刺急脉，采用捻转泻法，留针20分钟，每隔5分钟行针1次；再配以舒筋解痉类推拿手法。嘱其在床上加强腰背肌功能锻炼（如拱桥式、单飞燕式）。

三诊：2015年5月20日，患者诉腰痛消失，右侧腹股沟及大腿内侧牵扯痛明显减轻，行走活动基本恢复正常。续前法治疗以巩固疗效。并嘱其注意休息，勿久行、久站、久坐，避风寒，继续加强腰背肌适宜功能锻炼。随访1年未复发。

按语：腰椎间盘突出症是临床的常见病、多发病，是腰椎间盘因外伤或自身的退行性变，导致纤维环破裂，髓核突出，刺激或压迫硬膜囊、神经根、血管等软组织所引起的腰痛、坐骨神经放射性疼痛等症状的一组综合征。中医病名"腰痛病"。本案患者因扭伤而发病，临床症状除有腰部疼痛症状外，还伴有腰部神经根受压迫或刺激所引起的下肢疼痛症状。因此根据临床症状和体征，应与单纯的腰部扭伤有所区别。患者因扭伤而致腰部筋脉、肌肉受损，血脉损伤，血溢于脉外而成瘀血，血瘀气滞，筋脉瘀滞不通，证见腰腿部疼痛、腰部活动受限等；又因打喷嚏用力过猛而加重腰部筋脉损伤，气滞血瘀，不通则痛，故见腰痛伴右大腿外侧牵扯痛等症状。根据"瘀则散之、滞则通之、不盛不虚以经取之"的治疗原则，治以行气活血化瘀、舒筋通络止痛。采用循经针刺和痛点针刺相结合的方法，根据患者病变部位，根据"病在经，取之经"，取足少阳胆经俞穴环跳、风市，采用滞针法以增强得气感，而达疏经通络、活血止痛的作用；选取腰部压痛点，即阿是穴，其是病变的直接所在，应用痛点针刺治疗，常可收到显著的止痛效果。配合推拿及整脊手法可以调整脊柱顺应性，可改善椎间小关节的吻合，以调整、松动小关节间隙和关节囊的位置，利于嵌顿滑膜及错位的关节复位，消除不良刺激，松解肌痉挛，缓解疼痛。二诊患者出现右侧腹股沟及大腿内侧牵扯痛，此为肝经所过之处，采取循经针刺和局部针刺相结合的方法，根据"病在经，取之经"，取足厥阴肝经俞穴急脉，以疏理肝经、通调经络；配合斜刺右侧髀关穴，使针感扩散至整个髋部，以强腰膝，通经络，治髋关节痛疗效极佳；配合温针灸腰部阿是穴则可温通经络、活血化瘀，促进局部止痛物质的代谢，再予以舒筋解痉类手法可以进一步改善腰部及臀部的血液循环，促进炎症物质的吸收和代谢。加强腰部功能锻炼则能通过增强腰背部肌肉力度，来维持腰椎的稳定性；同时可以加速血液循环，减少局部代谢产物的堆积。诸法合用，能相互协调、疗效互补。

【经方验方】

腰舒汤

组方：桑寄生 10 g、狗脊 10 g、党参 10 g、当归 10 g、熟地黄 10 g、丹参 10 g、川牛膝 10 g、全蝎粉 3 g（装胶囊用药汁分三次吞服）、制川乌 10 g（先煎 1 小时）。

功效：补肝肾、益气血、祛寒湿、通经络。

主治：腰椎间盘突出症。

用法：全蝎粉装胶囊备用，先煎制川乌 1 小时，加入其余药物，水煎煮3 次，取汁合用，分早、中、晚各服 1 次，同时以药汁吞服全蝎粉胶囊，每日 1 剂，10 剂为 1 个疗程，每疗程间隔 2 天。加减：风寒湿痹型加独活10 g、防风 10 g、细辛 3 g、秦艽 15 g；湿热痹阻型去川乌加苍术 15 g、黄柏15 g、栀子 10 g、泽泻 20 g、木通 10 g、薏苡仁 30 g；气滞血瘀型加桃仁10 g、红花 10 g、甲珠 10 g、川芎 12 g；气血两虚型加黄芪 30 g、枸杞 15 g、淮山药 30 g、鹿衔草 20 g；肝肾不足型加杜仲 12 g、淮山药 20 g；偏于肾阳虚者加肉苁蓉 15 g、淫羊藿 10 g、仙茅 10 g；偏于肾阴虚者去川乌加山萸肉12 g、女贞子 15 g、旱莲草 15 g、龟板 15 g。

方解：腰椎间盘突出症是临床常见的筋伤疾病之一，是腰椎间盘因外伤或自身的退行性变，导致纤维环破裂，髓核突出，刺激或压迫硬膜囊、神经根、血管等软组织所引起的腰痛、坐骨神经放射性疼痛等症状的一组综合征，属于中医"腰痛"范畴。我们认为腰椎间盘突出症的病因病机在于外以"痹、伤"为因，"瘀"贯穿其中，以"虚"为本。本方以桑寄生、狗脊为君，以温补肝肾、强筋壮骨、祛风除湿；当归、党参、熟地为臣，以补气养血、补精填髓，同时助君药补益肾气；佐以丹参、川牛膝以活血祛瘀、引血下行，全蝎、制川乌以温经散寒、通络止痛。全方药物多具温热之性，以丹参之寒凉，制其他药物温燥之性，避免温燥伤阴。诸药同用共奏补肝肾、益气血、祛风湿、通经络之功。

禁忌：孕妇及儿童禁服。

（卢　敏　谭旭仪）

第八节　国医骨伤名师韦以宗学术思想与诊治绝技

【个人简介】

韦以宗，男，1944年10月出生，汉族，广西平南县人，主任医师，教授，北京昌平区光明骨伤医院和北京以宗整脊医学研究院院长，中国整脊学科创立人。

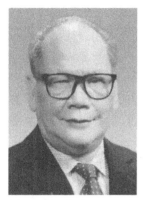

荣誉称号：1984年4月获广西突出贡献知识分子奖，"二十世纪中国接骨学最高成就奖"（1999年）（吴阶平副委员长颁发，全国十名获奖专家之一），北京昌平区防治非典型肺炎工作先进个人（2003年），中央电视台东方之子（2004年），北京昌平区科普工作先进工作者（2005年），北京市昌平区第三届政协委员优秀监督员（2006年），首届"中医骨伤名师"（2007年），全国民营医院优秀院长（2007年），中国整脊之父（2013年），北京市昌平区名老中医（2016年），首都国医名师（2017年），中国科协全国科技助力精准扶贫先进个人（2018年）。

科研成果：韦以宗教授坚持临床与科研并重，主持省部级科研课题12项，其中获得科研成果和奖励的有：①《中国骨科技术史》荣获1983年度全国优秀科技图书二等奖；②1986年获全国中医药重大科技成果乙级奖（部级）；③2004年整脊史与整脊法机理研究获中华中医药学会科学技术成果三等奖；④2010年中医整脊机理与临床研究获中华中医药学会科学技术三等奖；⑤调曲整脊法治疗腰椎管狭窄症的研究获中华中医药学会科学技术三等奖（2015年）；⑥《中国骨伤科学（10卷本）》荣获1987年至1988年度中南十省（区）优秀科技图书一等奖；⑦《中国整脊学》获中华中医药学会学术著作一等奖（2010年）；⑧《中国骨伤科学辞典》获中华中医药学会学术著作三等奖（2004年）；⑨《秘传伤科方书》荣获湖北省科技成果奖；⑩《论脊柱亚健康与疾病防治》荣获全国中医药科普著作二等奖

（2009 年）。

韦以宗教授身体力行，带领中华中医药学会整脊分会，脚踏实地、真抓实干，敢于担当历史赋予的责任，勇于直面矛盾，克服种种困难用中医整脊标准化带动脊柱诊疗革命。他领导全国整脊专家利用三年时间完成国家中医药管理局立项的《中医整脊常见病诊疗指南》25 个病的编制任务，于 2012 年 10 月 13 日正式向社会发布。2015 年他又带领全国整脊专家承担《中医整脊常见病诊疗指南》新增 2 个病的制定和 13 个病的修订，于 2017 年完成。作为世界中医药学会联合会脊柱健康专业委员会会长，韦以宗教授带领标准化审定委员会成员完成了世界中联的标准——"国际中医整脊科医师技术职称分级标准"和"中医整脊技术操作规范"，并于 2017 年 10 月 30 日向全世界发布。2018 年，他又带领全国整脊专家完成了国家中医药管理局下达的三个优势病种即腰椎管狭窄症、腰椎滑脱症和青少年脊柱侧弯症的诊疗方案及临床路径的制定工作，已经向社会公布。

经国家中医药管理局推介，韦以宗教授率领全国整脊专家完成了"中医整脊科医师"和"脊柱保健师"的调研工作，推动中医整脊科医师成为 2015 年 7 月颁布的新版《中华人民共和国职业大典》的新增职业，从而奠定了整脊学科发展的法律地位。

韦以宗教授善于发掘祖国传统医学，古为今用，又不泥古，以传承后学为己任。半个多世纪来，他笔耕不辍，诊疗之余，致力于研读医学发展史和医学经典著作，善于进行临床经验总结、编写著作和撰写论文，为临证诊疗提供了系统的理论和实践技术。20 世纪 80 年代初，他利用 2 年时间整理中国骨科发展历史，编著《中国骨科技术史》，他又先后总编、主编《韦以宗整骨术》《中医骨伤科学》《中国骨伤科学十卷》《中国骨伤科学辞典》《少林寺武术伤科秘方集释》《现代中医骨科学》《中国整脊学》《中医整脊学》《少林正骨》《点校洗冤录集释》《理伤续断秘方点校》《跌损妙方·救伤秘旨·救伤秘旨续刻校释》《点校仙传外科集验方·秘传外科方》《十三五高等中医院校教材·整脊学系列》《秘传伤科方书》《论脊柱亚健康与疾病防治》《脊柱亚健康保健学》《韦以宗整脊手法图谱》《韦以宗医案医话》等 19 本著作，共计 1600 多万字，其中再版 5 本，译成外文在国际上发行 4 本，其中点校古籍文献 8 本。此外，韦以宗教授在国家级核心期刊发表论文 108 篇。

韦以宗教授获国家发明 2 项：专利体外固定微创腰椎复位固定介入器（2010 年）和茵陈露饮料（2013 年）；实用新型专利 10 项：颈肩平衡仪

（2003 年）、整脊仪（2003 年）、护盘腰托（2004 年）、四维整脊治疗仪（2007 年）、腰椎复位固定接入器（2010 年）、脊柱四维练功仪（2011 年）、四维整脊仪挂壁式装置（2012 年）、程控挂壁脊柱四维整脊牵引床（2015 年）、程控颈康平保健仪（2015 年）、程控平、半卧位颈椎保健仪。

社会兼职：光明中医函授大学骨伤科学院院长（1985—1989 年）；《中国中医骨伤科杂志》主编兼社长（1985—1993 年）；广西中医骨伤科研究所副所长（法人）（1986—1991 年）；世界中医骨科联合会执行主席兼秘书长（1997—2016 年）；马来西亚南洋针灸骨伤学院院长（1993—1997 年）；中华中医药学会骨伤科分会第三届委员会副主任委员；中华中医药学会理事、科技奖评审专家，中华中医药学会整脊分会创会主任委员；国家中医药管理局标准化专家委员会委员兼中医整脊审定委员会主任；世界中联脊柱健康专业委员会会长兼标准化审定委员会主任。长春中医药大学国际教育学院和广西中医学院骨伤研究所客座教授、硕士研究生导师；河南开封市中医院民间特色疗法传承导师；深圳"三名工程"项目中医整脊团队首席专家、主任导师；广东省中医院、中山市中医院、呼图壁县中医院和宁夏固原市中医院"韦以宗名医工作室"主任导师；少林寺少林正骨传承人评审专家；《中国中医骨伤科杂志》编委会副主任委员，《中华中医药杂志》审稿专家和编委，《颈腰痛杂志》编委等。

【学术思想】

21 世纪以来，随着颈腰病发病率的升高，韦以宗教授专攻脊柱伤病诊疗。他在研究继承中医对脊柱伤病诊疗经验基础上，根据中医的原创思维理论，运用整体思考代替片段思考，用系统思考代替机械思考，用动态思考代替静态思考，以研究脊柱功能解剖为切入点，运用现代医学科学研究方法进行脊柱运动生物力学研究。于 2003 年在《中国中医骨伤科杂志》发表"脊柱机能解剖学研究"，首先提出"中医整脊学"的学科名词。

韦以宗教授在系统发掘和整理 2000 多年的中国传统医学整脊技术史及中国传统医学脊源性疾病史的基础上，运用中医原创思维结合现代科学、现代医学理论，系统研究人体脊柱系统、运动力学、生物力学，提出"一圆一说两论"（脊柱四维弯曲体圆运动规律、脊柱圆筒枢纽学说、脊柱轮廓平行四边形平衡理论、椎曲论）的新理论，把骨折治疗观引申到脊柱伤病治疗上，即需对位、对线、对轴。从而运用整体方法论整合中医传统疗法，提出以"理筋、调曲、练功"三大原则，"正脊调曲、针灸推拿、内外用药、功能锻炼"四大疗法和"医患合作、筋骨并重、动静结合、内外兼治、上病下治、下病上治、腰病治腹、腹病治脊"八项策略来治疗既往中医治疗困难、往往需要手术治疗的各类疑难脊柱病，如颈椎椎曲异常综合征、颈椎管狭窄症、颈腰椎间盘病、腰椎间盘突出症、腰椎管狭窄症、腰椎滑脱症和青少年特发性脊柱侧弯症，取得 76%～96% 的临床治愈率。一个新学科需要系统理论，韦以宗教授创立了"中医整脊医学"新学科。

一、筋骨并重，筋柔骨正

筋是脊柱系统之动力系统（肌肉韧带）和调控系统（神经）。筋的病变，不仅产生疼痛、麻痹、无力，而且会继发脊柱骨关节错位。中医整脊治疗的目的是消除症状、恢复功能。因此，韦以宗教授提出治疗脊柱病，首先要理筋，如不理筋，单纯的正骨，效果是暂时的。只有筋力恢复平衡，骨关节才能复位和稳定，这就是"筋柔骨正"的道理。

脊柱劳损病不是突发的外伤，而是长期单侧某肌群损伤导致的脊柱骨关节错位。韦以宗教授从骨折复位遵循对位、对线要求得到启发，提出中医整脊治疗脊柱劳损病要尽量使骨关节达到对位、对线，即恢复椎体旋转和椎曲。临床上几乎所有的脊柱劳损病都源自椎曲紊乱，而椎曲紊乱起源于维持椎曲的四维肌力不平衡，所以要正脊调曲，就必须先理筋。

二、调曲复位为中医整脊治病的主要目标

韦以宗教授以人体功能解剖为切入点，深入研究脊柱运动生物力学。他发现颈曲、腰曲的功能发育，决定了其椎孔及相互组成的椎管、神经根孔的大小及方位；在颈椎，又决定了横突孔及所穿越之椎动脉在横突孔之间的相互距离和曲度。颈曲、腰曲还决定脊髓、脊神经及颈椎椎动脉的分布、容量及方位。脊柱伸缩、屈伸、侧弯和旋转，均取决于颈腰曲组成的弧度、椎体关节突关节的关节距和关节孔的方位。可见，颈、腰曲异常，影响到脊柱运动功能，影响到脊柱所内含之脊髓、脊神经及颈椎椎动脉以及与脊柱、脊神经相关联的组织功能。因此，韦以宗教授提出的"椎曲论"指导脊柱伤病的诊断和治疗，它是脊柱病的病理基础，也是诊断的依据、治疗的目标、疗效评定的标准。

为达到调曲目的，韦以宗教授运用整体方法论整合中医传统的正骨、针

灸、推拿和内外用药组成中医整脊治疗学的系统工程。全国有 200 多家医院实施椎曲论的整脊疗法治疗脊柱劳损病，特别是既往治疗不了的脊柱疑难病如椎间盘突出症、椎管狭窄症、腰椎滑脱症和青少年脊柱侧弯症，取得良好疗效，为患者减少了至少 2/3 的医疗费用，其中青少年脊柱侧弯症的费用仅仅是手术治疗费的 1/10。

三、提倡用上病下治、下病上治法治疗脊柱疑难病

韦以宗教授提出"上病下治法"治疗疑难的脊柱劳损病，是中医整脊的一大创新。根据他提出的"脊柱轮廓平行四边形平衡"理论，可知腰椎是脊柱结构力学、运动力学的基础。腰椎椎曲紊乱、侧凸，即可继发胸椎、颈椎的椎曲紊乱、侧弯。因此，采取上病下治法治疗严重的、疑难的颈椎病，以及胸椎侧凸症疗效好，安全可靠，如临床上通过纠正腰骶角治疗寰枢关节错位；颈曲变直、反弓的颈椎病、颈椎管狭窄症，则要调胸椎和腰椎；胸椎侧凸，而调腰椎等，已取得近万例临床案例的成功。

韦以宗教授提出的"脊柱圆运动规律"，认为脊柱骨关节紊乱、侧弯或椎曲改变，都维持在一条中轴线上。$C_1 \sim C_4$、$T_1 \sim T_5$ 和 $L_1 \sim L_3$ 是脊柱活动范围最大者。腰下段的病变，必须纠正腰上段的侧弯；颈下段的病变，必须纠正颈上段的侧弯。据此，临床上可以采取"下病上治法"治疗腰椎滑脱症、腰椎管狭窄症等。

四、重视功能锻炼

脊柱劳损病除表现疼痛、麻木等症状外，主要还有运动功能受限，其原因是筋骨损伤，力学失衡。经理筋调曲之后，骨关节错位得以改善、恢复，功能也应同步改善恢复。韦以宗教授认为筋骨要维持的正常解剖生理关系，需要患者自主练功来维持，为此，他还创立了"以宗健脊强身十八式"功能锻炼来预防和治疗脊柱劳损病。

【专长绝技】

创立著名的脊柱运动力学——"一圆、一说、两论"，即脊柱四维弯曲体圆运动规律，圆筒枢纽学说，脊柱轮廓平行四边形平衡理论和椎曲论；创立"理筋、调曲、练功"三大治疗原则，"正脊调曲、针灸推拿、内外用药和功能锻炼"四大疗法以及"医患合作、筋骨并重、动静结合、内外兼治、

上病下治、下病上治、腰病治腹、腹病治脊"八大措施的中医整脊治疗学，开创了中国整脊学新学科。同时，发明"四维整脊床"，解决了既往非手术治疗困难、手术治疗并发症多的严重颈椎病和腰椎病的治疗问题。最擅长"三步七法"治疗腰椎前滑脱症，具体如下。

1. 理筋

（1）中药烫熨法

将适量活血通络药物用纱布包裹，水煎、加热后，烫熨腰背部，改善肌肉功能，每次30分钟，每日1次。

（2）骨空针减压法

腰椎两侧椎板行骨空针减压治疗，如伴有下肢麻痛者则加环跳、委中、承山、光明等穴。每次20～30分钟，每日1次。

（3）推拿法

在腰臀部用点、揉、推、擦等推拿手法，避开滑脱椎体周围，每次时间15～20分钟，每日1次。

（4）针刀松解法

腰椎滑脱时间长，局部肌肉、筋膜粘连较重者行针刀松解法。

2. 调曲

（1）正脊骨调曲法

患者仰卧，屈膝屈髋，术者一手抱膝一手抱臀部，将患者下肢抱起，膝紧贴胸部做腰部屈曲运动。

（2）牵引调曲法

用"四维整脊治疗仪"行一维调曲法或二维调曲法（伴有下肢疼痛症状者），1周后改三维调曲法，每次30分钟左右，每天1～2次。

3. 练功

治疗结束后嘱患者锻炼"健脊强身十八式"中的第十四式、第十七式、第十八式之二，主要锻炼腰大肌、腹肌、竖脊肌，维持腰椎力量的平衡，巩固疗效。

【典型医案】

"三步七法"治疗腰椎滑脱症案

王某某，男，55岁，昌平区人，退休工人。

初诊：2019 年 7 月 16 日。

主诉：下腰痛连及双臀部痛、左下肢麻痛 1 年余。

现病史：患者 1 年余前无明显诱因出现腰酸胀痛，以下腰部明显，连及双臀部痛，左下肢间断麻痛，久坐后加重，就诊于多家医院，诊断为"腰椎滑脱症"，给予口服药物、针灸等治疗，症状改善不明显，后建议其手术，患者拒绝。

辅助检查：2019 年 7 月 16 腰椎 X 线示（图 1–4）：腰椎棘突左偏，$L_4 \sim L_5$ 椎间隙消失；腰曲呈全浅型，Ⅲ级椎曲，L_4 椎体向前滑移Ⅰ度，腰骶角 100°。

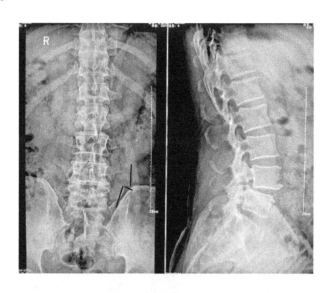

图 1–4　治疗前腰椎正侧位，提示腰四椎体滑脱Ⅰ度

诊查：腰背部肌肉僵硬，有条索样结节，$L_3 \sim L_5$ 椎体旁压痛明显，左环跳穴压痛，L_4、L_5 棘突间可触及阶梯样改变。直腿抬高试验左侧 50°（＋），右侧（－），加强试验（－），膝腱反射及跟腱反射左侧减弱，右侧正常。下肢肌力左Ⅳ级，右侧Ⅴ级，左臀肌肌张力下降。腰椎活动度为前屈 60°，后伸 5°，左右侧屈及左右旋转均为 15°。

临床诊断：腰椎滑脱症（L_4 向前Ⅰ度）。

治则：理筋、调曲、练功。

处方：

（1）理筋

1）将适量活血通络药物用纱布包裹，水煎、加热后，烫熨腰背部，改善肌肉功能，每次 30 分钟，每日 1 次。

2）腰椎两侧椎板行骨空针减压治疗，配左侧环跳、委中、承山、光明等穴。每次 20 分钟，每日 1 次。

3）在腰臀部用点、揉、推、擦等推拿手法，避开 $L_3 \sim L_5$ 椎体周围，每次时间 20 分钟，每日 1 次。

（2）正脊骨法

运用胸腰旋转法和屈髋压盆法调整椎体旋转和椎骨移位。

（3）调曲

先行 2 维调曲法（左下肢），配合骶部加压手法，3 天后改行三维调曲法，均每次 30 分钟，每日 1 次。

（4）练功

治疗的同时示教患者做前弓后箭式、拍墙松筋式和床上起坐式功能锻炼，每天锻炼 30 分钟，每日 1 次。

以上方法治疗 5 天后，患者腰臀痛改善，左下肢麻木改善，为加快移位椎体复位，于腰部行针刀松解治疗，再行韦氏内功复位（图 1-5），L_4 移位基本复位，腰曲恢复至 Ⅱ 级，棘突左偏消失，腰腿痛明显好转，继续治疗 10 次，临床症状及体征均消失，腰椎活动自如。

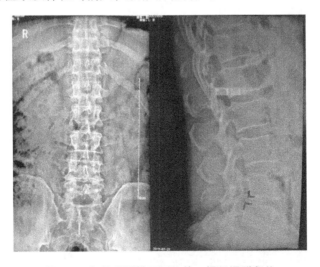

图 1-5　复位后腰椎正侧位片，提示滑脱复位

按语：韦以宗教授医话言："腰椎滑脱是陈旧性滑脱，产生症状是突发性椎体后关节紊乱卡压神经所致。引起腰椎滑脱的主要原因是椎曲紊乱"，其主张中医整脊治疗腰椎滑脱症以调曲复位为大法。本病案，在理筋基础上，给予胸腰旋转法和屈髋压盆法纠正椎体旋转移位，二维调曲法改善椎间隙和侧隐窝间隙，后行三维调曲法，改善腰椎曲度和椎体移位。经过治疗患者腰椎曲度恢复，滑脱回位，症状消除，再配合练功，巩固整脊调曲的疗效，防止疾病复发。腰椎滑脱是慢性损伤，引起疼痛是关节紊乱造成的。

【经方验方】

经验二妙汤

处方：苍术12 g，黄柏10 g，萆薢15 g，土茯苓15 g，牛膝30 g，赤芍10 g，归尾10 g，桃仁10 g，木通10 g，甘草6 g。

功能：清热除湿，活血止痛。

主治：主治湿热下注之急性腰扭伤、腰腿痛、膝关节痛小便黄少者。

用法：水煎服，每日1付，分2次饭前服。

方解：方中黄柏为君，取其苦以燥湿，寒以清热，其性沉降，长于清下焦湿热；臣以苍术，辛散苦燥，长于健脾燥湿。黄柏与苍术为伍，具有清热燥湿之功效，为祛湿圣剂。佐以土茯苓、萆薢加强利湿除痹之功效。牛膝、赤芍、归尾、桃仁、木通活血化瘀、通络止痛，为使药，甘草调和诸药。本方在《丹溪心法》中二妙散基础上加味而成。

应用情况：本方药临床应用已二十多年，疗效可靠，无任何不良反应。

禁忌：孕妇禁用。

（张　军　王秀光　邝高艳）

第九节　国医骨伤名师王和鸣学术思想与诊治绝技

【个人简介】

王和鸣，男，1943 年 12 月 27 日出生，汉族，福州人，中共党员。现任福建中医药大学教授、主任医师、博士研究生导师、福建省骨伤研究所所长。全国第四、第六批名老中医药专家学术经验继承工作指导老师，全国名中医工作室、全国中医流派传承工作室——"南少林骨伤流派"项目负责人。

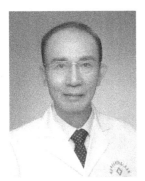

荣誉称号：1985 年获福州市劳动模范称号，1989 年获福建省优秀教师称号，1992 年获国务院颁发政府特殊津贴，1994 年获福建省优秀专家和国家人事部授予的有突出贡献专家称号，2007 年被中华中医药学会授予首届"中医骨伤名师"称号，2008 年荣获福建省高校名师奖。2012 年国家中医药管理局批准成立"王和鸣全国名老中医专家传承工作室"与"南少林骨伤流派传承工作室"，2013 年 11 月被荣选为"福建省名中医"。2017 年"南少林理筋整脊疗法"被列入福建省非物质文化遗产，王和鸣为代表性传承人。

科研成果：王和鸣教授获得多项教学与科研成果。1989 年"我国第一个中医骨伤专业的创建与发展"荣获福建省优秀教学成果一等奖与国家级优秀教学成果奖（排名第 2）。2005 年"中医骨伤科学基础课程体系的创立与发展"荣获福建省教学成果特等奖（排名第 1）。王和鸣教授作为学术带头人之一，领导与组织福建中医学院中医骨伤科学列入国家中医药管理局重点学科与福建省"211"工程重点学科。

王和鸣教授先后发表 100 多篇学术论文，主编国家级规划教材《中医骨伤科学基础》《中医伤科学》《中医骨伤科学》及《林如高正骨经验荟萃》《林如高骨伤验方集》《南少林骨伤奇人林如高》《骨伤科学》《中西医结合临床丛书·骨科学》《中西医结合微创骨科学》《图解南少林理筋整脊

康复疗法》《南少林理筋整脊手法图谱》《南少林骨伤秘方验案》等著作 20
余部，参编专著与教材 19 部，主持国家自然科学基金课题 4 项、省部级课
题 10 余项，其中《伤科内伤诊治法》于 1988 年获国家教委科技进步成果
二等奖；主编《林如高正骨经验荟萃》《骨关节痹痿病学》分别获得 1991
年福建省中医药优秀科技图书一、二等奖；《多方位整脊手法》1995 年获福
建省音像作品三等奖；2007 年荣获中国科学技术发展基金会药学发展
奖——康辰骨质疏松医药研究奖"学科成就奖"，《治疗骨坏死病——健骨
生丸的研制与临床应用》2010 年获北京市科技进步二等奖及中华中医药学
会李时珍医药创新奖（排名第 2）；"补肾方药治疗原发性骨质疏松症的现代
生物学基础及新药开发"获 2012 年度中华中医药学会科学技术二等奖（排
名第 2）；"闽产南靖巴戟天促进骨生成的实验研究"获得 2010 年福建省科
技进步三等奖、2012 年度中华中医药学会科学技术与三等奖（排名第 1）；
主编《图解南少林理筋整脊康复疗法》获 2015 年度中华中医药学会学术著
作三等奖。"一种治疗股骨头坏死的药物及其制备方法""一种缓解癌症疼
痛的外敷药物及其制备方法""一种消肿止痛外用制剂及其制备方法""一
种治疗闭合性损伤的外用制剂及其制备方法"分别于 2011 年、2012 年、
2017 年、2019 年获国家发明专利；"一种小针刀射入器"获 2011 年实用新
型专利。

社会兼职：中华中医药学会骨伤分会顾问、第三届世界中医药学会联合
会骨伤科专业委员会执行会长、海峡南少林手法医学协会创会名誉会长、中
国中西医结合学会骨科微创专业委员会首届主任委员、中国中医药研究促进
会骨伤科分会名誉主任委员、第九届国家药典委员会委员、《中国中医骨伤
科杂志》执行主编等职。

【学术思想】

一、辨证治疗骨折与脊柱病，注重手法整复

整复、固定、功能锻炼和内外用药，是治疗骨折的四项基本方法。在治
疗骨折过程中，不能只注重借助外力整复与固定，而忽视肢体内在的动力；
不能只稳妥固定，而忽视功能活动；不能只重手法，而忽视药物治疗；不能
只注意局部，而忽视了整体与发挥患者的主观能动性。若顾此失彼，则效果
不佳。正确整复，使移位的骨折段恢复正常或接近正常的解剖关系，是重建

骨骼支架作用的基本条件。但骨折愈合需要一定的时间，必须合理地局部外固定，使骨折断端保持正确的位置直至骨折愈合。有控制的适当的功能锻炼，可以恢复伤肢功能，防止肌肉萎缩、筋健挛缩、骨质疏松、关节僵硬等并发症，又能加速骨折愈合。内外用药能活血祛瘀，舒筋续骨，既调整机体气血、经络、脏腑的生理功能，又促进局部骨折的愈合。所以，正确的复位、合理的固定、及时恰当的功能锻炼、有效的内外用药是保证骨折愈合的基本原则。

《医宗金鉴·正骨心法要旨》曰："手法乃正骨之首务"，即整复是治疗骨折的首要步骤。整复的方法有闭合复位与开放复位两类，闭合复位又有手法复位和持续牵引等方法，持续牵引既可复位，又可固定。整复时间越早越好，因为骨折后周围软组织逐渐发生充血、渗出而肿胀，在肿胀未发生之前（伤后 2~3 小时）进行手法整复容易获得良好效果。但对严重骨折，合并昏迷或休克的患者，不能立即整复，应首先积极抢救生命，待全身情况稳定后才能考虑整复。

应用手法使移位的骨折端恢复其解剖位置称为手法复位。手法复位是治疗骨折的最重要环节，施行手法者要用熟练的技巧、准确的方法、轻巧的动作使骨折端"复归于旧"，力求达到"断者复续，陷者复起，碎者复完，突者复平"的要求。

除骨折外，颈椎病、腰椎间盘突出症、腰椎管狭窄症等脊柱病是当今常见病与多发病，在学习林如高老中医医疗经验基础上，王和鸣教授创造出一套具有南少林禅医武结合特色的"多方位理筋整脊手法"，1993 由中华电子音像出版社出版发行并于 1995 年获福建省音像制品奖；其主编的《图解南少林理筋整脊康复疗法》，强调施行手法时做到医武贯通、动作贯通、气息贯通，2011 年 11 月由人民卫生出版社出版发行，获 2015 年度中华中医药学会学术著作三等奖；2015 年 4 月其主编的《南少林理筋整脊手法图谱》一书由人民卫生出版社出版发行，2017 年 1 月"南少林理筋整脊疗法"被列入福建省非物质文化遗产，王和鸣为代表性传承人。

二、究本溯源，善治筋伤

筋伤，又称为软组织损伤，好发于骨关节周围，多见于青壮年劳动者和运动员，是骨伤科临证最多见的疾病之一。凡是人体各关节及筋络、肌肉等软组织遭受外来暴力撞击、强力扭伤、牵拉压迫、跌仆闪挫及经久积劳等原因所引起的损伤，而无骨折、脱位或皮肉破损的，均称为筋伤。俗语说："伤筋动骨"，伤筋与骨折、脱位相互之间的关系是非常密切的。严重扭伤常伴有骨折，骨折时周围筋肉往往合并损伤，严重的关节扭伤多伴有关节半脱位，脱位整复后遗留的问题即是筋伤。

对筋伤的研讨采取究本溯源的方法。公元前 11 世纪《周礼·天官》就有："以酸养骨，以辛养筋，以咸养脉，以甘养肉"等论述，《内经》阐述了筋伤的病因病理和治疗大法；《素问·血气形态论》说："病生于筋，治之以烫引"，把热烫与导引（练功）作为治疗筋病的主要方法；隋代巢元方《诸病源候论·风四肢拘挛不得屈伸候》说："遇风邪则伤于筋，使四肢拘挛，不得屈伸，诊其脉，急细如弦着，筋急足挛也"，阐述了筋伤后，风寒湿邪乘虚而入所发生的临床表现；唐代蔺道人《仙授理伤续断秘方·跌扑损伤》说："手足久损，筋骨差爻，举动不能，损后伤风湿，肢节挛缩，遂成偏废，劳伤筋骨，肩背疼痛"，叙述了筋骨损伤后的病理变化及其证候；宋代针灸有很大发展，治疗筋伤广泛运用针灸疗法，如《圣济总录·治法》指出："其病挛痹，其治宜微针"，同时阐发《内经》关于药熨的作用，《圣济总录·治法》说："因药之性，资火之神，由皮肤而行血脉，使郁者散，屈者伸，则熨引为力多矣，引取舒伸之义，以熨能然"，熨引能通过温热发挥药物性能以温通血脉，驱散邪之所郁，使拘急挛缩之筋得以舒伸，使凝泣经血得以宣流，消除痹而不仁的证候；元代朱丹溪认为筋骨痹痛主要是风湿与痰饮两大病因，《丹溪心法》说："肥人肢节痛，多是风湿与痰饮，流注经络而痛"；清代张潞总结前人经验，详细地描述痰饮导致筋骨痹痛的病因病机与治疗方法，《张氏医通》说："凡人身中有块、不痒不痛，或作麻木，名败痰失道，宜随处用药消之，如忽患手足胸背头项腰膝疼痛不可忍，及连筋骨牵引痛，坐卧不安，走易不定，头疼困倦，手足重坠痹冷，脉伏，此乃涎饮顽痰"。此痰饮之说，与筋伤常见的筋结、筋挛、筋痛等有相似之处。中医学对筋伤有独特的理性认识并有丰富的治疗经验，这些论述可供后世对筋伤诊治的借鉴。

三、阐发痹证病因，崇尚辨证论治

痹是闭而不通的意思。当人体骨、关节及筋肉遭受风寒湿邪侵袭后，经络阻闭，气血运行不能畅通，肢体产生疼痛、麻木、酸楚、重着及关节肿胀、拘挛、驰纵、屈伸不利等症状，统称为痹证。《素问·痹论》曰："风寒湿三气杂至，合而为痹也。"指出风寒湿邪是本病的病因，同时根据邪气偏盛分为行痹、痛痹、着痹、热痹。《素问·痹论》还依发病季节与部位不同分为"五痹"曰："以冬遇此者为骨痹，以春遇此者为筋痹，以夏遇此者为脉痹，以至阴遇此者为肌痹，以秋遇此者为皮痹。"若痹证经久不愈或复感于邪，由浅入深，可内舍五脏六腑。《素问·痹论》又说："骨痹不已，复感于邪，内舍于肾。筋痹不已，复感于邪，内舍于肝。脉痹不已，复感于邪，内舍于心。肌痹不已，复感于邪，内舍于脾。皮痹不已，复感于邪，内舍于肺。"对于痹证的病因病机、辨证分类以及疾病转归等，《内经》均做了较详细的描述。后世一些医家又称本病为历节、痛风、中湿、风湿、走注、白虎风、鬼箭风等，但近代通常仍以痹证作为这一类疾病的总称。人体发生跌打损伤后，患处气血凝滞，经络阻闭，且周身体质减弱，正气下降，易感受风寒湿邪侵袭，故损伤后常并发痹证，且病程缠绵，经久不愈。

综上所述，引起痹证的病因分为外因与内因两方面。外伤劳损、风寒湿邪侵袭属于外因，素体虚衰或内有蕴热属于内因，外因与内因交织、相搏形成各种不同的证型，如行痹、痛痹、着痹、热痹等。若病情进一步发展，病邪由浅入深，由经络而至脏腑，可产生相应的脏腑病变，病转深重，痹固难愈。痹证的治疗应以内治为主，兼以外敷、熏洗、针灸、理筋等外治法，同时根据不同的证型，辨证论治。

四、论述痿证病因病机，主张治痿独取阳明

痿证指肢体萎弱不用，是人体遭受损伤、邪毒内侵或正气亏损后，发生以肢体筋脉弛缓、软弱无力、肌肉萎缩、不能随意运动为特征的病证。临床以下肢痿废，不能步履较多见，故称"痿躄"。根据肺主皮毛、心主血脉、肝主筋、脾主肌肉、肾主骨等理论，将痿证分为痿躄、脉痿、筋痿、肉痿、骨痿等五痿。

痿证需与痹证鉴别。痿证以筋骨痿软为主证，一般不疼痛；而痹证则多有疼痛症状，肌肉萎缩乃因肢体长期废用而逐渐形成的。二者病因病机与临床表现各有不同，不能混淆。

针对痿证的治疗方法，《素问·痿论》有"治痿独取阳明"之说。所谓独取阳明，即注重调理脾胃，培土固体。脾胃功能健旺，饮食增进，气血津液生化充足，脏腑功能旺盛，筋脉得以濡养，有利于痿证的恢复。故临床治疗时不论药物内治或针灸、推拿，均应重视调理脾胃这一原则。但造成痿证

的病因，除脾胃虚弱外，还有经髓外伤、肺热叶焦、湿热浸淫、肝肾亏虚等，故治疗还包括活血化痰、清热润肺、清热利湿、补益肝肾等，临床应根据患者具体情况辨证施法。

【专长绝技】

一、复方巴戟天健骨颗粒配合反"卓别林"步态防治股骨头坏死

1. 复方巴戟天健骨颗粒组成

巴戟天、丹参、三七、郁金、骨碎补、补骨脂、淫羊藿、续断、枸杞、木瓜、党参、黄芪。

2. 复方巴戟天健骨颗粒药理研究与成果

复方巴戟天健骨颗粒可改善血液微循环、纠正脂质代谢紊乱、降低骨内压，其治疗股骨头缺血性坏死效果良好。2010 年获第八届海峡项目成果交易会高校优秀参展项目二等奖；"闽产南靖巴戟天促进骨生成的实验研究"，获 2010 年福建省科技进步三等奖、2013 年中华中医药学会科技三等奖；"一种治疗股骨头坏死的药物及其制备方法"获国家发明专利（专利号：ZL201010131628.7），2015 年福建省药品监督管理局批准复方巴戟天健骨颗粒为院内制剂（闽药剂 Z2015001）。

3. 反"卓别林"步态防治股骨头坏死

中医骨伤科强调"动静结合""内外兼治"。在内服复方巴戟天健骨颗粒基础上，配合反"卓别林"步态功能锻炼可提高防治股骨头坏死的效果。方法：双髋保持在外展 45°、内旋 15°～30°体位行走，恰与卓别林外展 45°、外旋 15°～30°步态相反。

4. 反"卓别林"步态防治股骨头坏死实验研究

经三维有限元分析与三维光弹实验证实，采用反"卓别林"步态可以增加股骨头负重面积，显著减少股骨头的负荷，使股骨头软骨的受力均匀。同时，在此体位下可以避开髋臼外缘之下股骨头前外侧的锥形坏死区。因此，采用反"卓别林"步态功能锻炼有其力学基础，符合减少病损部股骨头负荷应力，增加关节负重面积的作用，是一种行之有效的防治股骨头坏死的功能锻炼方法。

二、南少林理筋整脊手法治疗脊柱病

1. 南少林理筋整脊手法特点

做到"禅、医、武"结合，南少林属于禅宗，注重禅修，即内心保持清净，有智慧，有度量，有忘我精神；医者必须掌握从事疾病预防、治疗及康复的技能；武指武术，亦是国粹之一，手法中尽可能融入武术功夫。在施行手法过程中，注意医武贯通（整脊手法与南少林功夫结合）、动作贯通（手足相随，以腰为轴）、气息贯通（全神贯注，动作与呼吸配合，一气呵成）。

2. 颈部整脊法

1）卡颈侧扳法：患者端坐，术者一手虎口用卡压功法按压患侧颈根部，另一手按住对侧头顶部，两手相对用力侧推，当抵达一定幅度感到有阻力时，再稍加力量快速侧推，常可听到弹响声。

2）定点旋颈法：术者一手拇指采用一指禅功法顶住偏歪的棘突，其余四指轻扶健侧颈项部；另一手手掌托扶患者下颌，术者用前胸按压住患者头部，将患者头颈部向患侧外上方扳动，使头颈部沿矢状轴旋转，可听弹响声。

3）按颈旋头法：患者仰卧位，术者弓步，一手拇指按住患侧颈椎横突，采用探爪功法四指托按下颌部；另一手托起对侧头部，且相向用力，可听到颈椎的弹响声。

3. 胸部整脊法

1）按枕扩胸法：患者端坐，双手交叉抱住枕部；术者双手从患者腋下伸过，并压在患者的双手之上。用膝顶功法顶于患者的胸背部病变棘突，在术者用两臂向后拉压患者两臂的同时，用力往上提拉，做扩胸运动，可听到弹响声。

2）侧卧旋胸法：患者侧卧，屈髋屈膝，偏歪胸椎棘突向下，双手交叉置于胸前，术者一手穿过患者腋下，采用钩手功法使偏歪胸椎棘突向上，术者肘部紧压患者肩部向下用力；术者另一侧肘部按压患者髂嵴部，做相反方向的用力扳动，可听到弹响声。

4. 腰部整脊法

1）扶肩旋腰法：患者端坐，助手两腿紧夹患者两腿，同时两手压住患者两腿根部。术者马步，一手掌根顶住患部棘突，另一手扶住对侧肩部外侧，紧抱患者上身向患侧旋转，同时顶住棘突的掌根用推掌功法向对侧推挤，可听到弹响声。

2）定点斜扳法：患者侧卧位，下面的下肢自然微曲，上面的下肢屈髋屈膝，双手交叉置胸前；术者一手穿过患者腋下，用钩手功法定点钩住向下偏歪的棘突，肘部按住患者肩前部，另一肘扶按患者的髂嵴部，用力做相反方向的扳动，可听到弹响声。

3）侧卧斜扳法：患者侧卧位，下面的下肢自然微曲，上面的下肢尽可能屈髋屈膝，双手交叉置胸前；术者面对患者马步站立，一手与肘部分别扶按患者的肘部与肩前部，另一手用钩手功法定点钩住向下偏歪的棘突，肘部按住患者的髂嵴部，做相反方向的用力扳动，使患者腰部被动扭转，逐渐增加活动幅度，可听到弹响声。

【典型医案】

一、复方巴戟天健骨颗粒配合反"卓别林"步态治疗股骨头坏死案

林某，男，39 岁，福州籍，干部。

初诊：2005 年 3 月 15 日。

主诉：因车祸右髋被撞伤后发生疼痛、跛行 3 个月。

病史：患者 3 个月前被汽车撞伤右髋部，急诊送医，当时 X 线拍片示右股骨颈嵌插骨折，无明显移位，采取卧床休息等保守治疗，右髋仍感疼痛，行走困难，跛行，经外院药物及物理治疗，无明显效果。

诊查：右髋压痛（＋），叩击痛（＋），髋关节各方向活动均受限，"4"字试验（＋），舌紫暗，苔薄白，脉弦紧。X 线片示右侧股骨头可见大面积不规则的低密度区，密度浓淡不均，外形改变不明显，关节间隙正常。MRI 显示右侧股骨头外上方有低信号异常改变。

临床诊断：右侧股骨头缺血性坏死（骨蚀，ARCO 分期：Ⅱ期 – B）。

辨证：肾虚瘀阻证。

治法：活血化瘀、补益肝肾、壮骨止痛。

处方：巴戟天 9 g，丹参 9 g，三七 3 g，郁金 9 g，骨碎补 9 g，补骨脂 9 g，淫羊藿 9 g，续断 12 g，枸杞 9 g，木瓜 6 g，党参 9 g，黄芪 15 g（制成颗粒剂），14 剂，1 日 1 剂，分 2 次，开水冲服。配合反"卓别林"步态与扶拐行走，以减轻股骨头的负重与压力。

二诊：2005 年 3 月 29 日。患者右髋疼痛、压痛减轻，髋关节各方向活动改善，感口干、舌燥，上方加玄参、天冬、麦冬（制成颗粒剂），14 剂，1 日 1 剂，分 2 次，开水冲服，并配合反"卓别林"步态与扶拐行走。

三诊：2005 年 4 月 12 日。患者右髋疼痛、压痛缓解，髋关节各方向活动基本正常，继续服复方巴戟天健骨颗粒（院内制剂）3 个月，配合反"卓别林"步态与扶拐行走。

四诊：2005 年 7 月 15 日。治疗 4 个月后，患者右髋疼痛、压痛消失，髋关节各方向活动正常，"4"字试验（-），X 线片示股骨头密度基本恢复，骨小梁结构分布均匀清楚。患者痊愈。

按语：复方巴戟天健骨颗粒以四大南药之一、福建地道药材巴戟天为君药，具有补肾阳、壮筋骨之功效。臣药为活血化瘀药物丹参、三七、郁金，具有扩张血管、降低血管阻力、缓解血管痉挛、改善股骨头缺血状态的功效。佐以骨碎补、补骨脂、淫羊藿、续断、枸杞、木瓜，增强补益肝肾、强筋壮骨、祛风除湿作用，维护和增强骨系细胞的活力，可加速死骨的吸收和新骨的再生。党参、黄芪为使药，具有益气作用，"气行则血行"，"通则不痛"，可有效缓解骨内压增高、微循环障碍致股骨头缺血性坏死的恶性循环，共奏活血化瘀、补益肝肾、壮骨止痛之功，从而达到标本兼治的目的。中医骨伤科强调"动静结合""内外兼治"。在内服复方巴戟天健骨颗粒基础上，配合反"卓别林"步态功能锻炼可提高防治股骨头坏死的效果。股骨头坏死的治疗关键在于股骨头与髋臼的"包容"，即股骨头深置于髋臼内，使股骨头与髋臼处于在一同心圆的状态内重新修复塑形，称"生物性塑形修复"，这是包容疗法的理论基础。

二、颈椎病汤配合南少林整脊术治疗颈椎病案

孙某，女，42 岁，职工。

初诊：2012 年 6 月 12 日。

主诉：患者颈肩部反复酸痛已 2 年，右侧前臂及手部放射痛加剧 1 个月。

病史：患者因经常伏案工作，致颈肩部反复酸痛已 2 年，每当低头时疼痛加剧，并可放射至右侧前臂及手部，常伴有头晕、头痛。1 个月前颈、肩、上肢疼痛加剧，右侧前臂手部麻木，无法正常工作，多方治疗未见效，遂转本院。

诊查：患者面色尚正常，舌质淡，脉沉细。颈部僵硬，项筋稍肿胀，第5～第6颈椎处压痛，可触到条索状物，头颈部向右侧转动受限。X线片示颈椎生理前凸减少，颈椎第5～第6椎间隙变窄，颈椎第5～第6钩突骨质增生。MRI示颈椎第5～第6椎间盘突出。

临床诊断：神经根型颈椎病（项痹）。

辨证：气血不足证。

治法：补益气血，通络止痛。

处方：黄芪30 g，丹参15 g，白芍15 g，木瓜9 g，葛根20 g，天麻9 g，延胡索9 g，威灵仙9 g，淫羊藿9 g，续断12 g，牛膝9 g，甘草3 g，7剂，水煎，每日1剂，分2次服。配合颈椎病理筋整脊手法与颈部练功活动。

二诊：2012年6月19日。患者颈肩部酸痛减轻，但夜寐不安，难入眠，守上方加茯神、远志、酸枣仁，7剂内服，配合颈椎病理筋整脊手法与颈部练功活动。

三诊：2012年6月26日。患者症状消失，停止手法与中药治疗，嘱避免低头伏案工作，平时加强颈部功能锻炼。随访2年未复发。

按语：颈椎病系颈椎及周围筋肉损伤或退行改变，使气血、经络受阻所引起的颈肩臂疼痛、麻木或头晕、猝倒等症状。治疗应益气活血，补肾壮骨，通络止痛。方中黄芪、丹参益气活血，为君药。白芍养血，柔肝止痛；延胡索活血化瘀，消滞止痛，二者为臣。佐以淫羊藿、续断、牛膝补益肝肾、强壮筋骨；木瓜、威灵仙祛风胜湿，通络止痛；葛根发表解肌，引药至头项；天麻祛风通络，止头晕痛。甘草调和诸药，为使药。故本方为治疗颈椎病神经根型或椎动脉型之良药。配合颈椎病理筋整脊手法与颈部练功活动，可以恢复脊柱正常的生理解剖位置，缓解肌肉痉挛，调节神经反射，加强血液及淋巴循环，增进组织新陈代谢，消肿止痛及促进损伤组织的修复。

【经方验方】

复方五黄骨伤膏

处方：大黄10 g，黄连10 g，黄芩10 g，黄柏10 g，蒲黄10 g，三七10 g，伸筋草10 g，透骨草10 g，骨碎补10 g，炉甘石10 g，江南香100 g。

功能：活血化瘀、清热解毒、理气止痛、舒筋续骨。

主治：骨折、脱位、扭挫伤及骨坏死初、中期。

用法：共研成粉末，用热茶水调拌成糊状贴患处，每日1次，每次6小时。

方解：《医宗金鉴·正骨心法要旨》曰："今之正骨科，即古跌打损伤之证也，专从血论。"清代陈士铎在《百病辨证录》中说："血不活者瘀不去，瘀不去则骨不能接也。"所以，骨伤疾病在治疗上必须以活血化瘀为先，兼顾清热解毒、理气止痛、舒筋续骨。复方五黄骨伤膏以大黄为君，具活血逐瘀、清热泻火、止血解毒之功效，有"将军之药"的美称。黄连、黄芩、黄柏、蒲黄为臣药，与君药合称五黄，可增强清热泻火、止血解毒作用。佐以三七活血化瘀，止血定痛；骨碎补补肝肾，续筋骨；伸筋草、透骨草祛风除湿，舒筋活络，通利骨节。炉甘石、江南香为使药，可收湿、敛疮、生肌，且能调和诸药，增加黏性，便于外敷，共奏活血化瘀，清热消肿，舒筋续骨之功。

应用情况：2015年福建省药品监督管理局批准复方五黄骨伤膏为院内制剂（闽药剂Z20150006）。2019年其相关的"一种消肿止痛外用制剂及其制备方法"获国家发明专利。

禁忌：皮肤破损及过敏者忌用。

（詹红生　李　楠）

第十节　国医骨伤名师石印玉学术思想与诊治绝技

【个人简介】

石印玉，男，1942年11月生，汉族，江苏无锡人，上海中医药大学附属曙光医院骨伤科主任医师，终身教授，我国著名骨伤流派"石氏伤科"代表性传承人，也是我国著名的中医骨伤科专家。其以"中医药防治筋骨病损"而享誉海内外，积极致力于推动中医骨伤科学的传承与发展。

荣誉称号：上海市名中医，第三批至第六批全国名老中医药专家学术经验继承工作指导老师，国家非物质文化遗产"石氏伤科"国家级代表性传

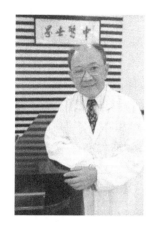

承人。国务院有突出贡献专家，享受政府特殊津贴。上海市文史馆馆员，上海市中医文献馆馆员。2007年获首届"中医骨伤名师"，上海市中医药杰出贡献奖。

科研成果：石印玉教授1964年自上海中医学院毕业后一直在中医药的医教研第一线工作，提出了"治伤识人、以气为主、以血为先、复元图本、顾及兼邪、注重痰湿、内外并重、整体调治"的学术理论。创立的"针刺治疗膝骨关节炎"和"手法治疗骨错缝"技术被纳入国家中医药管理局颁布的诊疗常规中。研制的新药"芪骨胶囊"成功上市，并获得上海市卫生局中医科技进步一等奖、上海市科委科技进步三等奖、教育部提名国家科技进步奖自然科学奖一等奖等奖励。此外，石印玉还以常见老年性骨关节疾病作为研究攻关重点，牵头组建的课题组先后获得国家"863计划"项目、国家"九五"重点科技攻关项目课题、国家自然科学基金项目等研究项目资助，来研究老年性的骨关节疾病的生物学基础及中医药作用的机理。由于从临床与基础研究两方面在中医药防治原发性骨质疏松症方面的卓越工作，石教授在2005年的国际骨质疏松大会上被授予学科成就奖以及中华医学会老年分会骨质疏松委员会颁发的"终身成就奖"。

社会兼职：曾先后任中华中医药学会骨伤科专业委员会副会长、中华中医药学会常务理事、上海市中医药学会骨伤科分会主任委员、上海市中西医结合学会骨伤科分会副主任委员、上海市医学会骨质疏松专业委员会委员、国家新药审批委员会委员、国家自然科学基金评审专家。现任上海市文史馆馆员，上海中医文献馆馆员。

【学术思想】

一、整体辨证，治伤识人

首先是重视从整体上辨证，"治伤先识人"。筱山先生和幼山先生都有治老人骨折，先理其虚，待虚损得复，始攻其瘀的经典案例，而不是按通常所说的三期治疗，先攻、继和、后补。石印玉老师说，即使是损伤积瘀，见诸肿胀、疼痛、瘀斑等瘀实证，另一侧面即已是虚，作为一个整体的

"血"，一部分成"瘀"，整体自然就是"虚"，而且瘀积越重，虚亦越甚。只是在急性损伤早期，以瘀积的征象为主，掩盖了虚损，待瘀去则虚象毕现。明代大医家薛己就说过"余治百余人，其杖后血气不虚者，唯此一人耳。"虽非绝无，亦只仅有。因此三期治法中，后期是补，无虚不补，即要补必有虚。瘀既得去，虚象渐现，唯补为要，这也是全身整体观的体现。石老师认为现代骨伤科诊治病种以骨与关节的退行性疾病为主体，患病人群是中老年人，往往有多系统疾病同时存在，辨证必须综合其所有全身表现，全身与骨伤病兼顾，用八纲辨证框定属虚属实、属寒属热、属阴属阳。而虚实夹杂，寒热并存又是当代病情、病证的特点。

另外，以往骨伤科就诊患者多为体力劳动者，由劳动损伤、感受风寒湿邪交杂而为病。因此，传统应用的活血固腰药如当归、红花、川续断、狗脊，以及相关的祛风药羌活、独活等药多属性温之品。而如今患者以办公室人员居多，多为持续保持于某个体位，又少运动锻炼造成的筋骨劳损，与以往患者不同。此外，因工作紧张、压力重重、心绪操劳，故患者一方面劳损瘀阻，日久而郁，瘀郁而化热；另一方面，生活工作压力易致内火偏旺。相当数量的患者既表现出石筱山、石幼山先生提及的劳伤元气虚弱征象，又有瘀热内伤阴分的表现。其疼痛特点，一是每于卧床休息后晨间起床时疼痛最重，活动后减轻；二是临床体检时有浅表、广泛、敏锐的压痛。亦可问及阴虚内热症状，如口干欲饮，饮而不多，尿色偏深，大便干结等，且舌质多偏红，脉见数。如此症征，内服宜以清热养阴药物为主。

二、综观全身，调治兼邪

中医药学的治疗也应体现整体观，顾及全身及骨伤科本病才会有更好的治疗效果，石老师称之为综观全身，兼及全科，综合治疗。中医学临床有内、外、妇、儿、伤、眼、鼻喉、针、推等的分科，但各科医生首先应是一个全科医师。"十三科一理贯之"，历史上有作为的中医名家都有这一特点，薛己就是各科均有建树的范例。治伤要方复元活血汤是独重脾胃的李东垣所订，治痹极有价值的上中下痛风通用方，可活血化痰祛风利湿，乃滋阴大家朱丹溪创立，亦是明证。

尤其是随着社会的进步，中国逐渐进入了老龄化社会，许多来中医就诊的患者都是老年患者，本身也有许多其他方面的疾病。我们对前来骨伤科就诊的患者做过一个不完全的调查，其中80.15%的患者都有一种或一种以上的其他科的疾病。其中主要是高血压、冠心病、胃病等。因此，石老师认为骨伤科医师诊病的视野要广及全身而不仅仅局限于所谓的伤病。治疗的方案方法也可从各科的经验中借鉴，变通化裁。就内服药而言，当代有相当多数的患者愿选用成药，而伤科成药品种单调。石老师拓展其他科制剂应用范围，如肝内科治疗慢性肝病的补肾冲剂（主要由仙灵脾、巴戟天、虎杖、黄芩、桑寄生等药物组成，具有补益肝肾、活血通络的作用）以及中医外科治疗乳房病的小金丸（主要由人工麝香、木鳖子、制草乌、枫香脂、乳香、没药、五灵脂、当归、地龙等药物组成，具有散结消肿，化瘀止痛的作用）等，这样既能对骨伤疾病有治疗效果，又能对患者的其他科兼并疾病起治疗作用，避免了患者"吃药量多于吃饭"的尴尬局面。这是新的疾病状态下应用"兼邪"学说的延展。

三、本痿标痹，筋骨并重

石老师认为中老年骨与关节疾病的主要病机是肝肾不足，气虚血瘀，虚损与瘀实并存，虚损为本，成其病，瘀实为标，现其症。而有骨伤科特征的是以骨节错缝，筋络离槽为主，以致气血失其所循行径路而气滞血瘀所显现的症状。气血充盈，脾肾壮实者，或错缝离槽轻微者则气血得以通畅，可赖强健筋肉的力量自行调整，否则总难得愈。《儒门事亲》说："不仁或痛者，为痹，弱而不用者为痿"。《证治百问·卷四·痿》："痿本虚证，……唯有软弱无力，起居日废，行步艰难。……若痹证，必为麻木疼痛，行动艰难者也。"这些患者，就其症状而言多有痛，可同时伴有一些与肾虚相关的症状。至于疼痛的原因，中医认为不通和不荣均可导致疼痛。以疼痛为主前来就诊的患者，肾虚为其次而瘀阻为其主，这类病证正虚邪实，本痿标痹，经久难愈。

尤其是骨关节的退行性疾病，石老师认为许多疾病变化是非常复杂的，除了退化的骨的病变之外，还有许多关节、肌肉、软组织等因素夹杂其中。因此，退行性骨关节疾病与"筋骨"密切相关，薛己谓"筋骨作痛，肝肾之气伤也"。以传统中医观来看，这就是所谓的"筋出槽，骨错缝"。手法是首选的治疗方法。运用手法，整其骨，理其筋，当先揉筋，轻轻搓摩，令其和软，将筋按捺归原处，再施以矫正关节类手法，使手法作用力深达骨关节部位，令骨缝对合，最终恢复"骨合筋舒，骨正筋柔"的正常状态，明显改善患者的临床症状。加上药物补虚泄实，针灸疏经通络，导引练功则能强筋健骨，实乃图全功又免复发之虞。

【专长绝技】

一、麻醉下手法松解治疗腰椎间盘突出症神经根粘连技术

由麻醉医师完成硬膜外麻醉后，患者取仰卧位进行手法松解。具体操作如下。

1）屈髋屈膝按压拔伸：对下肢肌肉行手法放松后，将患者屈髋屈膝做旋转放松，再拔伸数次。

2）直腿抬高加压：助手站于术者对面，一手按压受试者的一侧髋关节，另一手按压同侧膝关节。术者一手将受试者另一侧下肢伸直，另一手握同侧踝部，令患者下肢抬高做直腿抬高试验，逐渐抬高至耐受极限位置，维持5秒，然后将握踝的手移至患者的前脚掌，使其做背伸活动。术者双手要高举过头，背部可顶住患者膝关节，以防止膝关节屈曲，此方法重复3～5次。

3）腰椎斜扳：使患者侧卧位，术者面朝患者，将患者下侧肢体处于伸直位，上侧肢体尽可能屈曲。术者一手按在患者肩部向后发力，另一手推髋部向前发力，两手同时推扳，以听到患者腰部"咔哒"声为佳，左右方向各做1次。

二、调整脊柱筋出槽、骨错缝手法

"筋出槽"纠正手法主要包括软组织松解手法和理筋手法，即软组织粘连或痉挛表现为局部"筋结""条索状物"时应进行松解手法配合理筋手法，具体操作如下。

1）松解手法：采用一指禅推法、㨰法对患者颈项部进行软组织放松，时间约15分钟；然后配合一指禅点法、揉按法、拿法等对风池、风府、天宗、肩井、肩贞、阿是穴等穴位进行点按或拿捏以加强软组织放松和缓解疼痛。

2）理筋手法：以拿、揉、搓法放松颈肩部、上肢肌肉软组织，然后配合一指禅点法、揉按法等对风池、风府、天宗、肩井、肩贞、阿是等穴位进行点按以加强软组织放松和缓解疼痛，手法结束。

【典型医案】

一、自拟方治疗骨质疏松症案

章某，女性，67 岁，退休。

初诊：2013 年 11 月 4 日。

主诉：腰背部疼痛加重五天。

病史：晾衣服后腰背部疼痛加重五天，转侧不利。患者以往长期有腰背部酸痛史，五天前因晾晒衣服后出现腰背部疼痛加重、转侧不利，腹胀、大便三日未解，口干。X 线提示骨质疏松，L_3 压缩性骨折。

诊查：腰背部压痛，L_3 处有压痛及叩痛，腰部活动不利。舌淡红，偏暗，苔薄白腻，脉细弦。专科查体，中医舌脉。

临床诊断：骨质疏松症（腰痛病）。

辨证：肝肾不足，血瘀气滞，督脉受损，腑气不和。

治法：补益肝肾，活血理气，佐以通腑。

处方：黄芪 30 g，当归 10 g，淫羊藿 15 g，地龙 6 g，川芎 15 g，生川军 5 g，生白术 30 g，白芍 10 g，骨碎补 15 g，狗脊 15 g，杜仲 15 g，玄胡 10 g，决明子 30 g，莱菔子 15 g，红花 10 g，川断 10 g，甘草 10 g，桃仁 10 g。14 剂，水煎服，日 1 剂，分两次温服。

二诊：11 月 18 日，诉少腹部胀痛渐平，大便正常，腰背部仍有酸痛，活动不利。舌淡红，苔薄白腻，脉细弦，继以原法治之，处方如下：

黄芪 30 g，当归 10 g，丹参 30 g，川芎 10 g，白术、白芍（各）10 g，骨碎补 15 g，狗脊 15 g，杜仲 10 g，青皮 10 g，玄胡 10 g，制首乌 10 g，桃仁 10 g，红花 10 g，川断 10 g，甘草 10 g，地龙 6 g，淫羊藿 10 g，苁蓉 10 g。14 剂，水煎服，日 1 剂，分两次温服。

三诊：12 月 2 日，腰背部酸痛、乏力、活动好转，但不耐久坐久站。口干，舌淡，苔薄白，脉细。治拟补益肝肾，活血通络，处方如下：

黄芪 30 g，当归 10 g，川芎 10 g，川断 10 g，狗脊 15 g，骨碎补 15 g，杜仲 10 g，黄精 10 g，制首乌 10 g，牛膝 15 g，石斛 15 g，黄柏 10 g，熟地 15 g，鹿角 10 g，茯苓 10 g，枸杞 10 g，甘草 10 g，淫羊藿 10 g，龟板 10 g，杭白菊 3 g。14 剂，水煎服，日 1 剂，分两次温服。

随访：2 周后症情稳定。改用密骨胶囊补益肝肾。

按语：患者女性，已年逾七旬。肝肾已虚亏，无以生化气血，无以充养骨髓，精亏髓空而百骸萎废，形成现在所说的骨质疏松为其根本。因此，患者易出现椎体楔形改变。"人有所坠，恶血留内，腹中满胀"，临床上有腰椎椎体楔形改变的患者往往会出现腹胀、便秘，故而在治疗初期，在活血化瘀、通络止痛的同时，加入大黄、桃仁等药物，通利泄瘀。由于患者已有七旬，肝肾精气也亏，因而在骨折治疗的早期即加入补益肝肾的药物，并随着病程的发展，加重补肾药物的用量。至三诊时，症状已基本缓解，患者骨质疏松的表现成为主要矛盾。所以在以后的治疗中偏重对骨质疏松的中医中药的治疗。而该患者"阳不足，阴亦亏"，因此在补益肾精的药物中除了运用鹿角、骨碎补、杜仲等温补肾阳的药物外，还运用首乌、石斛、枸杞、黄精、龟板、黄柏、杭白菊等养阴为主的药物。平补阴阳，共获奇功。

二、自拟方治疗膝骨关节炎案

李某，女性，55 岁，教师。

初诊：2012 年 5 月 10 日。

主诉：左侧膝关节疼痛 6 个月。

病史：左侧膝关节疼痛已 6 个月，上下楼梯尤甚。X 线提示膝关节有骨性增生，胫骨隆突高尖。

诊查：查体左膝关节有轻度肿胀，膝眼尚清，髌骨下缘有压痛，关节屈伸欠利。舌红，苔薄，脉细弦。

临床诊断：左侧膝骨关节炎（膝痹病）。

辨证：患者肝阴不足，筋脉痹阻。

治法：养肝柔筋，活血通络。

处方：秦艽 10 g，白芍 10 g，甘草 10 g，牡蛎 30 g，苍术 10 g，威灵仙 15 g，丹参 30 g，全蝎 3 g，鸡血藤 15 g，地鳖虫 9 g，土茯苓 15 g，牛膝 15 g，苡仁 15 g，柴胡 10 g，黄芩 10 g，没药 6 g，丝瓜络 6 g。14 剂，水煎服，日 1 剂，分两次温服。

二诊：5 月 24 日，患者诉膝关节肿痛有明显改善，但仍不耐久行，上下楼梯仍有疼痛。舌红，苔薄，脉细弦，治则同上，处方如下：

秦艽 10 g，白芍 10 g，黄芪 30 g，当归 10 g，生地黄 15 g，熟地黄 15 g，牡蛎 30 g，牛膝 15 g，甘草 10 g，苍术 10 g，威灵仙 15 g，丹参 30 g，鸡血藤 15 g，地鳖虫 9 g，土茯苓 15 g，枸杞 10 g，苡仁 15 g，柴胡 10 g，黄芩

10 g，三七粉 2 g。14 剂，水煎服，日 1 剂，分两次温服。

随访：2 周后症情稳定。

按语：在治疗时应用秦艽、白芍、甘草、牡蛎等药物养肝柔筋，尤其是芍药和甘草相配运用，具有养血柔肝舒筋、缓急止痛解痉、疏通经络筋脉、增加关节活动的作用。再用三七，入血分，化瘀活血而不伤新血。全蝎祛风利湿除痹，地鳖虫能攻逐破瘀，诸药合用活血破瘀，搜筋剔络，尤为风扫残云，光照阴霾，故可取得令人满意的治疗效果。

【经方验方】

一、芪骨胶囊（原名：密骨胶囊）

药物组成：制首乌、淫羊藿、黄芪、石斛、肉苁蓉、骨碎补、杭菊花。

功效：补肾壮骨。

主治：主治原发性骨质疏松症属肝肾不足，证见腰背疼痛、酸软少力者。

用法：每日 3 次，每次 3 粒。

方解：本方以补肾壮骨为功能，君药为首乌，其性甘、涩、微温，归肝、肾经。《本草纲目》谓："此物气温味苦涩，苦补肾，温补肝，能收敛精气，所以能养血益肝，固精益肾，健筋骨，不温不燥。"《本草正义》则称其"专入肝肾，补养真阴，且味固甚厚，稍兼苦涩，性则温和，皆与下焦封藏之理符合，故能填精益气，具阴阳平秘作用。"《重庆堂随笔》还说"何首乌，内调气血，功近当归，亦血中气药。"既能补肝肾，益精血，强筋骨，以治骨痿骨枯髓减、筋骨懈怠，又能调气血，解阴血失荣而致的腰背筋骨疼痛，用治本病甚为恰当，故以其为君。淫羊藿、黄芪共为臣药，淫羊藿辛、甘、温，入肝、肾经，补肾壮阳，坚筋强骨，与首乌偏重滋阴相配，阴得阳以生，阳得阴以长，使阴阳平和。黄芪甘、微温，为益气要药，黄芪益气偏重肌表，故由益气而荣筋骨、生肌肉，《本经逢原》谓其"能通调血脉，流行经络，可无碍于壅滞也。"可使益肝肾之品达到本病所在之肌表筋骨以显辅君之效。石斛、肉苁蓉、骨碎补是三味佐药。石斛，在《神农本草经》即谓其为强阴之品，《名医别录》称其有益精功效，其后诸家本草多述及其能壮筋补虚，健脚膝，祛冷痹等，《本草思辨录》曰"大凡证之合乎斛者，必两收除痹，补虚之益"。用之本病，佐首乌从育阴却病。苁蓉补肾益精，《本草汇言》称其为"养命门，滋肾气，补精血之药也"。其性虽温，却如《本草正言》谓"为极润之品"，功力平和而名之苁蓉，为淫羊藿之佐。骨碎补兼有补肾、活血两重功效，治肾虚腰痛极为合宜，既佐诸益肾之品，益肾而阴阳兼顾，又佐黄芪行动气血，便于药到病所。菊花甘、苦、凉，益肝补阴，除头面风热，使本方药性凉热得当而更趋平和。亦兼针对或见之头面烘热、易于烦躁等阴虚火旺证候，用以为使。

应用情况：芪骨胶囊原为曙光医院院内制剂（院内制剂名：密骨胶囊），于2009年12月获得国家新药证书，更名为芪骨胶囊。临床研究显示，用其治疗6个月时，腰椎骨密度平均增加0.8%，股骨颈骨密度平均增加1.4%；12个月时，腰椎骨密度增加0.6%，而股骨颈骨密度增加2.8%。

禁忌：肝肾功能不全者及对本品过敏者忌用，阴虚火旺者慎用。

二、芍药舒筋片（原名：养血软坚胶囊）

药物组成：白芍、秦艽、牡蛎、全蝎、蜈蚣、生甘草。

功效：养血舒筋，通络止痛。

主治：膝关节骨关节炎早中期属肝肾不足，筋脉瘀滞者。

用法：每日2次，每次3粒。

方解：膝关节为退行性骨关节病的最常发部位，膝关节骨关节炎是极为常见的临床疾病，可见于整个中老年年龄段。该疾病的中早期多呈疼痛症状，疼痛在上下楼梯时较为明显，动作牵强，屈伸不利，此时查X线片无明显骨质改变或呈轻度退行性改变。患者的发病年龄多在40到50岁间。按照中医药理论，这一年龄段"肝气衰，筋不能动"，而"膝为筋之府"。此乃肝气虚，阴血不足，血行滞涩，痹而作痛；筋失其润，由柔转坚，动作牵强。治宜养血舒筋，通络止痛。本方正是针对该病症而设。本方以白芍为君，养血柔肝，润筋止痛；秦艽为臣，和血舒筋，疏解通利。二药相配，使关节筋络能得阴血濡养而复归柔润通达。牡蛎敛阴软坚，佐白芍、秦艽以解筋络坚结牵强。甘草和中缓急，佐白芍缓急解痛，是宗张仲景芍药甘草汤意。全蝎、蜈蚣通络透剔，解痉散结，使筋络气血畅达以增膝痛舒展功效，作为使药。诸药和参，养血舒筋，络脉通畅，筋络复得滋润舒展，关节滑利，疼痛见消，症情得以缓解。

应用情况：于2014年获得原国家食品药品监督管理总局药物临床试验批件，更名为芍药舒筋片。既往临床研究结果显示，养血软坚胶囊组在用药的第 0、第 2、第 4 周，疼痛、功能、关节僵硬及 WOMAC 量表评分较前差异有显著统计学意义（$P < 0.05$），养血软坚胶囊对骨关节炎的症状和体征均有显著改善作用。治疗前后，患者疼痛积分分别下降 50% 和 62%，僵硬积分下降 54% 和 67%，功能积分改善 52% 和 63%。同时服用的剂量较对照中药制剂可减少 40%。

禁忌：孕妇及肝肾功能不全者慎用。

三、抗骨质增生合剂（原名：抗骨增生汤）

药物组成：黄芪、当归、黄柏、地骨皮、牛膝、骨碎补、土茯苓、萆薢、香附、忍冬藤、六神曲。

功效：扶正滋肾、清热舒筋。

主治：腰背颈部骨质增生性疾病而证见压痛广泛、口干、尿色深等热证者。

用法：每日 2 次，每次 35 mL。

方解：骨质增生是中老年极为普遍的临床改变，或无明显不适症状，由其他原因或体检摄 X 线片发现，或因相关部位疼痛就治，诊断摄片而见。部分病例疼痛每于夜半为甚，晨僵，起床动作艰难，活动片刻能得缓解，并伴口干欲饮，饮则不多，尿色偏黄，舌红脉数等。检查多有相关部位如脊柱棘突、腰椎横突、臀部外上侧等多处压痛，无感觉、肌力、反射改变。此为中年以后气血偏弱，血行滞涩，郁而生热，筋络拘急所致，肾主骨，今骨骼增生当非肾精生养，而为虚火非常态所致，故治当扶正益气血、滋肾清虚火而润养、舒缓筋络。方中黄芪、当归生养并推动气血流畅，黄柏、地骨皮滋肾清虚热，牛膝、骨碎补通经活血强筋骨，土茯苓、萆薢、香附健脾又畅达气机，忍冬藤使清热通达及络，神曲畅中调和，诸药共奏益气血、扶肝肾、清虚热、舒筋络之功而使症状缓解。

应用情况：通过临床研究显示，治疗末临床有效率为 83.63%，患者的疼痛评分、僵硬评分、关节肿胀程度评分及日常生活 VAS 积分，在治疗 28 天后均有明显下降。

禁忌：脾胃虚弱者慎用。

（詹红生　石　瑛）

第十一节　国医骨伤名师许鸿照学术思想与诊治绝技

【个人简介】

许鸿照，男，汉族，1938 年 10 月生于河南省太康县，江西中医学院附属医院主任中医师，教授，硕士研究生导师。

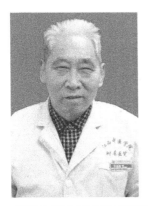

荣誉称号：第二批、第三批全国名老中医药专家学术经验继承工作指导老师，1992 年享受江西省政府特殊津贴，1999 年经江西省人事厅、卫生厅评定为"江西省名中医"。2007 年获首届"中医骨伤名师"，2017 年 8 月被评为江西省首届国医名师。

科研成果：1984 年发明髌骨复位加压固定器，获全国华佗金像奖、江西省科技进步三等奖。论文《复位加压固定器治疗髌骨骨折 133 例》获江西省中医药学会优秀论文一等奖。1987 年发明双爪固定器，获第六届全国发明铜牌奖、江西省科技进步三等奖、1996 年江铃科技贡献奖。1990 年发明跟痛愈，获 1994 年度江中优秀科研三等奖，并获江西省卫生厅先进科技工作者荣誉称号。1997 年 9 月研制出一种骨愈仪，应用于临床。

社会兼职：曾任中国中西医结合外固定学会常务理事，中华中医药学会骨伤科分会理事会理事，中国人才研究会骨伤人才分会理事，江西省中医药学会理事，江西省中医骨伤科学会主任委员，江西省骨科学会常务理事，江西省病残鉴定委员会委员，江西省骨科学会常务理事，《中医正骨学》副主编、《中医外伤科学》和《中医骨伤科学》编委，以及《中医正骨》《中国中医骨伤科》《江西中医药》《江西中医学院学报》等杂志编委。

【学术思想】

一、辨证施治，重视整体，临证抓主要矛盾

许老认为：人体是由脏腑、经络、皮肉、筋骨、气血、津液等共同组成

的一个有机整体，脏腑功能通过经络联系全身的皮肉筋骨等组织，构成复杂的生命活动，彼此间保持着相对的平衡，相互联系，相互依存，相互制约。故而在生理活动和病理变化上有着不可分割的关系。因此，临证应首先从整体出发，进行辨证施治，四诊合参，抓住主要矛盾，才能取得佳效。

（1）八纲辨证，重寒热虚实

许老认为：寒热是辨别疾病性质的两个纲领，可直接反映机体阴阳的偏盛与偏衰，故而在治疗上有重要意义。骨伤科患者也应根据寒热的不一，而有所侧重。从寒热虚实辨证中，可以找到骨伤科疾病的关键，掌握其要领，确定其类型，预测其趋势，从而为治疗提出总方向。

（2）脏腑辨证重脾胃

许老指出：骨科损伤，即是骨骼、筋膜、肌肉、韧带等损伤，而这些组织的营养来源则与脾胃、肝肾密切相关。

（3）创伤变证重视六经辨证

骨与关节疾病重六经辨证和经方的使用，这是许老学术思想和经验的一大特点。六经辨证是张仲景根据伤寒病证的传变特点总结出来的外感病辨证方法。许老将其灵活变通，应用于创伤并发症或变证，而且应用的病证多为临床急危重患者，可见许老学术胆识和理论之精深。

（4）外感六淫重辨风寒湿之邪

许老认为六淫之中以风寒湿侵袭造成骨与关节病变为多。许老临床上，不论是骨折、脱位，还是伤筋，除了注重气滞血瘀外，还常注意对风寒湿邪的辨证，这对骨与关节损伤尤为重要，他常告诫学生不要只重活血化瘀，还应注意损伤后患者体质已虚，风寒湿之邪易乘虚侵入而为病。这方面的事例举不胜举，在此不再累赘。

（5）骨病辨治重视痰瘀病机

许老认为，骨与关节疾病就是骨骼筋肉组织疾病，而这些组织均需气血滋养，气血源于水谷之精液，一旦气血津液生成、运输、转化出了问题，则可形成痰瘀病理。痰和瘀既是病理，又是病因。痰瘀积聚搏结筋肉和骨则为肿为痛，甚或畸形且"百病多为痰作祟"，痰瘀聚积过久又可化毒化火，毒火则可腐肉噬骨，因此痰瘀作疾变证最多，临证许多骨病的临床表现符合痰瘀病机特点，从痰瘀辨治骨关节筋肉疾病，尤其是某些疑难骨病可获意外之佳效，如髌骨软化症、骨性关节炎、肋软骨炎、骨肿瘤等。

（6）重视舌脉变化

许老认为：舌象的变化，能客观地反映正气盛衰、病邪深浅、邪气性质、病情进退，可以判断疾病转归和预后，从而指导处方用药。而脉象是反映脏腑气血功能的重要指标，故通过诊察脉象，可以判断疾病的部位、性质和邪正的盛衰，从而推断疾病的进退预后。骨伤科临床，在四诊合参的同时，通过舌脉的客观改变可以直接反映疾病的轻重缓急，从而更好地处方用药，判断预后。

（7）重经带胎产辨证

许老认为：妇女发生骨伤科疾病的不少，而妇女在生理和病理上有其特殊性，尤其是经带胎产的特点，骨伤科医师应加以高度重视，否则，将会导致严重后果。临证时，许老常根据月经的周期和量、色、质的异常改变，来判断疾病的寒、热、虚、实。根据带下的色、量、质、气味不同而分为白带、黄带、赤带，而分别属寒湿下注、湿热下注和肝郁化热、损伤胞络而分别给予处理。另外，许老临床上特别注意询问早孕的情况，以免在骨伤用药或手法治疗时造成先兆流产等后果。这些看似是小事，却有着十分重要的临床意义。而在具体治法上，许老认为该疏通则疏通，该收敛者则收敛，该祛邪者则祛邪，采用因势利导和通因通用往往能起到骨伤科与妇科疾病一起治，双管齐下的作用。

二、筋骨并重，重视功能，伤损外治，治骨重筋肉

许老认为：对这一临床经验结晶的认识不可简单地停留在治筋护骨、治骨护筋，筋骨同病同治以及补肾益肝并用等浅表意义上，而应对其深层次内涵进行探索和发展。在长期的临床工作中，许老特别重视筋肉自身的伸张收缩运动对骨折损伤所形成的治疗性效应，并往往能取得较为满意的临床疗效。

"治骨重筋肉"可反映出许老在治疗骨伤疾病中外治法的学术观点及丰富繁荣临证经验。尽管"治骨重筋肉"应包含内外治两方面的内容，但许老临证研究的侧重点却放在外治方面，包括有正骨手法、固定和练功、外用药物等各个环节，充分利用"筋束骨，肉养骨"的生理功能，通过筋肉收缩运动，在动态中正骨、维位，促进骨愈合和恢复肢体功能。

许老在几十年的临床实践中，一直主张有限和相对固定的概念，在骨折和伤筋的治疗过程中，十分重视功能锻炼对其预后的影响，充分体现出动静

结合在骨伤疾病中的优势。许老认为肌肉的必要活动能促使肌肉收缩，防止肌肉萎缩和关节囊挛缩，并在骨折断端产生生理应力，加速血液循环，祛瘀生新，促进组织修复，从而加速骨折的愈合。许老还临证自创了一套功能疗法，如颈椎操、肩周炎功能疗法、腰背肌功能锻炼法、股四头肌收缩锻炼法、臀部肌肉锻炼法等。这些方法操练时，许老重视呼吸吐纳在其中的作用，即在吸气时用力收缩活动，呼气时放松归原位，这样以气贯肉中，加速了气血畅通，从而使筋骨得气血濡养，从而促进其愈合和功能恢复。临床上按许老的方法指导患者锻炼，常可获事半功倍之效。

【专长绝技】

一、"治血重治水"

许老将损伤肿胀病机归结为二：一为脉络伤损，津血溢出脉外形成血肿；二为伤后气血流通受阻，气机障碍，运化失职，水湿停聚于局部而形成水肿。要解决这一问题，许老认为，不仅要治气治血，更要重视治水，故而明确提出"治血重治水"这一治疗创伤的全新学术观点。

许老倡导的"治血重治水"这一学术治疗观，并不是简单地将活血祛瘀方加几味利水药，而是根据创伤肿胀或血肿所在的部位和病程长短不同，辨证分析，抓住病机，灵活选择侧重不同的具体治疗方法。一般来说，损伤初期肿胀的主要病机是络破血溢，血水泛阻肌肤或脏腑，其要点在血水泛出，瘀积停留脏腑组织，出血和郁积并存，治宜凉通，即凉血扼其源（出血），通利活血清其体（瘀血和积水）；损伤中晚期肿胀的主要病机则是血水积滞，壅阻络道，要点在积滞，治宜温通，即通阳利水导其滞，活血逐瘀散其积，其中损伤晚期肿胀常兼有气虚和寒湿，在温阳利水通滞的同时应兼顾健脾益气或散寒除湿。此外，根据损伤部位不同，在活血祛瘀的同时，可选择不同的治水方法。一般伤在四肢者多宜利，即通利小便除水肿；伤在胸腹者多用逐，即通导大便逐积水；利和逐是快速清除水肿和积水的两种有效方法，二者相辅相成，瘀血在胸腹时可二者兼用，不必拘泥仅用一法。

二、正骨"扶骨捋筋，扶骨抚肉"

对古训的理解，许老采取了有可循，有可不循，取其合理，弃其无理，结合临床，灵活对待的态度，从不死于句下。许老总结了一套经验手法，即通过"扶骨将筋，扶骨抚肉"，拨正筋位，抚正损肉，稳定骨位，疏通经脉，散癖消肿。这一手法主要用于小腿和前臂中下段以下的骨折，由于这些部位肌腱、韧带较多，肌肉相对较少，一方面骨折后易导致肌膜、韧带错位和痉挛扭曲等，另一方面有利该手法操作实施。手法的实施一般在骨折复位后立刻进行或在 1 至 3 天后进行。

具体操作分三步：首先，一手握住骨折局部或由助手帮助握住，保持骨折的稳定，另一手用拇指指腹沿骨干纵轴、肌膜或韧带循行方向由骨折近端向远端理按，理顺筋脉；其次，对骨折局部肿胀最明显处进行由轻到重，逐步发力的点压，闭阻破损络脉以止血，时间一般为 1~3 分钟，紧接着对手足部的一些穴位进行一指禅点压，手部有合谷、劳宫、中诸等穴，足部有太冲、中封、足临泣、涌泉等穴，用以激活经气；最后，用拇指和其余四指指腹由肢体末端掌背或内外两侧向骨折近端捏持抚推，促进血液回流，加速水肿代谢产物的吸收。上述手法可使骨折局部疼痛和肿胀快速消除，促进骨折愈合和功能恢复。

【典型医案】

"治血重治水"治疗创伤肿胀案

王某，男，42 岁，工人。

初诊：1993 年 11 月 25 日。

主诉：车祸致右胫骨闭合性粉碎性骨折 8 小时。

病史：患者于 1993 年 11 月 25 日因车祸致右胫骨闭合性粉碎性骨折 8 小时。

诊查：患肢肿胀剧痛，皮色清亮，多处米粒大小张力水泡，皮下多处淡红或青紫瘀斑，皮紧、轻按如鼓，重按凹陷如泥，足背肿甚，跌阳脉弱，趾末不温。舌质淡，苔薄白，脉沉弦。

临床诊断：右胫骨闭合性粉碎性骨折（骨折病）。

辨证：伤后致脉络瘀滞，经络受阻，瘀血郁积骨内肌间，津液不得充润肌肤则滞留肌肤形成水肿。

治法：凉血散瘀，利水消肿，血府逐瘀汤加减。

处方：川芎 10 g，当归 15 g，赤芍 10 g，丹皮 10 g，川牛膝 10 g，生地 15 g，田七末 3 g，木通 15 g，白茅根 15 g，泽泻 10 g。服药 1 剂，肿胀渐

消，皮微软，痛稍减；服药 5 剂，肿痛基本消除，跌阳脉转强，趾末转温。

二诊：此后改用活血续筋、补肾壮骨中药调治 3 个月而病愈。

按语：本例患者伤后仅数小时，为损伤早期，血水同积患肢，呈现肿胀疼痛、张力性水泡诸候，且脉络损伤处血溢络外，故有皮下淡红紫斑。治投凉通之法，方用四物加牛膝以散瘀血；木通、泽泻以利水；白茅根、黄柏以凉血坚阴。遣方用药充分体现了许老"通利活血清其体，凉血散瘀扼其源"治法主张。

【经方验方】

一、加味阳和汤

处方：熟地 15 g，肉桂 10 g，鹿角胶 10 g（另烊化），麻黄 10 g，白芥子 10 g，鸡血藤 20 g，木瓜 6 g，炮姜 6 g，汉防己 10 g，甘草 3 g。

功能：补益肝肾，温阳补血，散寒通滞。

主治：膝关节炎、足跟痛、髌骨软化症、冻结肩、腰椎间盘突出症、下肢动脉硬化闭塞症。

用法：每日 1 剂，水煎取汁 500 mL，分上、下午饭后 2 小时温服。

方解：熟地黄者，味甘、微苦，性微温，《本草从新》言其可滋肾水，封填骨髓，补益真阴；肉桂者，味辛、甘，性大热，《医学启源》载其可补下焦不足，又可温通经脉；鹿角胶者，性温，味甘、咸，补益肝肾，益精养血；且三药皆归肝肾二经，三药合用，正可补益肝肾之亏，使肝肾精血得以源源不竭滋养筋骨，以收壮膝强膝之功。麻黄者味辛、微苦，性温，可宣通经络、开腠理、散寒结，使风寒湿邪所阻滞之经络重开。白芥子，味辛，性温，能消散寒湿之邪所凝结之痰。加以鸡血藤、木瓜疏经活络，汉防己祛风消肿止痛；炮姜炭燮理阴阳；甘草调和诸药。以上诸药合用，一者补益肝肾，强壮筋骨以治其本；一者祛风寒湿邪，通络止痛以治其标，共奏标本兼治之效。

应用情况：本方药临床应用已五十多年，疗效可靠，无任何不良反应。该药的临床疗效确切，深受广大患者的欢迎。

禁忌：孕妇禁用。

二、苏木煎

处方：苏木 10 g，大力草 15 g，艾叶 15 g，伸筋草 15 g，鸡血藤 30 g，川断 30 g，透骨草 15 g，海桐皮 15 g，五加皮 15 g。

功能：通经活络，疏利关节。

主治：足跟痛、膝骨性关节炎、创伤性关节僵硬、冻结肩。

用法：加入清水 2500 mL，浸泡 1 小时，加热煮沸 30 分钟后，加入陈醋 100 mL，用布袋过滤药液，先用热气熏蒸患足，待水温稍降后用药水浸洗患处，并将装有药渣的药袋热敷足部（防止烫伤皮肤），每日 1～2 次，每次 20～30 分钟，7 天为一个疗程，连续治疗 2 个疗程。

方解：方中鸡血藤、大力草、苏木舒筋活血；透骨草、伸筋草、海桐皮祛风除湿；艾叶温经散寒止痛；五加皮、续断补肝肾、强筋骨。醋味酸，入肝，肝主筋，《药性赋》记载"消肿益血于米醋"，有收敛、柔肝功效，兼活血之功，诸药合用，祛风除湿，舒筋活血，通络止痛，补益肝肾，配合熏洗法，正如《理瀹骈文》（吴尚先著）中提到：外治之理即内治之理，外治之药即内治之药，中药熏洗疗法属于热疗，通过水温热力作用于足部皮肤，增加皮肤透皮性，改善局部微循环，有利于药物进入靶位，减轻水肿、炎症，松弛组织粘连，缓解疼痛，达到标本兼治的目的。

应用情况：本方药临床应用已五十多年，疗效可靠，无任何不良反应，疗效好且安全性高。

禁忌：孕妇禁用。

（詹红生 龚志贤）

第十二节 国医骨伤名师朱惠芳学术思想与诊治绝技

【个人简介】

朱惠芳，男，1934 年 8 月出生，山东省蓬莱人，曾任山东省文登整骨医院院长，担任第二、第三届全国名老中医药专家学术经验继承工作指导老师，山东省有突出贡献名老中医专家，享受国务院政府特殊津贴。

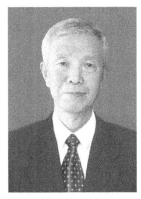

荣誉称号：曾当选为中共山东省第五届党代表、山东省第八届人大代表。曾荣获中华中医药学会"中医药传承特别贡献奖""全国医院优秀院长""全国卫生精神文明先进工作者""山东省劳动模范""山东省卫生先进工作者""山东省文明市民"等称号，2007年获首届"中医骨伤名师"。

科研成果：共获得国家级和省级科技进步奖 8 项，主编专著 1 部，发表有重要学术价值的论文 30 余篇。

社会兼职：曾任中国中医药学会第三届理事会理事，中国中医药学会骨伤分会第一、第二届委员，以及《中国骨伤》《中国中医骨伤科杂志》《中医正骨》杂志编委。

【学术思想】

一、理伤续断追本溯源，以古鉴今

朱老在骨伤临床中，十分重视对中国传统医学整骨手法发展史的研究。他认为，手法整骨历史久远，历代医家都十分重视对手法的应用，手法在骨伤诊疗中占有重要地位，是祖国传统医学宝库中的明珠，也是中医整骨的一大优势所在。所以，作为一名骨伤科临床工作者必须重视对整骨手法历史的研究，从历史的发展中观察，要深入钻研中国传统医学典籍，从博大精深中撮要撷英，以为现代所用，并有所创新发展。

二、接骨疗伤首务手法，筋骨并重

朱老在 50 年的临证中，将整骨手法研究作为一个大课题。他强调指出，手法乃正骨之首务，法当则筋续骨连，法误或不当，则不但达不到治疗目的，相反还会加重局部组织的损伤，给患者造成不应有的痛苦，甚至可严重影响患肢的功能，造成肢体的残疾。所以他强调，平时一定要注重加强手法基本功的练习，临证一定要按骨折部位特点而定，多能生熟，熟能生巧，巧能生智，不断提高手法的感应性、正确性和灵活性。骨的横断、斜断、碎断、筋松弛、痉挛等损伤，虽在肉里，以手扪及，自悉其性，法之得施，使患者不知其苦。同时还要求不仅要掌握手法，更重要的是要会临证变法，骨折有千变万化，而手法讲究"各有所宜，所施得宜"，不能千篇一律，故强调必须达到知其体相，识其部位，一旦施法，骨髓法正的目的。否则，虽然手法娴熟，但不会灵活运用，很难达到满意的治疗效果。

因此，朱老在整骨手法研究上一重基本功，触之于外，悉知其内；二重创新，研究骨伤规律，揣度创新手法。朱老密切结合临床，在继承的基础上，潜心研究，在实践中探索创新，结合现代医学骨生理解剖、生物力学理论及现代医疗设备的应用，与其诸多学生同心协力，将大量的临床资料分析结果及对手术或 X 线透视下的手法复位观察上升为理论，在《医宗金鉴》正骨八法和天津医院新正骨八法的基础上，发展为文登整骨十二法。

朱老在运用手法整复治疗骨折和脱位的过程中，还非常重视对筋肉损伤的修复治疗，倡导"筋骨并重"的指导思想。祖国传统医学认为，"筋束骨，骨张筋""骨为干，脉为营，筋为刚，肉为墙"。人体以骨骼为支干，以脉营运气血，以筋的刚劲约束和运动骨骼，肌肉为机体的墙壁，以关节为枢纽，以肌肉、肌腱为动力，使人体进行各种活动。骨折和脱位后，不仅骨骼的支干作用丧失，同时也失去了筋对骨的正常连接、约束及滋养作用。因此朱老认为，在骨损伤的同时，均伴有筋的损伤，且筋肉损伤的轻重程度往往和骨折疾病治疗的难易有着极为切的关系，如移位的骨折复位能否成功、骨折复位后的稳定程度、骨折愈合迟速和能否连接、骨折的并发症和后遗症的程度、受伤肢体功能恢复等，无不与筋的损伤程度有关。因此，治疗亦当筋与骨并重，切不可重骨而废筋。

三、骨伤治疗辨证为基，三期分治

在骨折脱位中，由于患者体质不同，受伤的轻重和部位有别，在辨治过程中就各有不同，所以朱老十分强调针对每一位患者所表现出的不同证候进行辨证施治施术。

重视轻重缓急辨证：在对各种骨折的治疗中朱老重视对骨折的治疗分清轻重缓急，采用不同治疗方法。对全身及局部情况较轻者提倡立即复位固定，要求"治宜及早"，朱老认为，只要在病情允许的情况下应争取时间及早施行手法整复骨折、脱位和理顺筋络，以恢复其正常解剖关系，达到恢复其功能的目的。对全身情况重且合并严重骨折和关节脱位者，如并发昏迷、休克或血管、神经损伤者，根据"急则治其标，缓则治其本"的原则，认为不可立即进行手法复位，可对局部损伤做临时简单处理，首先施用各种治疗手段抢救患者的生命，待病情稳定后再施行复位手法。合并神经、血管损伤者，应先处理神经、血管损伤后再考虑手法复位，以免加重损伤，影响功能恢复。

重视骨伤部位辨证：朱老特别强调针对不同部位骨折采用不同方法治疗。如对下肢骨干骨折主张按骨折的发生部位和类型采用不同体位快速牵引自动复位的中西医结合的治疗方法。上肢骨折则倡导徒手牵引手法整复，如肱骨外科颈内收型骨折，是因跌倒时上肢内收、躯体后移所致，伤后骨折远端内收或向外成角，整复时须先顺势牵引，待骨折端重叠矫正后，再改为外展位牵引即可使骨折移位完全矫正。发生于骨干处的骨折要求功能复位即可，而关节内骨折则强调一定要解剖复位，否则会影响关节的功能活动。朱老平时注重对不同部位骨折的中西合参，辨证加辨病。

重视软组织损伤辨证：朱老认为在骨折整复施术中固然以早复位、早治疗为好，但亦应视伤处软组织损伤情况而酌情处理，在某种意义上对软组织损伤的治疗要比骨伤治疗考虑得更充分。如某部发生骨折，若遭受的暴力很大，或关节部位发生骨折，而就诊较晚者，则局部会出现严重肿胀，皮下有广泛瘀斑，甚至出现张力性水泡或皮肤损伤，可暂时不整复，先做临时固定，抬高伤肢，内服活血化瘀药物，外敷化瘀消肿散，待局部肿胀及张力性水泡好转后再行复位；如为开放性骨折或脱位，伤口在 2 cm 以内而无严重污染者，可在清创缝合后进行及时整复；创口较大或创口有感染时，认为可先用持续骨牵引或长托夹板或石膏固定，待伤口好转，再考虑手法复位或行其他方法治疗；骨折发生在关节内或附近，且移位严重者，主张及早整复，否则骨折的出血及渗出会加重肿胀及软组织损伤，同时也会增加整复的难度，施术时手法要轻、巧、稳、准，勿用暴力，以免再加重损伤。

重视局部解剖与整体机能的辩证关系：朱老十分重视整体与局部的辩证关系，提出骨伤尽管以骨的局部解剖关系破坏为主，但也影响整体气血机能。治疗骨伤除重视局部解剖关系外，还非常重视整体的机能性。他强调指出，在治疗骨伤时，尽量采用低损伤的方法，如治疗四肢骨折脱位，能手法复位小夹板固定者，不采用内固定；能采用闭式复位内固定者，不采用手术切开复位内固定，这就最大限度降低了对整体气血的损伤，较好地处理了整体与局部的关系。

重视药物三期分治：骨伤虽以局部为主，但整体机能亦不可忽视，所以朱老治疗骨伤不仅重手法，亦重整体的调整，辨证用药。朱老认为，初期骨折局部青紫肿胀属气血瘀滞，因气为血帅，血载气行，气伤则帅血无力，血伤则无以载气，故伤气必及血，伤血亦必及气，以致气滞血瘀，在早期治疗上必须活血与行气兼顾，治宜活血化瘀、行气止痛。中期骨折损伤症状改善，肿胀瘀阻渐趋消退，疼痛逐步减轻，但瘀阻未尽，治宜以续筋接骨、和营生新、濡养筋骨为主。后期瘀肿已消，但筋骨尚未恢复，加上久病必虚，治宜坚骨壮筋、舒筋活络、温通经络。是以早期行气血，中期续筋骨，后期补肾壮骨，大法既定，临床无不效验，这三期之治也是朱老的经验之谈。朱老在博采众方的基础上，结合自己的临床经验，编创了骨折三期治疗的系列方药，即骨伤早期方药——消肿止痛胶囊，骨伤中期方药——接骨药丸，骨伤后期方药——整骨伸筋胶囊、赤木洗剂、军术膏，并将这些方药制成了院内制剂，使患者服用更加方便。

四、整合现代科技要素，推动中医骨伤科学现代化

朱老坚持师古而不泥古，在继承中求发展，探索中有创新的观念，在治疗骨伤中，倡导中西医结合，把现代医学的理论知识、科学成果与中医骨伤的手法整骨紧密结合，如手法复位经皮穿针内固定治疗锁骨骨折，经皮扩新内固定治疗陈旧性肩锁关节全脱位，自身牵引平衡固定器治疗股骨干骨折及不稳性胫腓骨骨折等，提高了骨伤的治疗水平。

面对近年来大量涌现的新型骨科内外固定器材，朱老摒弃门户之见，欣然取而用之，并提出"器械是手法的延伸""开刀不是西医的专利，中医也开刀，而且比西医早"等观点，这样鲜明的观点，在中医界振聋发聩，引人深思。朱老认为，开刀不是西化，而是发扬光大了华佗等中医外科鼻祖的"刀法"，是对中医骨伤科治疗手段的丰富和发展。随着人类社会的进步，现代交通、高层建筑业的发展，农业机械化程度的提高，车祸伤、压砸伤、坠落伤、机器损伤等所致的多发骨与关节损伤越来越多，骨伤科的疾病谱发生了重大变化，单纯手法复位夹板外固定已很难适应临床需要，骨伤的诊断和治疗出现了新的机遇和挑战。适应社会发展的需要，走出中医不开刀的误区，大胆采用微创手术技术，是中医骨伤科现代化的重要标志之一。

朱老对现代骨科在计算机导航系统辅助下经皮或小切口置入内固定物治疗肢体各部位骨折褒奖有加，认为计算机导航较之电视 X 线机更进一步降低了对人体的辐射损伤，具有明显的优越性。朱老说，中医学是一门科学，

而创新是科学的灵魂。固守传统中医疗法不变更，绝对不是科学。中医骨伤科工作者应该尊师不泥古，创新不离宗，既要跟上现代科学的步伐，又不能丧失中医特色。

【专长绝技】

文登"整骨十二法"

《医宗金鉴》归纳了"摸、接、端、提、推、拿、按、摩"正骨八法，新中国成立后，现代骨伤科医疗工作者在继承传统整骨手法的基础上，总结出许多新的正骨手法，影响比较大的如"天津医院——正骨八法""五版中医院校教材《中医伤科学》——正骨九法""中医院校骨伤专业统编教材《中医整骨学》——整骨八法"等。朱老结合对西医学和生物力学的研究，总结出"文登整骨十二法"，使四肢骨折闭合复位的成功率大大提高。

"文登整骨十二法"包括手摸心会、体位牵转、推挤提按、成角折顶、牵抖屈伸、相向回绕、摇摆推顶、旋转回位、扣挤击打、撬拨扩新、夹挤分骨、按摩推拿。其中，牵抖屈伸、扣挤击打、撬拨扩新等法与众不同，更具体、实用，经临床验证，收到了事半功倍的效果。

1. 手摸心会

是整复骨折的基本方法，贯穿于整复全过程，是施行手法的首要步骤。先用手触摸骨折部位，先轻后重、由浅及深、从远至近、两端相对，仔细摸清骨折移位的方位，结合 X 线影像，术者头脑中形成骨折移位的立体形象，达到"知其体相，识其部位，一旦临证，机触手外，巧生于内，手随心转，法从手出"的境界。手法的运用要准、稳、轻、巧，有条不紊，切忌粗暴。

2. 体位牵转

维持体位是四肢骨与关节损伤闭合整复中一项贯穿始终的重要手法。开始触摸骨折断端情况时，要稳定伤肢与原来畸形的轴线，防止骨折断端移位加大，刺伤其他组织，复位过程中嘱患者配合术者做相应动作，外固定时保持肢体的正常轴线，以得夹缚。牵引主要是克服肌肉的对抗力，矫正重叠移位。患者在原始体位下做拔伸牵引，使移位于软组织内的骨折端被拔伸出来；然后沿肢体纵轴对抗牵引，矫正重叠畸形。对于单轴关节（如肘、膝关节）附近的骨折，将远端骨折段连同与之形成一个整体关节的关节远端肢体共同牵向近侧骨折段所指的方向，矫正成角畸形。如伸直型肱骨髁上骨折，需要在牵引下屈曲肘关节，才能达到矫正成角的目的。对多轴关节（如肩、髋关节）附近的骨折，一般有三个平面上的移位（水平面、矢状面、冠状面），复位过程中要改变几个方向，才能将骨折整复。如内收型肱骨外科颈骨折，患者俯卧位，牵引方向是先内收，后外展，再前屈上举过顶，最后内旋扣紧骨折断端，然后慢慢放下患肢，才能矫正其嵌插、重叠、旋转移位以及向内、外、前的成角畸形。对于陈旧骨折与脱位，采用边变换牵引方向边转动肢体的方法，松解粘连，以利进一步整复。手法运用要由轻及重，逐步增加牵引力，并要根据术者整复过程中的需要适时调整牵引力的大小。

3. 成角折顶

横断骨折、斜形骨折有成角畸形者，骨折一侧的骨膜与软组织常没有断裂，加之周围肌肉组织丰富，单纯拔伸牵引，不能解除骨折断端交锁，用两拇指顶住骨折突出的一端，其余手指环抱凹陷的一端，先将骨折片折向成角的一面，加大成角畸形，解除骨折端交锁，依靠拇指的感觉，估计骨折远近骨皮质已对顶相接，再骤然反折，使骨折复位。

4. 推挤提按

用于矫正骨折的侧方移位。可用拇指直接用力使骨折端复位。内外侧采用推挤手法，前后移位用提按手法。对于上肢骨折，可一手固定骨折断端，另一手握住骨折远端进行复位；对于下肢骨折，由于肢体肌肉丰厚，双手无法握持骨折端，在整复时不能依靠手指的力量整复，而是采用整个手掌、腕部甚至前臂的力量进行骨折端的推拔、提按，才能达到复位的目的。对于长骨骨折的畸形愈合，可用推挤手法，使畸形矫正或重新折断，以利进一步复位与固定。

5. 相向回绕

主要用于纠正斜形或螺旋形骨折的旋转移位或断端有软组织入的长骨干骨折，尤其是对前臂尺、桡骨单骨折背向的旋转移位，由于皮肤及软组织张力的限制，单纯采用以骨折一端绕骨折另一端的逆向回绕来完全纠正严重背向旋转是非常困难的。术者两手分别捏持骨折远近端，首先在轻度牵引下逆骨折原旋转移位的方向回绕，当远近骨折端各自最大限度旋转回绕后固定不动，即背靠背移位变为侧方移位，然后令助手沿纵轴方向缓慢由旋前至中立位做40°左右的旋转牵引，同时术者在维持已完成的旋转移位的前提下夹挤提拉骨折远段，并用力向掌侧推顶近折段，变侧向移位为折面相对。手法运用要谨慎，避免损伤血管、神经，如有软组织阻挡时，即应改变方向，不可盲目回绕。

6. 夹挤分骨

用于两骨并列部位的骨折，如尺桡骨、胫腓骨等，骨折端因肌肉收缩及骨间膜的牵拉而相互靠拢时。复位过程中，用两手拇指及示、中、环三指在骨折的掌背侧夹挤两骨间隙，将靠拢的骨折断端分开。

7. 摇摆推顶

用于矫正长骨干部复位后的残余移位。经各种手法复位后的骨折，断端可能仍存在小的间隙，如有些锯齿或横断骨折对合不严密，术者可两手固定断端，助手在轻度牵引下左右或上下一步摇摆骨折远端，使骨折准确对位，并沿骨折长轴方向推顶，使骨折端紧密嵌插，骨折更加稳定。还用于长管状骨整复过程中，复位后，两断端轻轻纵向推顶，判断骨折是否复位并据其稳定程度判断是否完全对位。

8. 旋转回位

主要用于纠正骨折端的旋转、分离移位，尤其是桡骨上 1/3 骨折，因局部肌肉丰富、软组织肿胀、骨间隙狭窄、手感不清等因素影响，在整复过程中常顾此失彼。利用前臂旋转肌和骨间膜张力的约束作用，采用牵引旋转前臂的方法可使骨折达到满意的复位。手法实施前要明确骨折的旋转方向，切忌盲目旋转。

9. 扣挤击打

主要用于矫正近关节骨折的侧向分离移位。如在复位肱骨髁间骨折及胫骨平台骨折侧向移位时，维持牵引力下，术者可采用双手环抱骨折部位，五指交叉，利用两手掌根部相向挤压的力量矫正骨折侧向增宽，恢复骨折的宽度。在跟骨骨折的整复中，手指无法牢固捏持跟骨牵引，复位中，采用双手掌根部扣紧跟骨两侧，边牵引，边侧向轻度摆动、边用力扣挤，使粉碎的骨折块复位。如手掌的力量不足以达到整复目的，则可采用橡皮锤击打达到矫正骨折断端增宽的目的。击打过程中要注意锤击的准确性，以免伤及正常部位；要注意击打部位的皮肤保护。

10. 牵抖屈伸

主要用于关节部位的整复。通过牵抖手法，利用与骨折相连的肌腱拉动骨折块，矫正骨折块的旋转或从嵌夹的关节间隙中解脱出来，以得进一步复位。如肱骨内上髁或外髁骨折，骨折块明显翻转或嵌夹于关节间隙中，运用该手法可顺利将骨折块从交锁中解脱。当关节内骨折复位后，常残余部分移位，致关节面不平整，可采用屈伸关节的方法，利用关节自身的对合关系进一步矫正残余移位，常用于肘关节、踝关节骨折的整复。

11. 撬拨扩新

撬拨法主要用于关节内骨折或其他手法不易达到良好复位的骨折与脱位。利用钢针挑开阻碍复位的软组织并直接拨动骨折块复位。如严重移位的小儿桡骨颈骨折、胫骨平台骨折、粉碎骨折中游离旋转的骨折块的整复需撬拨法。扩新法用于骨折或脱位时间较长、断端或关节间隙已被新生的软组织充填时，复位前先用专用的针刀将阻挡复位的瘢痕组织切开、剥削，将挛缩、卷曲的关节囊、韧带、腱膜理顺，形成新鲜创面，有助于骨折复位后的愈合及关节脱位的关节囊、韧带、腱膜的健康修复与重建，起到了"推陈出新"的作用。多用于陈旧性肩锁关节脱位的复位及时间较长的骨折的整复。撬拨扩新的过程中要注意选择合适的进针点、方向、深度及拨动范围，避免损伤重要组织。

12. 按摩推拿

主要是调理骨折周围软组织，使扭转的肌肉、肌腱等软组织舒展通达，起到散瘀舒筋的效果。操作时要轻柔，按肌腱肌肉的走行方向，由上向下，顺骨捋筋。

（詹红生　龚志贤）

第十三节　国医骨伤名师沈冯君学术思想与正骨特色手法

【个人简介】

沈冯君，男，中共党员，1942年5月19日生于江苏省常州市武进区，汉族，曾任贵阳中医学院（现贵州中医药大学）院长，骨伤科教授、主任医师，硕士研究生导师，中国中医研究院兼职博士研究生导师，香港大学中医药学院名誉教授。

荣誉称号：国务院政府特殊津贴专家（1994年），贵州省优秀医学科技工作者称号（1995年），全国首届"中医骨伤名师"（2007年），贵州省首

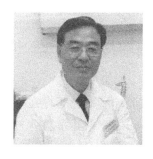

届名中医（2007 年）。

科研成果：主持研究的治疗股骨头缺血坏死的中药制剂"丹仙康骨胶囊"于 2006 年获原国家食品药品监督管理局药物临床试验批件；"中草药促进骨折愈合的研究"在 1978 年获全国科技大会奖课题组集体奖；"改进型髋臼成形术治疗小儿先天性髋关节脱位"在 2001 年获贵州省政府科技成果三等奖，沈冯君为课题主持人；"活血补肾法对股骨头缺血坏死修复中血管内皮生长因素基因表达的影响"在 2003 年获贵州省政府科技成果三等奖，沈冯君为课题主持人；中药 6 类新药"丹仙康骨胶囊"在 2007 年获贵州省政府科技成果三等奖；"不同补肾方法对绝经后骨质疏松症的对比实验研究"在 2004 年获贵州省政府科技成果三等奖，沈冯君为第二作者；"局部外固定和超关节石膏固定对实验性骨折愈合的影响"在 1984 年获贵州省医药卫生科技进步一等奖，沈冯君为第三作者；"骨与关节手术入路图解"在 1996 年获贵州省医药卫生科技进步一等奖，沈冯君为第一作者；"丹仙康骨胶囊临床前药效学研究"在 2000 年获贵州省医药卫生科技进步一等奖，沈冯君为课题主持人；"中药对骨折愈合的作用研究"在 1980 年获贵州省医药卫生科技进步二等奖，沈冯君为第三作者；"骨皮质在骨折愈合中的作用"在 1984 年获贵州省医药卫生科技成果二等奖。

沈冯君教授结合临床、科研及教学经验，在国内期刊发表论文 60 余篇，第一作者专著 1 部，主编 3 部、副主编 6 部、均为全国中医骨伤教材，参编 6 部，主审 1 部，共 17 部，均在全国中医药院校及临床得到了广泛应用。

社会兼职：曾任国家药品审评专家，中华中医药学会理事，中华中医药学会骨伤科分会第二、第三届理事会副理事长，《中国骨伤》杂志第五届编辑委员会委员，《中国中医骨伤科杂志》副主编，《中医正骨》杂志第一届编辑委员会委员，《中医正骨》杂志第二届编辑委员会副主任委员、副主编；贵州省显微外科学会主任委员，贵州省中医药学会副理事长，贵州省学位委员会委员，贵州省高级卫生技术职称评审委员会副主任委员，中国中西医结合学会贵州分会第二届理事会常务理事兼骨科组组长、第三届理事会副理事长兼骨科组组长。

【学术思想】

一、中医药治疗股骨头坏死

对中医药治疗股骨头坏死，沈冯君教授认为：痹证、痿证之间存在传变、互相转化，骨痿的病机重在虚，骨痹则重在邪；治疗方面骨痿重在补虚，骨痹重在通络；血瘀既是病理因素，又是病理产物，活血化瘀的药物只能消除血瘀的表象，根本上解决问题还要从血瘀着手，通过调理脏腑功能，使机体阴阳平衡，解除血瘀的病因，以起到扶正祛邪的作用，达到邪去正存的效果。在此基础上沈冯君教授科学地提出来补肾活血法治疗股骨头坏死，制备了丹仙康骨胶囊，并进行了动物试验及临床试验。

二、骨折的中医药治疗理论

在骨折用药方面，主张骨折初期针对伤处青紫瘀斑、肿胀疼痛，治宜活血化瘀，消肿止痛，与传统早期单纯使用活血化瘀药不同；骨折中期用药以调理脾胃为主，沈冯君教授指出胃气强则五脏俱盛。故其治伤用药主张照顾脾胃之气强盛，以期胃气强而溉五脏，五脏得养，损伤得以康复。以损伤而论，初期肌肤皮肉外伤，瘀滞阻络，气血失畅，往往造成脾胃受困失调，伤后疼痛又易思绪紊乱，耗神不振，多有纳谷不香、腹胀便秘等症，故把活血化瘀、健脾理气作为治伤之常用之法。损伤中期则和营生新，更加注重补脾益胃，使筋骨得以充分濡养。后期则一般多以补益肝肾调治，此时更应该配合和胃调中，一则脾胃之气得养，运化有常，水谷精气不断充养肾中精气，促进损伤恢复。临证中常加入佛手等促进胃肠蠕动消化。

三、筋骨并重，内合肝肾

《黄帝内经》曰："宗筋主束骨而利机关也""诸筋者皆属于节"。说明筋的主要功能是连属关节，"筋束骨、骨张筋"；中医学认为筋骨与肝肾两脏是密切相关的，肝主筋，《黄帝内经》讲的"肝者……其充在筋""肝主身之筋膜也"，说明了肝与筋的关系；"肾主骨"理论最初来源于《黄帝内经》，"肾者……其充在骨"说明了肾与骨的关系，又认为"肾藏精"，所谓肾藏精，精生骨髓，髓养骨，也就是讲骨的生长发育乃至损伤以后的修复，要依靠肾脏精气的滋养。沈冯君教授认为骨伤科疾病中很大一部分是伤筋动骨，治疗上应以中医学理论为指导，重视筋骨之间、筋骨与肝肾之间的关系，调补肝肾，充分发挥肾生骨髓、肝血荣筋的作用，促进筋骨的愈合。

四、推崇正骨、筋伤手法治疗

我国正骨手法历史悠久，流派繁多，沈冯君教授在继承传统中医正骨手法的基础上，结合其多年的临床经验，吸取众家之长，再加以总结、概括、提高而得其特色的手法，即屈伸牵拉法、折顶吻对法、回旋捏挤法、提按端挤法、推送抱合法、叩击嵌插法、分骨宽间法等7种正骨手法。

五、中医药治疗腰椎退行性疾病

对腰椎增生性脊柱炎患者用中药治疗，主张将补肾药与活血化瘀药同时应用，补肾以壮腰健骨、活血化瘀以祛瘀生新。针对颈、腰椎间盘突出症，认为此类患者久病多易致气虚，认识到其病机的根本是气虚血滞，因此主张予以补气通络活血的治疗法则，采用补阳还五汤治疗，经临床病例验证，其疗效明确。

【专长绝技】

一、特色手法

1. 屈伸牵拉法

本法主要根据"欲合先离，离而复合"的理论，将骨折两断端拉开，随即捏平对位。临床上必须根据不同部位和不同类型的骨折，选用伸牵拉、屈牵拉等不同的牵拉手法。

2. 折顶吻对法

本法适用于骨干横行骨折的重叠畸形。操作原理是利用骨折断面和远端的杠杆力，使它反折起来再对位，该操作比较省力，对软组织损伤小，对位成功率高。助手用两手固定骨折近端，术者两手大拇指顶住骨折远端的上面或背面，两手其余四指捏住下面或掌面，用反折力将骨折远端的成角增大，然后将远端反折，矫正错位及成角，使断端吻对。

3. 回旋捏挤法

本法主要用于斜形骨折的背靠背错位畸形。这种病例使用牵拉法往往不易成功，而用回旋提挤法收效较为满意。术者将断骨两端捏定徐徐向逆方向回旋使两断端斜面相对、复位之后，即上下左右提挤，使其对位正确。但使用这种方法应非常谨慎，防止损伤软组织，若遇阻力，应反向回旋。

4. 提按端挤法

本法主要用于前臂和小腿的单骨折，此类骨折绝大部分无重叠畸形，仅有侧方移位，所以只要将两骨折端之陷下者提起，凸起者按下，就能使骨折处复位成功。

5. 推送抱合法

本法主要用来整复髌骨或尺骨鹰嘴的分离骨折。以分离的髌骨骨折为例，术者两手将分离的髌骨从上下左右向中间推送抱合，以达到对位。

6. 叩击嵌插法

本法用于稳定的桡骨下端骨折或肱骨外科颈骨折，在整复和固定之后，沿骨干纵轴方向将两断端向中间叩击，使之嵌插更加稳定，加速愈合。

7. 分骨宽间法

本法主要用于前臂、掌、跖、胫腓骨骨折。因此类骨折断端往往受骨间膜和肌肉的牵拉而相互靠拢，此法可用来恢复原来的骨间隙，以利于骨折的稳定和日后的功能恢复。术者用两手拇指及示、中、环三指在骨折间的掌背位骨间隙内分挤，使其重新恢复到原来的程度。

二、中药治疗股骨头坏死

沈冯君教授根据中医"祛瘀生新""肾主骨"的理论，以"活血补肾健骨"为原则，在自拟经验方"化瘀活骨汤"的基础上，以丹参、仙灵脾、骨碎补、川芎、红花等药为主研制了"丹仙康骨胶囊"制剂，用该制剂进行一系列的研究，经对激素性股骨头坏死血运变化的影响实验研究，证实丹仙康骨胶囊有促进毛细血管再生，加速骨组织修复的作用；经丹仙康骨胶囊对体外培养成骨细胞的影响研究，结果表明丹仙康骨胶囊具有促进成骨细胞的代谢、增生和分化的作用。

此制剂或组方用于临床时总结出，在股骨头坏死早期使用较好，中期使用此中药配合髋关节外科脱位技术、股骨头颈髓心减压等保髋手术方式治疗有明显延长股骨头使用年限及改善局部症状的临床效果，晚期股骨头坏死不具备手术条件者，服此中药有缓解症状的作用。

三、理筋手法治疗肩周炎

肩周炎施行理筋手法时分 3 个步骤。

第 1 步：手法的力量主要作用于浅层组织，术者用大小鱼际按摩患肩肩胛区、三角肌区和肩前区，接着用掌根部自肩峰向周围推，然后分开四指由肩峰向周围推，再用两手掌内侧缘对搓患肩达上臂。第 1 步操作时术者着力面宽，受力主要在浅层组织。

第 2 步：术者用拇指指腹揉，接着用拇指指尖在与肌肉走向垂直的方向拨络，沿斜方肌、冈上肌、冈下肌、三角肌、胸大肌等肌肉施手法；然后，术者拇指与示、中指相对拿捏患者肩关节前内和后内方位；用拇指尖沿肩关节周围骨缝结合揉、拨两手法施法。以上手法，在各部位反复做 10 次左右。

第 3 步：术者用全手掌沿肩胛区、肩上方、前外侧胸部、三角肌区到上臂按摩数遍，使患肩放松，手法全过程结束。整套手法体现准备手法、治疗手法、结束手法，归结为"轻、重、轻"三个过程。

隔日做一次手法，平时嘱患者每天自行活动肩部数次，主要练习逐步加大外展，配合做内旋、外旋、前屈、后伸等动作。也可用健侧的手掌拍打患肩周围以促进舒筋活血，此即肩周炎的理筋手法治疗。

随着医疗影像技术的不断发展，沈冯君教授对肩周炎也有了更深的认识，发现在过往的肩周炎患者中漏诊了肩袖损伤患者，沈教授建议对于疗效不佳，查体怀疑有肩袖损伤的患者可进行磁共振检查，以排除有肩袖损伤需进行手术治疗的患者，这一建议使肩周炎患者的治疗效果较以往有了更进一步的提高。

四、脊柱旋转法治疗急性腰扭挫伤

沈冯君教授对于急性腰扭挫伤有独特的手法，疗效显著，深受患者欢迎。患者正坐，双脚呈"人"字样分开，术者立于患者左侧，先用左手扶患者右肩，右手拇指按压腰脊痛处向左做约 90°旋转，然后用同样手法在右侧重复一遍，目的是起到消除患者紧张心理、松弛肌肉的作用。在此基础上，术者立于患者背后，双手通过患者腋下环抱，左右摇摆动作，先慢后快，在一瞬间，用力上提，此时患者顿感腰部舒松，并能做前后屈伸动作，示复位成功。

【典型医案】

一、补肾活血法治疗股骨头坏死

李某，男，7岁，学生。

初诊：2015年5月13日。

主诉：右髋部疼痛、跛行5年余。

病史：右髋部疼痛、跛行5年余，否认有明显外伤史。近右髋疼痛加重。

诊查：右髋关节活动功能无明显障碍，直腿抬高试验阴性，直腿抬高加强试验阴性，"4"字试验阴性，舌淡红，苔薄白，脉弦细。X线片示右股骨头坏死（Ficat Ⅱ期）。

临床诊断：右股骨头坏死（Ficat Ⅱ期）。

辨证：气滞血瘀，肝肾不足证。

治法：补益肝肾，活血化瘀。

处方：口服自拟化瘀活骨汤，方药如下：威灵仙6 g，丹参6 g，桃仁6 g，姜黄6 g，狗脊6 g，赤芍6 g，川芎6 g，熟地6 g，骨碎补6 g，红花5 g，枸杞6 g，甘草3 g。

二诊：2015年5月29日，患者疼痛较上次略减轻，继续在上述方药基础上加三棱、莪术增强活血祛瘀止痛作用。方药：威灵仙6 g，丹参6 g，桃仁6 g，姜黄6 g，狗脊6 g，赤芍6 g，川芎6 g，熟地6 g，骨碎补6 g，红花5 g，枸杞6 g，三棱3 g，莪术3 g，甘草3 g。

三诊：2015年6月30日，患者疼痛减轻，继续在上方基础上减去三棱、莪术口服。

四诊：2015年8月15日，患者疼痛减轻，活动度增加，嘱其少下地负重行走，X线片示股骨头密度减低区面积缩小，继上方口服。

五诊：2015年10月16日，患者疼痛消失，活动功能明显好转，嘱其可下地负重行走，X线片示右股骨头密度基本一致，继服下方：威灵仙5 g，丹参6 g，桃仁6 g，姜黄6 g，狗脊5 g，赤芍6 g，川芎6 g，熟地6 g，骨碎补5 g，红花5 g，枸杞6 g，甘草3 g。

按语：服药五个月复查右髋关节X线片见股骨头负重区密度有明显改善，继续上方服药，一年后复查右髋关节X线片示股骨头恢复正常。

二、接骨续筋法治疗股骨颈骨折

田某，男，60岁，工人。

初诊：1973年1月12日。

主诉：左髋关节疼痛伴活动受限3小时余。

病史：骑自行车而倾跌损伤左髋关节部，当时疼痛难忍，不能活动，腿膝屈伸不利。

诊查：左股骨颈部有明显压痛，转动不能自主，稍动患处疼痛剧增，两下肢等长，舌红，苔薄淡黄，脉弦数。X线示左股骨颈基底部骨折（Garden Ⅲ型）。

临床诊断：左股骨颈骨折。

辨证：外伤致局部骨断筋伤，经脉瘀滞不通，气血运行不畅。

治法：沈冯君教授予特色正骨手法复位后，内服消肿止痛、活血化瘀之中药，配以外敷科内自制栀龙膏，敷贴软固定贴。

处方：口服自拟消瘀止痛汤，方药如下：当归尾6g，川芎6g，桃仁9g，红花5g，延胡索5g，姜黄9g，赤芍9g，甘草6g。

二诊：1973年1月26日，左股骨颈骨折疼痛较上次减轻，出现胃胀闷，在前方基础上加佛手9克。临证中观察到需卧床的骨折患者用药1周后消瘀消肿止痛效果较好，但若现胸脘痞闷，可在本方中加入佛手和胃理气。

三诊：1973年2月12日，左股骨颈骨折疼痛逐渐减轻，活动增加。治以补血接骨，理气和胃促进骨折生长愈合，自拟补血接骨汤，方药如下：当归9g，熟地9g，川芎12g，赤芍12g，续断9g，骨碎补6g，陈皮9g，甘草6g。

四诊：1973年3月1日，疼痛渐减，已能不负重轻微活动。治疗在前方基础上加补肾药物，方药如下：当归9g，熟地9g，川芎12g，赤芍12g，续断9g，骨碎补6g，仙灵脾9g，补骨脂9g，陈皮9g，甘草6g。

五诊：1973年3月13日，股骨颈骨折处已无明显压痛，可适当行走，但不耐持久。为帮助伤肢功能恢复，中药煎水后熏洗，熏洗后趁筋肉血脉温通，进行功能锻炼。在前面治疗基础上加自拟伸筋活血汤外用。外用处方：当归12g，桃仁12g，川芎12g，赤芍12g，红花9g，伸筋草15g，透骨草15g。

按语：股骨颈骨折是老年人的常见骨折，一般为头下外展嵌顿型和基底部的骨折，只要处理得当，预后良好。

【经方验方】

一、化瘀活骨汤

处方：川芎 12 g，三棱 12 g，丹参 12 g，骨碎补 12 g，当归 15 g，地龙 9 g，淫羊藿 12 g，赤芍 12 g，黄芪 30 g，牛膝 12 g，甘草 6 g。

功能：补肾壮骨，活血祛瘀。

主治：股骨头坏死、骨质疏松症。

用法：上药共加水煎汁，内服。每日 1 剂，分 3 次煎服，餐后服。

方解：此方中川芎、三棱、丹参活血之力劲强，主活脉中瘀滞之血，其中川芎者乃血中之气药也，其入脉中血分理血中之气而达活血通脉之效；三棱破血之力峻，可用于血瘀气结重症；丹参活血化瘀；当归气味辛香，甘补温通，善补阴中之阳，既能行血，又能和血，有瘀祛而正不致伤之妙；地龙性咸、寒，既有制约淫羊藿、川芎等温燥功效，又有通经活络兼利水的功效；淫羊藿可补肾强筋骨、祛风除湿合骨碎补共同发挥补肾健骨的作用；赤芍配地龙以达散瘀通络止痛的作用。

应用情况：本方药临床应用数十年，在股骨头缺血性坏死早期使用疗效较好，未见不良反应，丰富了"补肾活血"治疗股骨头缺血性坏死的理论。

禁忌：经期妇女、孕妇停服。

二、腰痹止痛汤

处方：骨碎补 9 g，威灵仙 12 g，当归 6 g，川芎 6 g，赤芍 9 g，熟地 12 g，延胡索 9 g，姜黄 9 g，狗脊 12 g，杜仲 12 g，肉苁蓉 12 g，枸杞 12 g，甘草 6 g。

功能：壮腰补肾，活血化瘀。

主治：治疗腰椎增生性脊柱炎，腰肌劳损，腰扭伤后经久疼痛，腰椎骨质疏松症。

用法：上药共加水煎汁，内服。每日 1 剂，分 2 次煎服。

方解："腰为肾之府""肾主骨"，补肾以壮腰而强筋健骨，佐以活血化瘀药物以和血养骨，使腰部筋肉骨骼的血运瘀祛新生。本方以骨碎补、狗脊、肉苁蓉补肾强筋壮骨；枸杞、熟地滋阴补肾，生精益髓；当归、川芎以补血活血；赤芍祛瘀止痛；延胡索、姜黄活血祛瘀止痛。

应用情况：本方药临床应用数十年，在骨质疏松症、退变性骨关节炎疗效可靠，未见不良反应。实验证明：抑制骨的吸收、减少骨量丢失、促进骨形成和防治骨质疏松等作用。

禁忌：经期妇女、孕妇停服。

三、颈痛消晕饮

处方：天麻 12 g，钩藤 12 g^{后下}，蔓荆子 9 g，当归 6 g，生白芍 12 g，制首乌 12 g，丹参 12 g，白菊花 9 g^{后下}，青葙子 12 g，生龙骨 12 g^{先煎}，生牡蛎 15 g^{先煎}，石决明 20 g^{先煎}，延胡索 9 g，姜黄 9 g，杜仲 15 g，桑寄生 15 g，川芎 9 g。

功能：和血、活血、潜阳、镇逆。

主治：用于颈椎病引起的头昏、目眩，适用于椎动脉型颈椎病。

用法：水煎服，头煎先将生龙骨、生牡蛎、石决明煮沸 20 分钟后，再入天麻、蔓荆子、川芎、当归、生白芍、制首乌、丹参、青葙子、延胡索、姜黄、杜仲、桑寄生，煮沸 10 分钟后再加入钩藤、白菊花继续煮沸 3~5 分钟，即可取其汤药服用。二煎、三煎将上药煮沸 15 分钟即可。每日 2~3 次，餐后服。

方解：本方以天麻、钩藤、石决明平肝潜阳，熄风止痉；杜仲、桑寄生补肾、壮水以制火。当归、川芎、生白芍、制首乌补血、和血以养肝；白菊花、青葙子清肝明目；蔓荆子和白菊花配伍以疏散肝经风热，主治头昏目眩；生白芍柔肝熄风；生龙骨、生牡蛎平肝潜阳镇逆；延胡索、姜黄活血化瘀；丹参活血化瘀，解血脉之痉。

应用情况：本方药临床应用数十年，疗效可靠，无任何不良反应，丰富了本病的中医治疗。

禁忌：经期妇女、孕妇停服。

四、舒筋蠲痹汤

处方：伸筋草 20 g，透骨草 20 g，当归 12 g，川芎 12 g，赤芍 12 g，桃仁 12 g，红花 6 g，艾叶 9 g，延胡索 12 g，姜黄 12 g，苏木 12 g，海风藤 12 g，甘草 5 g。

功能：活血化瘀，舒筋通络。

主治：用于肢体受伤后或骨折虽已愈合，但因经络阻滞、气血运行不畅所致关节屈伸不利；筋肉劳损，关节活动不利；关节风湿痹证，活动受限，筋肉酸楚作痛。

用法：将上药用纱布包裹后放入药锅内，加水 2000 mL，煮沸 20 分钟后将药汤倒入盆中，先熏伤处，将用布覆盖以免热气散失，待药汤温度适宜后，用布巾浸药汤边热敷边洗伤处，每日 3 次，熏洗后，伤肢做主动活动锻炼。

方解：本方主治外伤后关节屈伸不利或关节风湿痹证，经络受阻。方中以伸筋草、透骨草疏经通络；桃仁、红花、当归、川芎、赤芍活血化瘀，以达祛瘀生新之意；延胡索与姜黄配伍以辛散温通，行气、活血、止痛；艾叶温经散寒止痛；苏木活血通经祛瘀止痛；海风藤祛风湿、通经络；甘草和诸药。

应用情况：本方用于风寒湿痹、肢体疼痛、麻木拘挛。

禁忌：经期妇女、孕妇停服。

（周红海　沈　骏）

第十四节　国医骨伤名师时光达学术思想与诊治绝技

【个人简介】

时光达（1922—2020 年），1922 年 2 月出生，山东枣庄人，教授，主任医师。曾任贵阳中医学院硕士研究生导师、贵阳中医学院骨伤科研究所所长。

荣誉称号：时光达教授 1950 年曾参加浙江省抗美援朝医疗队并荣获三等功，1987 年获全国科学大会奖（集体）及贵州省卫生厅科学进步二等奖、三等奖，全国首届"中医骨伤名师"（2007 年）。

科研成果：对中医骨伤科的基础理论，特别是对骨折愈合及中草药对骨折愈合的促进作用，通过多次的动物实验及临床研究有一定的深入见解，其研究成果有：①"骨折愈合过程中红血球沉降速率的改变"发表在《天津

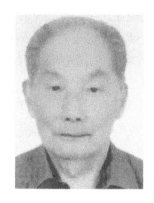

医药杂志骨科附刊》1964 年第 8 期；②"中药接骨 Ⅱ 号方对促进骨折愈合的观察"发表在《中华医学杂志》1978 年第 2 期；③"皮质骨在实验性骨折愈合过程中的形态学观察"发表在《中华骨科杂志》1982 年第 5 期；④"九节茶对实验性骨折骨痂中氨基酸影响的初步报告"发表在《中华骨科杂志》1985 年第 7 期；⑤"骨折自然愈合过程中羟磷灰石类矿物结晶程度的实验研究"发表在《中华医学杂志》1986 年第 6 期。还有多篇有关骨伤科基础研究的论文，共同揭示了骨折愈合时骨折断端羟磷灰石类矿物结晶与骨折断端间稳定程度的关系，此前在国内尚未见类似的研究内容发表。根据实验研究和临床观察，时光达教授体会到骨折愈合是一个自然过程，这个过程并不是不可以被影响而加速完成的，让患者内服或外敷中药，即可以促使其加速进程，该研究证实和丰富了传统医学的理论及实践。

20 世纪 80 年代初国内学者就开始了对中国骨伤科基础理论"肾主骨"的研究，相关的论文有：①"补肾中药淫羊藿对去势大白鼠骨质疏松模型计量学参数的影响"，载于刘忠厚主编的《骨质疏松症》（化学工业出版社 1992 年 4 月出版）；②"补肾中药续断对实验性骨折愈合影响的骨组织形态学研究"发表在《中国中医骨伤科杂志》1999 年第 7 卷第 3 期；③"黔岭藿影响骨折愈合的骨组织学及骨组织形态计量学研究"发表在《中医正骨》第 11 卷第 2 期。根据以上有关实验研究，时光达教授在《中国骨伤》1995 年第 3 卷第 6 期发表了"肾主骨的骨组织形态计量学基础实验研究综合报告"。他体会到中国传统医学中"肾"的作用和现代医学的性腺活动对骨组织结构有同样的影响，数据表明："补肾"中药会直接影响骨细胞的活动，它可根据具体的需求使细胞发生定向性的转化，这与国外学者发现的骨细胞具有激素受体而起到的作用是一致的。20 世纪 90 年代初时光达教授应用贵州特产的黔岭淫羊藿作为君药研制了一种防治骨质疏松症的中成药"仙灵骨葆胶囊"，该药目前已销往全国，颇得社会的好评，现已纳入国内"骨质疏松"治疗指南。

时光达教授主编的学术著作有《实验骨伤科学》（人民卫生出版社，1998 年 3 月），参编《骨与关节手术入路图解》（贵州人民出版社，1980 年 9 月）、《中医骨伤科学》（人民卫生出版社，1988 年 2 月）、《中国骨伤科学·卷10》《中国中医骨伤科百家方技精华》《骨质疏松症》等。除前文提及的，时光达教授还发表了《直流电导入中草药治疗骨折的初步观察——介绍一个治疗骨折的中草药外用新方法》《实验性骨折愈合的形态学观察》《巴尔通（Barton）氏骨折（附6例报告）》等学术论文。

社会兼职：曾任贵阳中医学院第一附属医院主任医师、教授，中华医学会骨科分会基础理论研究组委员，中华全国中医学会（现为中华中医药学会）骨伤科专业委员会第一、第二届委员会顾问等职。《中医正骨》第一、第二届编辑委员会顾问，《中国中医骨伤科杂志》编辑委员会副主任委员等职。

【学术思想】

一、中药治疗骨折愈合

时光达教授对中医骨伤科的骨折愈合的基础研究，特别是中药对骨折愈合的促进作用的研究，通过多次的动物实验及临床研究，有一定的见解，发表了"骨折愈合过程中红细胞沉降速率的改变""中药接骨Ⅱ号对促进骨折愈合作用的观察""皮质骨在实验性骨折愈合过程中的形态学观察""骨折自然愈合过程中骨痂内羟磷灰石类矿物结晶程度的实验研究"等论文，后者揭示了骨折愈合时骨折断端间羟磷灰石类矿物结晶与骨折断端稳定程度的关系，此前在国内尚未有类似的内容发表。根据实验研究和临床观察，他体会到骨折愈合虽然是人体一个自然修复的过程，但是这个过程并不是不可以加以影响而促使其加速完成其进程的，这一影响即是让患者内服或外敷中药，该研究证实和丰富了传统医学的理论及实践。

二、"肾主骨"的中医理论思想

时光达教授的学术思想最集中地体现在对中医理论中的"肾主骨"的认识及体会。肾的生理功能，肾藏精、肾主水、肾主纳气。《素问卷七·宣明五气篇第二十三》曰："肾主骨"，《素问卷十·痿论篇第四十四》亦云："肾主身之骨髓"，指出骨与肾的关系非常密切。

因此，时光达教授认为肾主骨理论在临床上对于骨病的诊治具有重要的意义。临床上，可以通过观察牙齿的生长、脱落及其润泽情况，推测肾精的盛衰、津液的荣枯。故此清代杨士瀛在《仁斋直指方》中说："齿者骨之所终，髓之所养，肾实主之。故肾衰则齿豁，肾盛则齿坚，虚热则齿动。"清代汪宏在《望诊遵经》中亦云："然齿者，总谓口中之骨，……滋润者，津液犹充；干燥者，津液已耗。形色枯槁者，精气将竭；形色明亮者，精气未衰。"另外，亦可依据骨骼的坚脆、生长的迟速，诊察肾精之盛衰。如见小儿生长发育迟缓，证见五迟五软，或见老人骨脆易折、难以愈合、不耐久立等，皆为肾精亏虚之证，以补肾填精之药治之，多获卓越效果。即如虞抟在《医学正传》所说："夫齿者，肾之标也，骨之余也……大抵齿龈露而动摇者，肾元虚也，治宜滋阴补肾为要。"

【专长绝技】

一、以"肾主骨"思想为指导开展骨伤科基础研究

在以"肾主骨"这一理论为指导，时光达教授通过系列动物实验、采取半自动骨组织图像分析研究探讨性激素水平下降引起骨组织结构改变的机理，以及补肾药物对促进骨折愈合和对骨质疏松治疗作用的基础。结果表明，性激素水平下降导致骨量丢失、关节软骨变性，是由于骨吸收抑制因素减少，骨吸收活动增强，骨形成相对不足进而使骨质疏松、骨折愈合迟缓。补肾中药黔岭藿合剂对骨骼组织结构具有明显的影响，可加强成骨细胞活性、增加成骨细胞数量、缩短吸收周期，从而可使因性激素水平下降而诱发的骨结构改变趋于正常状态，同时也可保持骨量的稳定，从而促进骨形成速度，使骨量的增长及骨矿物质沉积率的提高。

因此，鉴于"肾主骨"理论在骨伤科中的重要指导作用，时光达教授在基础实验研究中进行了大量有关"肾主骨"理论的探索工作，方法是采用动物去势、药物诱导复制骨质疏松模型，以及使用补肾药物以对抗去势及诱导骨骼改变的影响，进而对造模动物予以骨病、骨折的补"肾"治疗，使用骨组织形态计量学手段进行观察、检测、对比，在组织水平、细胞水平甚至亚细胞水平上，采用科学的计量方法，探讨骨质疏松的病理机制、中药防治的疗效、骨折愈合的再建过程及补"肾"药物的促进作用机理，取得了初步认识。故"肾主骨"是有其骨组织形态学基础的，这为今后骨伤科基础及临床研究提供了坚实的科学依据。

二、仙灵骨葆和骨松宝治疗骨质疏松症

仙灵骨葆和骨松宝均是基于时光达教授"肾主骨"思想，通过大量基础研究及临床研究，被证实能够治疗骨质疏松症，改善患者症状疗效确切，最终制成中成药广销国内，且已被纳入《中国老年骨质疏松诊疗指南（2018）》。

【典型医案】

一、经验方仙灵骨葆治疗绝经后骨质疏松症案

谭某，女，60 岁，退休职员。

初诊：1980 年 8 月 10 日。

主诉：腰背疼痛不适 2 年余，加重 1 个月。

病史：患者 2 余年前无明显诱因出现腰背部疼痛，性质为冷痛，无下肢放射痛、间歇性跛行，无晨僵，四肢沉重，乏力，时轻时重，胃脘部冷痛不适，近 1 个月症状加重。55 岁绝经。

诊查：轻度驼背，活动轻度受限，脊柱广泛压痛，直腿抬高试验及加强实验阴性。X 线片示腰椎退行性变，骨质疏松。舌质淡，苔薄白，脉沉弦。

临床诊断：中医诊断：骨痿，肾阳亏虚。

西医诊断：绝经后骨质疏松症。

辨证：患者腰背部疼痛不适，其疼痛性质为冷痛，可辨为肾阳虚，综合患者舌脉象，为骨痿，肾阳虚证。

治法：温阳补肾。

处方：口服仙灵骨葆，拟方如下：仙灵脾 30 g，续断 15 g，骨碎补 15 g，丹参 15 g，知母 15 g，生地 12 g，延胡索 10 g，姜黄 9 g，炙甘草 6 g。水煎服，日 1 剂，1 日 3 次。

二诊：1980 年 9 月 5 日，服上药 1 个月，症状逐渐减轻，唯胃脘部冷痛不适未见明显好转。拟前方加党参 2 g、炒白术 15 g，嘱再服 2 周。

三诊：1980 年 9 月 20 日，腰背部冷痛、四肢沉重、乏力、胃脘部冷痛均较前明显缓解。嘱其仍按前方继续治疗月余。

按语：骨质疏松症多见于老年人或绝经后的妇女，是腰背痛、全身骨痛较常见的原因之一。本例患者是一绝经后妇女，其病因乃肾阳虚之候，故予

仙灵骨葆口服。方中仙灵脾、续断、骨碎补补肾壮阳，丹参活血祛瘀、止痛，知母、生地滋阴补肾，延胡索、姜黄疏经通络。诸药合用，共起温阳、滋阴补肾、舒筋通络之效。以上诸药相伍，有补命门，壮肾阳，滋阴血，填精髓，通经络，健脾胃，坚筋骨之功效。

二、健骨化瘀止痛汤治疗骨质疏松性压缩性骨折案

张某，女，78岁，务农。

初诊：1982年4月16日。

主诉：腰背疼痛不适3天。

病史：患者3天前弯腰抬重物后出现腰背部疼痛，性质为刺痛，活动后加重，无下肢放射痛、间歇性跛行，无晨僵。48岁绝经。

诊查：腰椎活动明显受限，脊柱棘突及棘旁压痛、叩击痛明显，直腿抬高试验及加强试验阴性。X线片示第2腰椎椎体压缩性骨折，骨质疏松。舌质淡，苔薄，脉弦。

临床诊断：中医诊断：骨痿，肝肾亏虚；

西医诊断：第2腰椎椎体压缩性骨折，绝经后骨质疏松症。

辨证：肝肾亏虚之证。

治法：补益肝肾、活血化瘀止痛。

处方：口服自拟健骨化瘀止痛汤加减，拟方如下：补骨脂12 g，续断12 g，骨碎补12 g，丹参15 g，熟地12 g，延胡索10 g，姜黄9 g，白芍12 g，桃仁9 g，红花6 g，当归10 g，炙甘草6 g。水煎服，日1剂，1日3次。

二诊：1982年5月2日，服上药半月余，腰背部疼痛较前明显减轻，嘱其继服。

三诊：1982年6月5日，症状明显减轻。嘱仍按前方继续治疗月余。

按语：骨质疏松性压缩性骨折多见于老年人或绝经后的妇女，是骨质疏松症常见并发症之一。本病例是绝经后老年妇女，其病因主要为肝肾亏虚，故予补益肝肾为基础的治疗，外伤后腰背部刺痛为气滞血瘀所致，故予活血化瘀止痛，方中补骨脂、熟地、续断、骨碎补补肾接骨，丹参、当归、桃仁、红花活血祛瘀，延胡索、姜黄疏经通络止痛，白芍养血柔肝，诸药合用，共起温阳、滋养肝肾，舒筋通络之效。

【经方验方】

一、仙灵骨葆

处方：仙灵脾 30 g，续断 15 g，骨碎补 15 g，丹参 15 g，知母 15 g，生地 12 g。

功能：温阳、滋阴补肾、接骨续筋。

主治：预防和治疗中老年肾虚骨痿（原发性骨质疏松），亦可延缓中老年或妇女更年期后因肾气虚衰的各种骨关节退变及各种衰老症。

用法：水煎服，日 1 剂，1 日 3 次，连服 6 个月。

方解：方中仙灵脾、续断、骨碎补补肾壮阳，丹参活血祛瘀、止痛，知母、生地滋阴补肾。诸药合用，共起温阳、滋阴补肾、接骨续筋、增益情智之效。

应用情况：现已制成中成药"仙灵骨葆胶囊"，并被纳入《中国老年骨质疏松诊疗指南（2018）》。

禁忌：孕妇禁用。

二、三杰膏

处方：炉甘石 4.5 g，乳香 3 g，没药 3 g，麻油 100 mL。

功能：促进慢性溃疡的上皮快速生长。

主治：各种慢性溃疡、糖尿病足等难愈性溃疡面。

制法：将麻油加热煮沸，入炉甘石煎熬搅拌 30 分钟后起锅。将乳香、没药粉末加入油内搅 30 分钟，以四层细纱布滤过后，加黄蜡（冬季 10 g，夏季 15 g）搅匀。将此膏摊纱布上敷于创面，每 3 天更换 1 次。

方解：炉甘石祛翳退赤、收湿敛疮，乳香、没药合用调气活血、定痛追毒，麻油有滋润创面作用。

应用情况：各种慢性溃疡、糖尿病足等难愈性溃疡面。

禁忌：皮肤过敏者慎用。

三、加味接骨Ⅱ号方

处方：自然铜 6 g，土鳖虫 6 g，川续断 12 g，骨碎补 12 g，九节茶（肿节风）15 g，连钱草 15 g，仙灵脾 12 g，甘草 9 g。

功能：促进骨折愈合。

主治：骨折。

用法：以上药物煎服，每 2 日 1 剂；或制成蜜丸，每丸重 9 g，每日 2 次，每次 1 丸。骨折连续内服 8~10 周。

方解：方中自然铜、土鳖虫散瘀止痛、续筋接骨，续断、骨碎补补肝肾、续筋骨，九节茶活血止痛，连钱草散瘀消肿，仙灵脾补肾阳、强筋骨，甘草调和诸药，共起续筋接骨、活血止痛之效。

应用情况：目前仍是我科骨折患者中药内服基础方，可以有效减轻患者疼痛，缩短住院时间。

禁忌：经期妇女、孕妇禁用、儿童慎用。

（周红海　沈　骏）

第十五节　国医骨伤名师李同生学术思想与诊治绝技

【个人简介】

李同生，男，1929 年 2 月出生，汉族，山东曲阜人，为李氏正骨第四代传人，曾任同济医科大学中西医结合研究所所长、骨科主任、教授，湖北省中医药研究院院长、骨伤科研究所所长、研究员、主任医师。

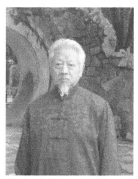

荣誉称号：为李氏正骨第四代传人，第一、第二批全国名老中医药专家学术经验继承工作指导老师，湖北中医大师，1999 年获吴阶平副委员长颁发的 20 世纪中医接骨学最高成就奖，全国首届中医骨伤名师（2007 年）。

科研成果：李氏从事中医、中西医结合骨伤科医疗、教学、科研、培干工作 60 余年，先后发表论文 30 余篇，主持骨伤科研项目 15 项，获部、省级科技成果奖二等奖、三等奖五项，主编与参编书著十余部，如《实用骨伤科学》《中西医结合治疗骨与关节损伤》《医学百科全书·中医骨伤科分册》

骨折部分《骨伤科手法学》《历代对颈、肩、腰腿痛的辨证内治法》《骨伤科学》《中医骨伤科基础》和《伤科集成》等著作及《名老中医李同生诊治经验集》《道家伤科李同生教授治伤经验辑要》等，数十年来，为近代骨伤科事业的振兴与发展做出了较突出的贡献。

社会兼职：全国第八届政协委员，首批获国务院政府特殊津贴的专家，中华中医药学会理事、中华中医药学会骨伤科分会副主任委员，湖北省中医药学会副理事长、湖北省暨武汉市中医药学会骨伤科专业委员会主任委员、世界骨伤科联合会署理主席（现均为顾问）。现任湖北省中医药研究院名誉院长、中国中医骨伤科杂志社社长、主编，国家药品监督管理局新药审评委员、中国中医科学院客座研究员。

【学术思想】

李氏在中医骨伤科功底深厚，自幼即受道家理念影响（但非道教教徒），习练武当内家功法，参习少林功法，从两者之中吸取有益骨伤科诊疗的内涵。药治方面少用峻猛劫剂，手法治疗禁用粗暴霸蛮之力，主张道家的"道法自然""无为而无不为"。扶正与祛邪，顺应自然，因势利导，安全效显，并摒除门户之见，与西医同道合作，相互学习，共同研讨，数十年如一日，承袭历代传统，博采古今众长，自成一派。

1. 推崇道家思想

李氏认为道家与医学同一渊源，虽各自发展，但相互渗透，所以他将道家思想及养生功法引入骨伤科，融合在诊疗之中。不论是药治、手法、功能锻炼或气功还是养生康复，多采取道家的顺应自然思想。燮理阴阳，因势利导，无过无不及，恰中肯綮。

2. 在骨伤科的治疗上，主张手法与药治并重

在手法上，其功力锻炼以武当功法为主，参以少林功法的精要部分。将气功、武功与正骨治伤手法熔于一炉，又将传统手法与现代医学、自然科学相结合，使李氏伤科别具一格。他把手法综合归纳为拔伸、捺正、按摩等10种。

3. 深谙武当功法，外示安逸，内含刚挺

吸取武当内功之心静神宁，松软沉静，不致于临证慌张；发劲如箭，收功如电，不至于失手致伤（指使用闪劲的大力手法，或施用弹性冲击力的功法）；顺项提顶，虚胸实腹，不至于汗喘气逆；沉肩坠肘，动作稳健，不

至于抖动失准；含胸拔背，催力至手，不至于气血乖离；口闭齿叩，舌抵上额，不至于口燥神疲。同时，李老非常重视手法基本功的训练，"一分功夫，一分疗效"。对骨伤科疾病施行手法治疗时，要求镇静沉着，精细稳妥，刚柔相济，轻柔安全，推筋着骨亦是"法之所施，使患者不知其苦"。

4. 李氏内治颇具特色

他主张用药之道当法乎自然，因势利导，用药量不在多，贵在切合病机。认为新伤责之于血瘀，旧伤通，应按四诊八纲，审证求因，据因定法，宗洪拟方，依方遣药。反对拘守成方、百病一法、以病符方，以致药病不符，反致病笃。在内治上，他认为只有调理气血、行气理滞、活血祛瘀，方能续筋接骨。调理气血之法又当分清脏腑、经络、部位，施以温清补泻。李氏临床用药组方法度严谨、配伍精当、君臣分明，用药擅兴王道之师，绝少用大辛、大热、大燥、大寒等霸道之品。祛邪之时，注意刻刻顾护正气。

【专长绝技】

一、正骨复位手法（接骨十大法）

1. 摸认法

摸认法是检查骨折和关节脱位的主要方法之一，术者用手触摸骨折和关节脱位处，根据伤骨与关节异常的形象，辨认出骨折和关节脱位的轻重、类型和移位方向。

1）捏摸法：是摸认法中常用的方法，用拇指、示指和中指，先轻轻捏摸肌肉软组织，使患者逐渐适应，后稍加重捏摸筋骨部分。

2）挤压法：在用摸法疑为骨折时，术者用两手掌在骨折处或骨折相应的部位，前后或左右方向相对挤压，骨折处可发生锐痛，结合其他检查，即可确诊骨折，多用于躯干部位。

3）叩击法：用手指或掌根或拳叩击相应部位，冲击力作用于骨折端和关节脱位处，会产生锐痛，包括：①局部叩击痛，即用手指端轻叩伤肢至损伤处时有锐痛；②纵轴叩击痛，即用拳或掌叩击伤肢远端，冲击力沿长骨纵轴传导到损伤处时，两骨折端相撞击，可产生锐痛。

4）屈伸法：多用于近关节处骨折或关节内骨折的检查。术者一手握住伤肢远端，另一手摸住疑有骨折的部位，轻缓地做伤肢关节屈伸动作，骨折处可发生锐痛和异常活动或有骨摩擦音。

5）旋转法：术者握佳伤肢远端轻缓地内收外展、内旋外旋，同时另一手摸住疑有骨折处，如有骨折时该处锐痛，常有异常活动和骨摩擦音。

2. 拔伸法

即是用手、腋部、臂部、脚或器械，牵拉伤肢两端使有缩短移位的骨折端和离开关节臼的关节头承受纵轴的牵拉应力，而使移位或脱位的骨便于归还原位的治疗方法。

1）拔伸力：拔伸力由轻到重，助手"倒腰向后"，即用身体向后倾斜的重力持续慢慢加力。例如肱骨骨折，患肢在屈肘90°位上，助手一手握住肘部，一手握住前臂；胫腓骨折，则一手握住足背，一手握足跟，利用助手身体后倾斜的持续力量进行拔伸。

2）反拔伸力：有拔伸力一定要有反拔伸力作用于近骨折段，才能使牵拉应力作用到两骨折端或脱位的关节上。常用方法为一助手牵拉患肢施以反拔伸力，或用宽布带将患者系于床上或墙上特装的墙钩施以反拔伸力。

3）拔伸方向：一般决定拔伸方向的方法有数种，一为近骨折段纵轴所指的方向，即该伤肢拔伸方向，如股骨上段骨折的拔伸；一为先按骨折远骨折段畸形的方向和脱位关节弹性固定的位置拔伸，后缓慢地回到近骨折段纵轴所指的方向，如桡骨远端骨折。

3. 捺正法

广义的捺正法几乎包括整个整复手法，这里所指为狭义的捺正法。用于横形、短斜形、短螺旋形、粉碎性骨折有侧方移位或成角移位和部分关节脱位者。对有缩短移位和重叠移位的骨折及周围软组织挛缩的关节脱位，要先用拔伸法解决骨折和关节缩短移位之后，再用捺正法来进行复位。

1）两点捺正法：用于骨折侧方移位。如肱骨干骨折之侧方移位，在拔伸手法下，术者一手按压偏离伤肢纵轴外突出的远骨折端，另一手按向内突起的近骨折端，使骨折端向纵轴线靠拢，在远、近两骨折段的轴线连成一线时，即达到解剖复位。

2）三点捺正法：用于骨折有成角移位者。在拔伸手法下，术者一手按捺角侧的角顶部，一手按捺开口侧远骨折段的远端，开口侧的近骨折段近端由助手按住，三点力量向伤肢纵轴方向推按，矫正成角，如为较小部位的骨折，亦可由术者两大拇指按捺成角的侧角顶部，两手2～5指按捺开口侧远、近骨折段的两端，向伤肢纵轴线按捺整复，即为将远、近两骨折段纵轴的延长线由交叉成角恢复到骨正常的轴线相连。

4. 反折法

反折法用于骨折有缩短、重叠移位，经拔伸手法无效或病程较长或缩短较重，用两点捺正法复位不能将缩短移位矫正者，可采用反折法整复。助手拔伸和术者位置与捺正法相似，先将骨折端推成成角移位，折角的方向应选在远、近两骨折段突起最高点，反折手法才易成功。

5. 旋转法

此法适用于旋转移位骨折或部分关节脱位的伤肢远段骨折。

1）回旋法：又名公转法。用在斜形骨折有背向移位或两骨折端有软组织嵌入的骨折。其原理是以近骨折段为轴心，远骨折段绕近骨折段边缘回旋 $0° \sim 180°$，使两骨折面吻合。

2）捻转法：又名自转法，用于骨折有旋转移位、陈旧性骨折畸形愈合或骨不连接及假关节形成等。它的术式是以近骨折段的纵轴为轴心，将近骨折段做顺时针或逆时针方向旋转，使旋转应力作用到骨折端。

3）转动法：也是旋转法中主要手法之一，多用于关节内或近关节骨折有侧方移位、成角移位或旋转移位者。根据骨折的情况，在靠近该骨折的关节上，选用冠状轴、矢状轴或上下轴，做顺时针或逆时针方向的转动使移位的骨折归还原位。

6. 屈伸法

又称折顶法，是一些近关节或关节内骨折及部分关节脱位的复位手法。

7. 挤捏法

此法为术者用两手指或手掌在受伤肢体同一水平面做相对挤压按捏而进行整复的方法，是在相对方向挤捏而使骨折承受向轴心挤压的合力进而使分离的骨折端或骨折片得到整复的方法。

8. 分骨法

分骨法用于两骨或多骨并列骨折或关节脱位。操作方法为术者用拇指为一方，示指、中指为一方相对掐捏于并列骨的骨间隙部位，使并列的骨分开。

9. 合骨法

合骨法目的是使分离移位的远、近两骨折端向骨折线尽量靠拢，常用于骨折后两骨折段被肌肉牵拉而呈分离移位者，如髌骨骨折、尺骨鹰嘴骨折等。操作时两手拇指、示指抵送两骨折块靠拢合骨使骨折端紧密接触。

10. 推拿法（狭义骨、关节异位的推拿法）

此法是指狭义的推拿，也是骨折和关节脱位的辅助手法，多用于骨折整复之后。术者用手做各种式式的推拿，在经络穴位或肌肉、肌腱、筋骨、关节等部位施术，用顺筋理骨法，借以调整筋骨，使骨折"合缝"，歪曲扭转的肌肉、肌腱得到整理还原，宣通经络，行瘀活血，理气通滞。

二、正骨推拿手法（推拿八大法）

1. 推拿法

1）推法：术者用肢体的某一部位，在患者体表的经络穴位、肌肉、肌腱、关节等部位，朝着一定的方向，直线地向前推进。常用方法有掌推式、指推式、拳推式、前臂推式、肘推式等，不常用的有其他推式、小腿推式、足推式，但这些部位不如上肢部位灵敏，故近代较少用。

2）拿法：术者用拇指为一侧，其余手指为另一侧，相对而成钳形，钳拿住患者经络、穴位、肌肉、肌腱、筋膜等治疗部位，用不同力量和术式进行操作。方法：①三指拿式，即术者用一手拇指为一方，示、中指为另一方，钳拿患者效应部位施行手法。②多指拿式，即术者一手拇指为一方，2~5指为另一方，钳拿住效应部位施行手法。③两手拿式，即术者两手如上述钳拿于同一侧部位施行手法，或两手分别钳拿住左、右两侧相同的效应部位施行手法，或两手钳拿住上、下或左、右不同的效应部位施行手法。

2. 按摩法

1）按法：术者用肢体恰当的部位，在患者效应部位，如经络穴位等处施行按摩法，由轻到稍重，将结束时，又转为轻，过程较缓慢。方法有掌按式、拳按式、指按式、前臂按式。掌按有侧掌按式、手掌按式、鱼际按式等；拳按有平拳按式、凤眼拳按式；指按有拇指按、剑指按、一指点按等。以上按式可用一手施行或两手同时施行。

2）摩法：为术者用肢体恰部位贴置于患者治疗效应部位，加上较按法稍轻的压力，在皮肤上进行轻按、摩擦的动作，速度稍快，动作稍柔，不宜过重，避免擦伤皮肤。此法较推法轻，且以在皮肤上摩擦为主。方法：①掌摩式，以平掌摩式、侧掌摩式较为常用。②拳摩式，以立拳摩（小鱼际着力）为主。③指摩式，多以拇指指面摩为主。④前臂摩式，以前臂尺侧摩为主。

3. 揉捏法

1）揉法：术者以上肢得力部位作用于患者效应部位，施加压力，并做旋转动作，近似摩法。与摩法不同之处在于施加的压力较摩法大，不似摩法在皮肤上摩擦，而是着力处紧贴皮肤旋转，使手法旋转应力作用于皮下软组织。方法同摩法。

2）捏法：术者拇指为一侧，其余四指为另一侧，两侧相对如钳形，钳住患者效应部位用力捏住，再放松，与指按相似，但捏法为两侧对按，近似拿法，唯着力较轻，次数较多，分两指、三指、多指捏式。两指捏式即用拇、示两指对捏；三指捏式即为拇、示、中指对捏；多指法为拇指与其余四指对捏。

4. 叩打法

1）叩法：为术者用手末端或器具叩击患者效应部位的方法。方法：①指叩式，即术者用手指端叩击效应部位；②指节叩式，即术者用2~5指近指间关节叩击效应部位；③拳叩式，即术者握拳，拳背向下，用2~5掌指关节突起处叩击效应部位。

2）打法：术者用上肢远端面积较大之处，如掌、拳、前臂等击打患者筋骨等部位以治旧伤痹痛。一般击打1~2次（稍重），也可反复击打（软弹力、用力较轻）。方法：①拳打式，包括拳面打、立拳打、俯拳打、拳眼打、拳背打式；②掌打式，包括平掌打式、侧掌打式、掌根打式、鱼际打式、反掌拍打式；③指打式，包括指弹打式、指抽打式、指拍打式。

5. 振抖法

1）振法：术者用手某一部分着力，全臂施用巧力，发出频率较高的振动作用于患者的效应部位。方法：①掌振式，即术者用平掌、侧掌、掌根、鱼际等部位发力，作用于效应部位，本式应用较普遍；②拳振式，即用平拳、立拳、俯拳、拳棱等部位发出振动，作用于效应部位；③指振式，包括一指振法、剑指振法、星状指振法、啄指振法、锄按指振法、凤眼指振法。

2）抖法：术者持住患者肢体的一端，做一次或数次的牵拉抖动。术者一手或两手紧握效应部位的肢体远端，小弓箭步站立，若为坐位则两足分开坐稳，以备下步做抖动手法。

6. 挤压法

1）挤法：术者两手掌心相对，将患者效应部位置于两手之间，相对用力钳夹挤压然后放松。方法：①掌挤式，用两掌相对挤压，较常用，包括侧掌挤式、平掌将式、鱼际挤式、掌根挤式；②夹挤式，用两手十指交扣挤压；③抱挤式，两掌各呈圆弧压；④拳挤式，包括拳面挤式、拳挤式、凤眼拳挤式，临床较少应用；⑤指挤式，包括指中节挤式、两指对挤式、多指挤式。

2）压法：术者用肢体部位压于患者效应部位，此法类似按法，但较按法力大深沉，按法为手臂用力，压法除手臂力之外有时加入术者体重之力。方法：①掌压式，分单掌压式和双掌压式，在这两式之中，有平掌、侧掌、掌根、鱼际压等方式。双掌压式中，又有双掌重叠压式；②拳压式，其中有单拳压式和双拳压式，多采用拳面压于效应部位，其次为拳棱压式，是术者将拳紧握，拳心向上，用拳之 2~5 掌指关节棱突起处着力，压于效应部位。

7. 运摇法

分为头颈运摇法、上肢运摇法、躯干运摇法和下肢运摇法，分别起到疏颈活节、行血理伤、解除上肢各关节的僵凝、舒筋活血、消肿止痛、通络宣痹等功效。

8. 导引法

导引法是祖国文化遗产的珍贵部分，也是中医学防治疾病、强身健体、延年益寿的主要方法。本法是用意识、呼吸配合身体进行有规律的运动，可行气血、疏通经络、调理脏腑、活动关节、强筋壮骨、祛病延年。本导引法虽为骨伤系列疾病康复所设，但对整个机体均有防病强体的效益。各部位导引之法内容丰富，可见有关书籍。

【典型医案】

一、通督活血汤治疗腰椎管狭窄症案

李某，女，70 岁，襄阳人。

初诊：2014 年 11 月 27 日。

主诉：腰痛伴右下肢疼痛、间歇性跛行 2 月余，加重 1 周。

病史：患者始于 2000 年出现腰痛，期间曾间断保守治疗近 1 年，疼痛明显好转，劳累后腰部轻微疼痛。于 2014 年 9 月夜间睡觉时受寒，出现腰部及右下肢疼痛，站立行走受限，约可行 150 米。蹲位休息后，又可行走约 100 米。劳累后上述症状明显加重。2014 年 10 月 22 日于当地医院行针灸、中药熏蒸、中药口服（藤黄健骨片口服、灯盏花素活血化瘀）、西药脱水消

肿等治疗，症状稍有缓解。既往有冠心病病史，1997 年有骶骨骨折病史。后经人介绍，于 2014 年 11 月 27 日来李老专家门诊就诊。

诊查：体胖，易汗出，饮食睡眠可，小便如常，便秘，脊柱胸腰段变直，未见明显侧弯畸形；腰椎下段棘突及椎旁压痛、叩击痛（＋），直腿抬高试验左 85°（－），右 60°（＋）；腰椎后伸试验（＋），右小腿外侧浅感觉减退，右小腿肌肉稍萎缩，肌力较左侧稍偏弱，双侧膝跟腱反射未见明显异常，病理放射未引出。舌紫苔白，脉弦细。腰椎 CT 示：①L_3/L_4、L_4/L_5 椎管狭窄。②腰椎小关节退行性改变。③黄韧带可见肥厚。

临床诊断：腰椎管狭窄症（腰痹病）。

辨证：肝肾亏虚，督脉瘀滞。

治法：通督活血、调肝肾、通经络。

处方：方药予以通督活血汤，加延胡索 12 g、徐长卿 12 g、党参 15 g、骨碎补 10 g、火麻仁 15 g。上汤剂 7 剂，1 日 1 剂分两次温服。针灸肾俞、关元俞、昆仑、地盘，补法行针，留针 15 分钟。嘱托睡如弓。

二诊：2014 年 12 月 4 日，腰部及右下肢疼痛稍有好转，行走距离较前增加，劳累后症状加重。大便调，舌紫苔白，脉弦细。原方减火麻仁加丹参 12 g，共 7 剂。针刺处方如初诊。

三诊：2014 年 12 月 18 日，腰部及右下肢疼痛明显较前好转，舌红苔白，脉弦细。守原方 50 剂，告知电话联系，并告知锻炼方法。针灸处方如初诊。后随诊患者腰及下肢仅在劳累后感疼痛，行走距离明显增加。

按语：患者为老年女性，肝肾亏虚之体。发病于 9 月的夜晚，时值寒气上升，夏热下降之时，外邪侵袭损及督脉阳气（督脉为阳脉之海），阻碍经脉气血运行，不通或不容，致使腰痛及下肢症状出现。舌脉从证。李老认为从证与主证有一定的相关性，从证的解除会促进主证的消减。初诊患者有便秘故加火麻仁，李老认为这也是不通的征象，通之相关经络亦可畅通。患者易汗出，予以党参益气补肺。二诊加丹参取之活血祛瘀之功效，另患者有冠心病病史。

二、补肾健骨汤治疗膝骨关节炎案

王某，女，59 岁，汉族，已婚。

初诊：2014 年 1 月 11 日。

主诉：左膝部疼痛活动受限间断发作 4 年，加重 6 天就诊。

病史：患者自诉4年前无明显诱因出现行走时感左膝部疼痛，偶有绞锁现象，稍微活动后缓解。上下楼梯、爬坡时疼痛加重。曾多次住院治疗，膝关节予以玻璃酸钠关节腔注射，缓解后出院。近6天来左膝行走时又复出现左膝关节疼痛，伴有明显肿胀。未做特殊处理，经人介绍来李老专家门诊就诊。

诊查：左膝关节肿胀明显，肤温可。左膝内、外侧膝眼压痛明显，左膝关节活动范围：0°~45°。浮髌试验（＋），研磨试验（－），左下肢肌力Ⅴ级，左膝腱反射存在，左下肢足趾末梢血循，可感觉运动功能存在。舌红苔少，脉沉弱。

临床诊断：膝骨关节炎（膝痹病）。

辨证：肝肾亏虚，气滞血瘀。

治法：补肾健骨、化瘀止痛、通络活血。

处方：

1）予以补肾健骨汤加减口服，用药：补骨脂12 g、猴骨15 g、鹿角片20 g、骨碎补10 g、当归10 g、黄芪15 g、丹参15 g、三七10 g、松节10 g、玄胡10 g、鸡内金12 g、炮山甲6 g、伸筋草10 g。上汤剂14剂，1日1剂，分两次温服。

2）熏洗汤自行用砂锅煮沸温度适宜后先熏后洗，直至水温变凉。之后予以弃杖膏外敷，嘱其3日换1次。

3）针灸予以围刺法，选穴内外膝眼、梁丘、血海、阴陵泉、阳陵泉、足三里，平补平泻，留针15分钟。告知锻炼方法，踝泵及等长收缩。

二诊：2014年1月25日。用药后左膝肿痛明显减轻，左膝关节活动范围为0°~90°，其他症状明显缓解。舌红苔少，脉沉。守原方减猴骨、炮山甲加土鳖虫10 g，14剂。减弃杖膏外敷，其他治疗同前。

三诊：2014年4月6号诉期间自行守上方买药煎服。膝痛已缓，左膝关节活动范围为0°~110°，诸恙亦解，舌红苔白，脉沉。上方加木瓜12 g、白术12 g，改为丸剂，熏洗汤间断熏洗。继续功能锻炼。2015年2月3号电话联系，症状无反复，保护下行走顺畅。

按语：患者为中老年女性，肝肾亏虚之体，精血不足，筋骨失养，导致其生理功能减退甚至丧失，膝关节疼痛，下肢行走不利。舌淡红，脉沉弱，可证。首诊选用李老专病专方家传秘方之补肾健骨汤加减，补益肝肾、通络止血。另因膝关节肿胀，加弃杖膏外敷以活血化瘀、通络止痛。二诊患者症状明显好转，因猴骨难购，炮山甲价高，故减之，以减轻患者经济负担。加土鳖虫增强通经活络之功。肿胀已减，故减弃杖膏外敷。三诊诸症状已明显缓解，活动范围大幅度增加，故将汤剂改为丸剂，巩固疗效，预防病势反复。

【经方验方】

通督活血汤

组成：当归9 g，黄芪18 g，丹参18 g，泽兰叶9 g，赤芍9 g，杜仲9 g，金毛狗脊12 g，鹿角片18 g，地龙9 g，苏木9 g。

功效：通督活血，补益肝肾。

主治：用于退行性腰椎管狭窄症；急慢性腰腿疼痛，间歇性跛行迁延不愈，腰脊椎过伸试验阳性，相应神经节段的肌力及感觉减退，跟腱、膝腱反射改变，二便障碍，马鞍区麻木，中医辨证属肾精亏乏、瘀阻督脉者。

用法：将鹿角片另包，先煎30分钟，再入诸药共煎，沸后文火煎50分钟，每日1剂，分两次煎服，每服150 mL，饭后2小时温服。服药过程中停止用其他中西药物、手法及其他治疗方法，卧硬板床休息，每日卧床时间为16小时以上。

方解：方中当归、黄芪补气生血，为"饥因劳疫"所设。丹参去瘀生新行而不破；赤芍祛瘀止痛，常与当归、黄芪相伍，行瘀血滞，发散内外之风气；地龙走血分，能通血脉、利关节、消瘀滞、疗痹痛。以上诸药均有活血通经、消肿止痛之功效。鹿角益肾、行血消肿；杜仲温肾助阳、益精补髓、强筋壮骨；狗脊补肾壮腰、祛风定痛，此三味皆有填补奇经、壮腰益肾之力。综观全方，可收补益肝肾、通督活血功效。

加减：本方用于肾精亏乏，瘀阻督脉者，若下肢痹顽痿废、麻木疼痛甚者加牛膝9 g、木瓜9 g、五加皮9 g；兼有舌苔白腻、脉濡缓、口渴不欲饮、怠倦困乏、湿重者，酌加萆薢9 g、苍术9 g、防己9 g；兼有口渴欲饮、舌红少苔、脉弦细、面色红赤、阴虚火旺者，酌加炙黄柏9 g、生地9 g，泄火坚阴，滋养肝肾；疼痛甚者加乌药9 g、延胡索9 g、广三七5 g，活血祛瘀镇痛；兼有风湿、游走窜痛、痛无定处、顽麻不仁者，酌加威灵仙9 g、防风6 g、秦艽9 g、羌活9 g。

按语：本方系李氏骨伤科祖传验方，是治疗腰椎管狭窄的基本方，多种腰腿疼痛如腰椎间盘突出症、腰 3 横突综合征、慢性腰肌劳损等都可使用。

（卢　敏　谭旭仪）

第十六节　国医骨伤名师吴定寰学术思想与手法绝技

【个人简介】

吴定寰（字于一），男，生于 1928 年，卒于 2008 年，原籍吉林省吉林市，满族，中共党员，中国农工民主党党员，北京市中医药大学附属护国寺中医医院任骨科主任直至退休。

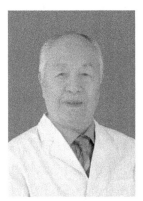

荣誉称号：被国务院评为有特殊贡献的科学家，享受国务院政府特殊技术津贴，首届"中医骨伤名师"（2007 年），北京市老中医学术经验继承工作指导老师（1992 年），国家名老中医药专家学术经验继承工作指导老师（1996 年），北京市西城区级非物质文化遗产保护名录项目——中医正骨术·宫廷正骨代表性传承人（2006 年）；北京市级非物质文化遗产保护名录项目——中医正骨术·宫廷正骨代表性传承人（2007 年）。

科研成果：吴定寰教授在学术上师古而不泥古，全面继承了宫廷御医夏锡五的正骨医术，对《医宗金鉴·正骨心法要旨》提出了自己深刻而独到的见解，完成了《夏锡五治疗骨折特点》《关节内骨折的治疗》《中医按摩》（法文版）等著作。1992 年，由其指导完成的《清代上驷院绰班处正骨手法传人夏锡五脉系源流的文献研究》学术论文及《夏氏宫廷正骨手法荟萃》（录像），获北京中医管理局科技进步一等奖；2003 年，其指导完成的《骨科熥药的剂型改革》，获 2003 年西城区科技进步二等奖；2008 年，其指导的《吴定寰宫廷正骨手法的计算机多媒体展示与研究》，获西城区科技进步二等奖。由吴定寰教授创立的"宫廷正骨"学术流派，2006 年入选第一批北京市西城区级非物质文化遗产保护名录；2007 年入选第一批北京市级非物质文化遗产保护名录；2008 年入选第二批国家级非物质文化遗产保护名录。

社会兼职：1974 年，任北京中医学会常务理事，北京中医学会正骨按摩委员会主任委员；1987 年，任北京中医药大学教授，同年担任北京市卫生局高级职称评审委员会委员。

【学术思想】

吴定寰教授秉承夏锡五先生代表的清代上驷院绰班处"知详备细，心慈术狠"的学术思想与"重手法、辅药物、佐器具"治疗理念，同时提出了"正、整、接、实"的施术原则。

一、"知详备细，心慈术狠"的学术思想

1）知详：临证时不仅要全面细致地了解病情，对发病部位进行认真的望、摸、比、对，还应辅以现代影像学检查方法，做出准确无误的诊断，避免漏诊、误诊等情况的发生。同时，还要明确患者是否符合手法的适应证，判断是否存在手法治疗的禁忌证。

2）备细：以中医辨证和疾病诊断为基础，拟定相应手法处方，制定详尽治疗方案。治疗前不但要将手法处方中的身形招式、手法配伍、治疗力度、操作时间等要素成熟于胸，还应对治疗后的预后转归有所判断，并向患者说明手法治疗的疗程安排，以及治疗后可能出现的身体反应和处理方法。对治疗过程中可能要用到的药物、器具也应提前准备就绪，放在手边可随用随取。

3）心慈：临证时应心怀慈念，治疗时应充分考虑到患者的身体条件，在条件允许的情况下让患者尽量配合治疗；施术治疗时充分估计到患者对所施手法的各种反应，施术时密切观察患者的反应，尽量使患者少受或不受痛苦。另外，医者还应心思端正，治疗时切忌贪念妄想，三心二意。

4）术狠：施用手法治疗时应大胆、迅速、准确，将每一手法都施用充分，善其法而尽其法，切不可瞻前顾后、优柔寡断。

二、"正、整、接、实"的施术原则

吴定寰教授提出的施术原则应用于筋伤病时，其含义与治疗骨折脱位不同。

1）正：是宫廷正骨手法的前提。首先，施术时思想应端正，切不可有邪念妄想、三心二意；其次，施用手法时身形要正，手法的劲道才能够运行顺畅，透表入里直达病所；第三，强调以患者为正、引导患者主动配合，施用治疗手法前将操作流程与目的向患者简要说明，减轻患者紧张情绪，使其配合舒展伤肢，有效降低治疗时的疼痛感，并提高疗效。

2）整：临证时要有整体观，充分考量发病部位与临床症状的相关性，辨证与辨病相结合，不可头痛医头，脚疼医脚。在施术前制定周详的治疗方案，确定安全有效的手法处方，并对拟施手法、所用力度、施术时间等成竹于心，并且对术后患者的病情变化、不良反应等因素有一个整体的预估。另外，拟定的治疗方案、确定手法处方时应考虑患者的生活习惯、工作方式等因素的干扰，告知患者在治疗后的注意事项与锻炼方法。

3）接：是熟练掌握各种手法，不同手法招式间的过度应自然顺畅，不同治疗方法间须衔接紧密。

4）实：使用各种手法时要准确、全面、彻底，善其法而尽其法。

【专长绝技】

一、正骨手法

吴定寰教授十分重视手法在中医正骨治疗中的重要作用，并以《医宗金鉴》摸、接、端、提、按、摩、推、拿正骨八法为纲，形成了轻、柔、透、巧的手法特点。

1）轻：手法的力量要轻，在不用或少用重手法时同样可以达到治疗效果。检查手法的力度应略大于治疗手法，从治疗开始到结束，是由轻到重、再由重至轻的力度变化；对疼痛敏感的部位或患者，应延长由轻到重的过程、缩短重手法的施用时间，力求在不知不觉中祛痛除病，正所谓"法之所施，使患者不知其苦，方称之为手法也"。

2）柔：手法力道柔和，即刚中有柔、柔中带刚、轻而不浮、重而不烈。施用手法时下指要如绵绵春雨，手法力度徐徐深透，患者却有力透筋骨之感。对新伤患者不但用力要轻，动作要更加和缓；对陈伤旧疾者则要逐步增加手法力道；对体质较弱、病情较重的患者要以能够耐受为限；对于身体强壮、病情较轻的患者，以局部有沉重感或酸痛即可。

3）透：手法的力度要透过体表层层深入直达病处。要达到手法力度透表入里，不仅须熟练掌握手法招式，更要在施术时集中精神、意念归一。《医宗金鉴·正骨心法要旨》云："机触于外，巧生于内，手随心转，法从手出"，心、手并用才能充分发挥手法的治疗作用。

4）巧：是医生凭借娴熟的医术，利用医患间的配合，用较小手法力度与简单招式接骨治筋。巧的另一层含义为注重身法与手法务必协调。如身法与手法不协调，手法力道无法透表入里，则医者身体容易疲劳，甚至受伤。

吴定寰教授手法的另一特色为重视摸法的应用。吴老在临证施用摸法时，不仅触寻常规的压痛、筋结、条索，还注重伤处寒热、表里、挛纵、厚薄等的触感差异，再结合望、闻、问三诊，辅以影像学检查结果，辨病与辨证相结合，形成适合不同患者，由治疗部位、手法招式、施用力度、操作时间等因素构成的手法处方，充分体现中医辨证论治的诊疗理念。

二、元书纸排子

吴定寰教授不但全面继承了清代上驷院绰班处的正骨手法，还善用元书纸排子于骨折、脱位的制动固定。元书纸古称赤亭纸，以当年生的嫩毛竹作为原料手工制作而成。吴定寰教授在骨折、脱位整复前，将元书纸依照患者肢体外形，按特殊的方式折叠成长短、宽窄各不相同的纸排子，整复结束后以元书纸排子进行固定。

虽然元书纸纸质柔软，但纸排子是由数十张元书纸经过反复折叠形成，具备与木质夹板相似的固定与支持作用。元书纸排子还可以保持骨折固定的稳定，且不干扰断端所承受的力学状态，并使其获得有益于骨折愈合的生理应力，为骨折修复创造了良好的力学环境。

元书纸排子具有更加柔和的机械弹性，更容易与人体表面紧密贴附，适应肢体内部压力的变化，可随骨折后肢体粗细的变化而自动塑型。元书纸排子对肌肉的有益收缩活动影响较少，便于把造成骨折再移位的消极因素转化为维持固定、矫正残余畸形的积极因素。当肢体肌肉收缩时，元书纸排子可吸收压力发生变形，肌肉舒张时，变形后的纸排子可弹性回位，几乎不会造成挤压伤，用吴老的话来说就是可以"随骨随形"。根据骨折及肢体部位的不同情况，可随时增减纸排子的层数和纸排子的数目，以提高纸排子固定的弹性和韧性，即"随松随紧"。

【典型医案】

一、腰椎间盘突出症案

刘某，男，54，工人。

初诊：2000 年 4 月 8 日。

主诉：腰部疼痛、活动受限 3 个月，加重半个月。

病史：3 个月前因搬重物后出现腰部疼痛，自行涂红花油及休息后稍减轻，但经常反复，近半个月症状加重，前来就诊。

诊查：腰曲变直，腰部活动受限，棘突旁压痛（＋），无明显下肢放射痛，右侧直腿抬高试验（－），左侧直腿抬高试验阳性45°（＋），股神经牵拉试验（－）。舌暗红，脉弦细。

临床诊断：腰椎间盘突出症（腰痹病）。

辨证：气滞血瘀证。

治法：理气活血，舒筋通络。

治疗：采用手法治疗：患者取俯卧位，嘱患者放松全身，术者沿脊柱双侧膀胱经走行用推法自上而下在包括臀部及下肢后外侧施术 3～4 遍，以推按法重点对腰部施术 3～4 遍。手法：患者仍取俯卧位，术者重点对腰部、臀部及下肢的腰阳关、肾俞、大肠俞、关元俞、环跳、承扶、委中、阳陵泉、承筋等穴施术点压弹拨法，以患者感到局部酸胀感为宜，另还可加点殷门、合阳、承山、风市、阳交、绝骨等穴；嘱患者改为仰卧位，术者以双手将患者的患肢极度屈膝屈髋，并用双手扶住患者膝及膝以下同时用力向胸腹部方向按压以牵拉坐骨神经。结束手法：患者取俯卧位，术者沿双侧膀胱经走行以按揉法自上而下施术 2 遍，嘱患者卧床休息 5 分钟，用宽腰围固定腰部。手法治疗每日 1 次，8 次后患者症状明显缓解，为巩固疗效嘱其加强腰背肌功能锻炼。

按语：吴老认为腰椎间盘突出症是以肾气亏虚、经络痹阻、气血凝滞为主证，故在治疗上强调以益肾通络为主，行气通滞为辅，手法治疗以足三阳经络为主，其中又以足太阳膀胱经为重点，施以点压弹拨之法，辅以督脉之腰阳关通调诸经，以达经脉通调、通痹止痛之效。

治疗手法的力量要根据患者病情，对于体质较弱、病情较重的患者治疗时要徐徐用力，以能耐受为限；对于身体强壮，病情较轻的患者，用力时以使患者感到患处有沉重感或酸痛即可。术者用双手"体会"患者损伤的情况是治疗的基础,用"心"指导双手施术是治疗的目的。术者将双手置于患处做机械运动是手法治疗的外在现象,用"心"在病患的深处"治疗"才是手法治疗的本质和核心。中医正骨科中的手法治疗不是简单地用双手做简单的、重复的机械运动,而是在"心神"的指引下做的一种能量的输出。"心""手"并用才能使手法的力量直达病处,充分发挥手法的作用。而且在"心神"的指导下施用手法,手法自然就会刚柔相济,和缓深透,达到"法之所施,使患者不知其苦"的效果。无"心"之手法就如无源之水,力度很难以维持。而有"心"之法犹如有源之川,力量连绵不绝。

另外,吴定寰教授强调在手法治疗过程中尽量避免使用暴力手法,因为腰及下肢的疼痛刺激,会导致腰背肌张力相对较高,使用暴力手法容易导致腰背肌的二次损伤;而且对于因神经根受到压迫而产生的急性水肿症状,也会因暴力手法的刺激而导致神经根水肿加重。

二、正骨治疗 Colles 骨折案

牛某,女,68,教师。

初诊:2005 年 1 月 14 日。

主诉:摔倒致左腕部肿胀、疼痛、活动受限 1 小时。

病史:1 小时前,患者因为地滑摔倒,左手撑地,感腕部剧痛,出现左腕部肿胀、疼痛、不敢活动,前来就诊。

诊查:患者腕肿胀,尤以局部肿胀明显,压痛明显,成刀叉样畸形,伤肢远端感觉及血运可。舌暗红,脉弦细。X 线片见桡骨远端呈粉碎性骨折。

临床诊断:Colles 骨折(骨折病)。

辨证:气滞血瘀证。

治法:复位、理筋、理气活血。

治疗:

1)手法整复:患者采用坐位,一助手站在患者患侧后方,用两手合掌握住患肢前臂近端;另一助手站在患侧前方,两手合掌握住患肢掌部;术者站在患肢移位一侧,一手握住骨折近端,另一手拿住骨折远端,助手 2 人同时用力均匀对抗进行拔伸牵引。术者用双手握住患肢协助牵引,感受骨折移位的变化情况。当骨折移位改善后,术者用双手拇指在骨折处两侧做推按,使骨折逐渐趋于复位。骨折复位后,术者用双手在骨折处继续做轻微的牵拉

或挤压，使骨折断端紧密接触。术者对患处进行触碰检查，整复效果满意后在患处外敷跌打万应膏，以绷带缠裹 1~2 层后用元书纸夹板外固定。固定后将患肢屈肘 90°，上臂内收内旋，前臂依附胸前，并用三角巾悬吊于胸前固定。分别于 1、2 周后复诊，依原位打开元书纸夹板，轻轻擦拭掉患处的残余跌打万应膏，重新外敷跌打万应膏，依原位继续用元书纸夹板外固定。

2）元书纸夹板固定：元书纸排子是用数张元书纸，根据骨折的部位、类型、伤处肌肉张力的大小，反复折叠数十层成长方形或长条形，剪圆四角，周边剪成大牙状。在骨折整复后，先用跌打万应膏均匀敷于整复后的患处，用绷带缠裹 1~2 层，随后置放加压垫，再沿肢体长轴，放大排子 2 个，其长度不超越关节，宽度以收紧 2 个纸排子间留有 1~2 cm 宽的间隙为度。再用绷带缠绕 1~2 层固定大排子，然后根据肢体粗细和骨折部位，在大排子外面置放小纸排子 4~6 个，其长度与大纸排子相同，其厚度较大纸排子略厚，每个小纸排子的宽度以收紧后每个小纸排子之间留有 1 cm 左右的空隙为好，最后以寸带捆扎 3~4 道，将小纸排子固定。

按语：吴定寰教授运用传统元书纸排子进行 Colles 骨折的外固定，既保留了传统固定方法的优点，又从力学角度上进行了改进，使之更适合临床应用。改进后的元书纸排子固定法中的纸排子轻且柔，有一定弹性、韧性，与人体表面情况较为接近，很少发生压伤。纸排子对肌肉有益的收缩活动影响较少，便于把造成骨折再移位的消极因素转化为维持固定、矫正残余畸形的积极因素。大、小纸排子分 2 层使用，既能保持固定的强度，又因其小纸排子数目、所留的空隙较多，对肢体血循环影响较小。纸排子的轻柔和弹性，可随骨折后肢体粗细的变化而自动塑形，即随骨随形，可根据骨折愈合的情况，随时增减纸排子的层数和应用纸排子的数目，即可随松随紧。

【经方验方】

一、跌打万应膏

处方：当归，红花，刘寄奴，血竭，炙乳香，炙没药，苏木，川芎，土鳖虫，煅自然铜，防风，天竺黄等。

功能：活血化瘀，接骨续筋，消肿止痛。

主治：用于治疗各类骨折脱位、跌打损伤及软组织挫伤。

用法：外用。将药膏均匀涂抹于伤处，药膏涂抹厚度约 2 毫米，涂抹面积略大于损伤面积；每日换药1次，直至瘀血消散。

应用情况：跌打万应膏为清末上驷院绰班处末代御医夏锡五传承的宫廷药剂，沿用至今已有近两百年的历史。

禁忌：孕妇及伤处破溃者禁用。

二、正骨紫金丹

处方：儿茶，木香，当归，川芎，炙乳香，炙没药，煅自然铜，土鳖虫，熟大黄，丁香，白芍，牛膝，续断，桃仁，红花等。

功能：活血化瘀，接骨续筋，通络止痛。

主治：用于治疗各类跌打损伤引起的骨折脱位、软组织瘀血肿痛，证见跌打损伤后局部青紫、肿胀、疼痛，舌质暗紫或有瘀斑，舌苔薄白或薄黄，脉沉涩。

用法：口服，每日2次，每次1丸。

应用情况：正骨紫金丹与跌打万应膏同为清末上驷院绰班处末代御医夏锡五传承的宫廷药剂，沿用至今已有近两百年的历史。

禁忌：孕妇禁用。

三、健骨止痛胶囊

处方：烫骨碎补，制淫羊藿，烫狗脊，熟地黄，鸡血藤，枸杞子，炒莱菔子等。

功能：补益肝肾，强筋壮骨，通络止痛。

主治：用于治疗肝肾阴虚型痹病（膝关节骨关节病，腰椎骨性关节病），证见腰膝酸软，疼痛，喜暖畏寒，活动后加重，舌苔薄白，脉沉，或沉细，或沉缓。

用法：口服，一次6粒，一日3次。

应用情况：本制剂为吴定寰教授依据自身临床经验研制而成，临床应用40余年，疗效可靠，无不良反应。

禁忌：孕妇慎用。

四、骨科熥药

处方：红花，赤芍，续断，伸筋草，刘寄奴，黄芩，川椒，炙乳香，炙没药，骨碎补，鸡血藤，透骨草，大黄，羌活，独活，制川乌，制草乌，大青盐等。

功能：活血化瘀，接骨续筋，温经通络，散寒止痛。

主治：用于治疗各类骨折脱位、跌打损伤及软组织挫伤。

用法：外用。将方中诸药粉碎过二十目筛备用。缝制 2 个 15 cm×20 cm 的布袋。将一剂中药倒入容器中，并加入 100 mL 左右白酒。将药末与白酒搅拌均匀，分装入 2 个布袋中制成 2 个药包待用。将装好的 2 个药包放入蒸锅中加热，蒸热后取出一个放在患处进行热敷治疗，另一药包放在锅中待用。热敷治疗 5 分钟后，把锅中的另一药包取出放在患处继续热敷治疗，并将已冷却的药包重新放入锅中加热待用。如此反复热敷。热敷治疗进行一小时后结束。将用过的 2 个药袋放置在阴凉通风处晾干，备日后治疗使用。

应用情况：骨伤熥药原与跌打万应膏（散）一同用于治疗骨折脱位，随着生活方式与疾病类型的改变，骨伤熥药又被赋予新的治疗功用。骨伤熥药在使用时采用蒸汽加热，除具有活血化瘀、消肿止痛的作用外，还可温经通络，散风止痛。因其功效与用法独特，在临床上也广泛应用于治疗颈椎病、腰椎病、膝关节骨性关节病。

禁忌：孕妇禁用。

（张　军　吴　冰　邝高艳）

第十七节　国医骨伤名师陈渭良学术思想与正骨绝技

【个人简介】

陈渭良，男，1938 年 8 月出生，汉族，广东佛山人。主任中医师、广州中医药大学教授、硕士研究生导师、上海中医药大学硕士研究生导师。

荣誉称号：广东省名中医，名老专家，全国名老中医药专家学术经验继承工作指导老师，2007 年获首届"中医骨伤名师"。

科研成果：从事骨伤科医疗、科研教学工作 60 多年，中西医基础理论扎实，精通中医辨证，谙熟正骨疗伤技法，擅长治疗各种骨关节疾病、软组织损伤、内伤及各种疑难杂症等，尤其专于外伤性的急危重症的抢救和骨伤

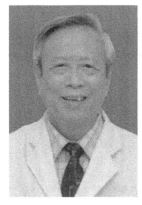

科疑难疾病的治疗。运用独具特色的陈氏正骨手法整复四肢骨干骨折、关节内或邻近关节骨折、骨折合并脱位、陈旧性骨折畸形愈合等，具安全性高、功能恢复好等优点，达到国内领先水平。先后研制了90多种骨伤科及内科杂症的内外用药，经多年的临床使用，收到良好疗效。著有《骨折与脱位的治疗》《中医病证诊断疗效标准（骨伤科部分）》等多部著作，获得发明专利3项，有十多项科研课题获省部级科技进步奖。

社会兼职：曾兼中华中医药学会骨伤科分会顾问、佛山市中医药学会理事长。

【学术思想】

一、提倡创新正骨技术，规范操作手法

陈老认为手法乃正骨之首务，医者须熟悉人体解剖，了解骨骼经筋的形态，手摸心会，判断损伤的程度及移位的方向，整复骨折时达到"机触于外，巧生于内，手随心转，法从手出"的境界。同时深刻地意识到要弘扬中医骨伤科，必须运用现代医学技术，才能丰富与发展中医骨伤科学。陈老在继承李氏伤科传统技法精华的基础上，运用现代医学的解剖学、影像学、生物力学理论和技术加以探索，将之有机地融合于中医骨伤科诊断、手法整复、内外固定、内外用药、功能锻炼及功能康复的全过程。

陈老把传统的"正骨八法"发展为"正骨十四法"同时，根据不同类型的骨关节损伤制定出诊疗操作规范，并对此进行了大量的研究，形成了一整套独特有效的方法。这套手法不仅对四肢长骨干骨折卓有成效，对一些整复难度大的骨折也有效，如骨折合并脱位、关节内骨折、邻近关节骨折、陈旧性骨折畸形愈合等，这都体现出这套手法的独到之处，在临床上均收到了良好的整复效果。故陈老不仅受到广大患者的欢迎，也受到国内外专家的关注和称誉。

二、辨证论治要准确，且应不断创新

陈渭良教授认为要提高中医疗效，辨证论治一定要准确，辨证准确是提

高疗效的基础。由于传统中医骨伤科在辨证论治的一些方面还存在不足，如对病位、阶段、病理的分类过于笼统；只照顾伤科情况而忽略个体的差异等，这些方面都不利于指导临床治疗，所以他强调现代中医骨伤科的诊断方法既要辨病，也要辨证，局部要与整体相结合，如对一些特殊的个体不应拘泥于骨折的三期辨证等，还应以动态的眼光来审视疾病发展的全过程。

陈老认为，中医学术要发展就应不断创新，按自身学科规律去探索，要在正确的思维方法指导下，从传统理论所包含的科学内涵中推导出新观点、新学说、新理论、新方法，用以指导临床实践。

他在临床上敢于大破大立，精研配伍，根据不同情况化裁运用，力求取得最佳治疗效果。主要技巧包括药物加减的变化、药物配伍的变化，以及药量的变化。其中药量的变化对治疗效果有较大的影响，如三七大剂量破血，中剂量活血，小剂量止血；薄荷在逍遥散中只用轻量，能舒肝理气，而治风热感冒时，可用到 10 g，以散发风热；桂枝在桂枝汤中用量较大，取其温经散寒，解肌发表，祛除在表风邪之效，而在五苓散中桂枝用量轻，则取其温通阳气，增加膀胱气化功能之作用。祛邪必须早期足量，病重药轻，如隔靴搔痒，无济于事。逐瘀又必须彻底，否则，如关门留寇，后患无穷。另外凡有毒的、峻烈的药物，用量宜少，特别是有毒之品，使用要慎重，以免中毒或耗伤正气。但对一些患者也可"大毒治大病"，但应在严密观察病情的情况下使用有毒药物。凡属花、叶等轻宣发散、芳香走窜的药物，用量亦不宜过大；而有些药物则非用重剂不可，如药力平缓的玉竹、熟地，质重的石膏以及石、贝类之属的药剂都应使用重剂。临床上必须根据各种不同的情况分别对待，具体确定。使用药量的大小，应有中医理论依据，正确掌握药与证，在辨证论治的原则指导下立方用药，疗效才可提高。

三、气血是骨伤科辨证根本，应辨明寒热虚实

他特别强调内服或外用药也要辨明寒热虚实，骨伤科辨证气血是根本。陈渭良强调无论外治、内治亦要视个人的体质及各个不同的阶段，找出病症所在，力排虚象、假象，明辨证候，才能正确用药，辨证不明则无从立法，精确的用药要建立在正确的辨证之基础上，医者不得疏忽。

四、提倡伤科治疗应重脾胃

传统中医伤科认为：肝主筋、肾主骨，骨折患者的中、后期治疗的重点

是补肝肾；但陈渭良对这一理论不是盲目地继承，他在研究李东垣的"脾胃论"后从中受到启发，并运用到中医骨伤科的辨证施治中。在骨折患者的中、后期，若其脾胃功能良好，则其体质就强，康复就快，借鉴"脾胃论"中的辨证施治理论论证，对骨折患者的治疗必须使脾胃得以健运。他认为伤科患者必伤气血，损筋骨，伤中耗气；祛瘀药物亦多攻伐；加上卧床静养，生活规律遭到了破坏，必扰脾胃运化之功，更兼广东地处岭南卑湿之地，更显得补脾胃之重要，故他认为补肝肾不若补脾胃之说。骨折患者的中、后期治疗应以补脾胃为主，若消化系统功能好，患者的体质就强，身体康复就快，也就是在骨折患者中、后期的治疗中必须要以消化系统为主轴来组织治理。他的这一新观点，引起了中医行家的重视。经大量的临床验证，这一观点是正确的。

五、提倡中药剂型改革，提高中医对危、急、重症的救治疗水平

陈老认为要提高中医伤科对危、急、重症的治疗水平，提高中医对急症的应对能力，必须改变中医"慢郎中"的形象，加大中药剂型改革的力度。

对骨伤科急症患者，如创伤昏迷、厥证，可用祛瘀通关散鼻饲等。陈渭良在借鉴古方、民间验方，结合个人经验的基础上，研制出治疗骨折及软组织损伤的"外用伤科黄水"。外用伤科黄水为外用中药治疗开放性损伤独辟蹊径，填补了国内外用中药水剂治疗开放性损伤的空白。

颅脑损伤是大多伤科同道不敢涉足的重症之一，陈老以科学的态度，经过反复观察和实践，研制出"祛瘀通关散"，对轻、中度颅脑损伤及较局限的外伤性颅内血肿在严密观察下采用中医治疗，最大的颅内血肿超过25毫升，经服用或鼻饲"祛瘀通关散"治疗后，CT扫描证实血肿明显吸收。通过一百多例的临床观察，血肿吸收的时间平均为23天，其效明显优于西药对照组。对脑震荡患者服用"祛瘀通关散"后，症状也明显减轻，效果优于西药对照组。

【专长绝技】

一、正骨十四法

（1）触摸辨认法
检查手法，贯穿骨折诊疗的全过程。

（2）擒拿扶正法

由助手握持稳定骨折肢体的远近端，贯穿每一病例的检查、治疗、复位、缚扎固定的全过程，保证其他手法的顺利进行，保持复位后骨折骨位稳定。

（3）拔伸牵引法

为正骨的基本手法。"欲合先离，离而复合"，有部分骨折牵引则合。

（4）提按升降法

用于骨折端前后移位的复位手法。

（5）内外推端法

用于骨折的侧方移位或单纯的内外成角畸形。

（6）屈伸展收法

此法用于关节内骨折或邻近关节骨折多方位移位的整复。

（7）扣挤分骨法

当双骨干的肢体发生骨折时，由于骨间膜或骨间肌的收缩，远近骨折端互相靠拢。此法可使远、近骨折端的双骨恢复原有的骨间距，利于其他手法的配合实施以使骨折复位。

（8）抱迫靠拢法

用于粉碎性骨折碎片分离移位。

（9）扩折反拔法

用于横断型骨折重叠明显、拔伸牵引不能完全纠正重叠移位者。

（10）接合碰撞法

用于对骨折端轴向分离移位的复位或在骨折复位后使之轴向紧密接触的手法。

（11）旋翻回绕法

此法用于对斜形骨折背靠背移位的复位。

（12）摇摆转动法

此法用于松解软组织挛缩、粘连，纠正折端残余移位；或为陈旧性骨折畸形愈合折断骨痂，为重新复位做准备。

（13）顶压折断法

此法是针对陈旧性骨折畸形愈合，时间较长，骨痂较多，需要重新折断治疗的折骨手法。

（14）对抗旋转法

此法运用于陈旧性骨折畸形愈合需要做折骨矫正者，操作过程中，将远、近两折端进行对抗的短轴旋转，作用力局限于骨折端的骨痂，不超过骨折处远、近关节，使骨痂在原骨折重叠部位折断。

二、股骨头缺血性坏死的治疗

缺血性骨坏死的病理复杂，治疗困难，是骨伤科治疗的棘手问题。为攻克这个难题，陈老认真分析研究了成人股骨头坏死和小儿骨软骨炎的典型病例，找出缺血性骨坏死的病理多是本虚标实，其肝、脾、肾为本虚，而骨头坏死造成局部压力较高，使血液供应受阻而形成瘀证为标实。找出症结所在后，陈老有的放矢地组方制成"骨补丸"，"骨补丸"有补气血、益肝肾、活血通络、益气健脾之功效，配合外敷温经散寒，强筋壮骨，内外兼治，疗效明显，治愈、好转者甚多。

【典型医案】

补益肝肾治疗股骨头坏死案

黎某某，男，5岁。

初诊：1998年8月24日。

主诉：右下肢跛行步态3月余。

病史：家长诉其3个月来行走步态异常，右下肢跛行，快走时明显，患儿偏食，夜睡易汗出。

诊查：体型瘦小，双下肢比较，右侧相对长度较左侧短1 cm，右下肢"4"字试验阳性，内旋、内收受限。舌质淡红，苔少，脉细。影像检查示右侧股骨头头骺细小，变扁，中央区密度增高，骨骺线存在。髋关节头臼关系好。

临床诊断：右股骨头坏死（骨蚀）。

辨证：肝肾不足证。

治法：补益肝肾。

处方：骨宝口服液1支，每天3次；活力片2片，每天3次。外用伤科油局部外涂并拍打至皮肤潮红，每天2次。通络洗方泡洗，每天1次。定制外展内旋位免负重支具佩戴（首诊处方为1个月量）。

二诊：1998年10月复查。患者跛行步态好转，查体右下肢内旋、内收活动较上诊进步。胃纳增加，汗出减少。按以上处方治疗3个月。

三诊：1999年1月复查。患者上述症状较前明显好转，口服药至1年，症状、体征基本消失。影像学复查照片示股骨头坏死区逐渐修复。

四诊：2002年11月复查。复查照片示右股骨头坏死区基本修复，形态良好，骨骺线存在。行走正常，下肢等长，无疼痛，髋关节功能正常。

按语：小儿股骨头坏死又称股骨头骨骺软骨炎或扁平髋，多发于2～12岁儿童。本病开始患儿叫膝痛—髋关节痛，步行不便或跛行，患髋不能屈伸、内收。陈老认为此病中医辨证着眼于肝肾、脾胃。治疗上早期多从脾胃运化不及、肝火留滞入手，以健脾化湿、清肝祛瘀为法，遣方如白茅根汤等。中后期以补益肝肾、益气健脾为主，用骨宝液、体能口服液等。坚持内外相兼，局部拍打按摩，以活血通络的药油和洗药促进局部血液循环，配合使用支具减少股骨头局部压力，利于软骨下修复和减轻畸形。告诫患者家属本病疗程长，需要耐心坚持治疗。

【经方验方】

一、骨补丸

处方：熟地黄、山茱萸、制仙茅等。
功能：补益精髓。
主治：用于骨折愈合缓慢，骨质疏松，软骨炎及肝肾亏虚等症。
用法：口服，一次1袋，一日3次；或遵医嘱。
禁忌：阴虚火盛者不宜用。

二、去伤片

处方：重楼、九节茶等。
功能：活血祛瘀，消肿止痛。
主治：用于跌打损伤，瘀血肿痛等症。
用法：口服，一次3片，一日3次；或遵医嘱。
禁忌：孕妇慎用。

三、伤科黄水

处方：黄连、栀子等。

功能：抗炎消肿，活血化瘀，祛腐生新。

主治：用于跌打损伤，软组织及骨骼损伤。

用法：外用，湿敷患处，一日 1 ~ 2 次；或遵医嘱。

禁忌：如出现皮肤过敏者应及时停用。

四、陈渭良伤科油

处方：黄柏、栀子、地榆等。

功能：解毒消炎，散瘀消肿，止血止痛。

主治：用于烫火灼伤，创伤止血，跌打损伤，蚊虫咬伤，无名肿毒等。

用法：外用，以适量搽敷患处，一日 3 ~ 5 次；或遵医嘱。

禁忌：孕妇慎用。如出现皮肤过敏者应及时停用。

（周红海　杨海韵）

第十八节　国医骨伤名师施杞学术思想与"施氏三步九法"

【个人简介】

施杞，男，1937 年 8 月出生，汉族，江苏东台人，上海中医药大学终身教授、专家委员会主任委员、主任医师、博士研究生导师、博士后指导老师、香港大学名誉教授。

荣誉称号：上海市名中医，第二批至第六批全国名老中医药专家学术经

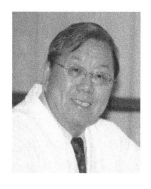

验继承工作指导导师，第一批国家非物质文化遗产"中医正骨"代表性传承人。国务院有突出贡献专家，享受政府特殊津贴，上海市中医文献馆馆员。施杞老师先后获得全国"党和人民满意的好老师"、中国好医生、上海市卫生系统先进工作者、上海市劳动模范、上海市教书育人楷模、徐光启科技金奖等荣誉称号。获首届全国"中医骨伤名师"，全国中医药高等学校教学名师，上海中医药发展终身成

就奖，上海市中医药杰出贡献奖。

科研成果：施杞老师率领团队先后承担国家级及部市级课题 200 余项，共发表论文近 700 篇，先后荣获国家科技进步奖二等奖 2 项以及部市级科技成果奖一等奖 12 项、二等奖 14 项等。参加第二版、第五版《中医伤科学》编写；担任《中国医学百科全书·中医骨伤科分册》编委，撰写"内伤"篇；担任《辞海》中医学分册主编。主编《病案学全书》《实用中国养生全书》《上海历代名医方技集成》《临床中医脑病学》《中国中医骨伤科百家方技精华》《历代中医学术论语通解》《现代中医药应用与研究大系》《骨伤科学》《家庭实用中医全书》《中国食疗大全》《中国中医秘方大全》《中国骨伤科学》《中医骨伤科学》《古医籍选读》等学术著作。指导博士后 15 名，培养博士研究生 72 名，硕士研究生 145 名，带徒 20 名，带上海市中医希望之星 2 名。

社会兼职：曾任上海市卫生局副局长、上海中医药大学校长、上海市政协委员、中华中医药学会副会长、中华中医药学会骨伤分会会长、上海市中医药学会会长、上海市科委中医药专业委员会主任、上海市中西医结合学会副会长、上海市卫生与计划生育委员会决策咨询专家委员会委员、国家科学技术委员会评审委员、国家中医药管理局专家咨询委员会委员、国家中医药管理局科技评审委员、全国中医药临床医学学位教育指导委员会委员、中国药典委员会委员、上海市新药评审委员会副主任、"九五"国家中医药科技攻关专家委员会委员等；现为世界中医骨科联合会名誉主席，中华中医药学会骨伤分会、整脊学分会名誉会长，上海中医药大学、上海市中医药研究院脊柱病研究所名誉所长。被美国普林士顿大学、新加坡中医学院、日本关西针灸大学、欧洲中医学院等 8 个国外院校聘为客座教授。

【学术思想】

一、气血为纲，诊治椎间盘疾病

施杞老师认为椎间盘作为运动器官只有在气血充盈的条件下，才能完成生理功能的应力效应。正常应力刺激，有利于气血的运行流通。反之，异常应力刺激，或阻碍气血的运行，或产生离经之血，停留于局部，产生气虚血瘀证。他提出椎间盘退变的重要病理基础是"气虚血瘀"。治疗的关键是"益气化瘀"，"益气"主要是补益先天肾气和后天脾胃之气，强调脾气与肾气的有机联系；"化瘀"乃化血瘀、痰瘀。"益气"促进"化瘀"，"化瘀"更能发挥"血之生化，气之推动"作用。"益气化瘀法"可以调治结合，标本兼顾，为中医药运用非手术疗法治疗椎间盘退变性疾病建立了理论基础，开辟了新思路。他还认为椎间盘退变始于软骨终板的退变，异常应力尤其是累积性损伤是软骨终板退变的主要原因。提出"动力失衡为先，静力失衡为主"的"脊柱力学失衡学说"，为临床治疗椎间盘细胞衰老和退变性疾病提供新思路和理论依据，为颈腰椎间盘退变机制研究及药物干预作用评价奠定了基础。

二、肾骨理论防治骨病

肾骨理论是石氏伤科理论的重要组成部分。肾藏精，精生髓，髓养骨。骨的生长、发育、修复，均须依赖肾脏精气提供营养和推动。肾精不足，可导致小儿发育迟缓、畸形、痿弱无力、骨脆易折等。施杞老师团队通过对石氏伤科临床经验与学术思想的梳理，基于"气血同治，重在肝脾肾"的理论，揭示了补肾中药治疗代谢性骨病的分子机制和作用靶点，以药测证，从分子水平进一步阐述石氏伤科"肾骨理论"的内在规律与科学内涵。

三、痰瘀理论防治关节炎

痰瘀理论是石氏伤科理论的重要组成部分。施杞老师在石氏理论基础上认为，损伤气血自属气脉闭塞、脘窍凝滞之类，易于痰聚为患。瘀有血瘀、痰瘀，血与痰均与津液水湿有着不可分割的关系。"痰瘀同源"是基于"津血同源"，因生理上津血均来源于水谷精微，痰瘀既是病理产物，也是致病因素。施杞老师团队发现调节淋巴增生和功能可能是治疗炎性关节炎的新靶点，从而使痰瘀的病理演变机制得以阐述，并初步证实了痰瘀病理状态与淋巴增生及功能之间的关系。

四、扶正祛邪巧治筋骨病

施杞老师认为中老年的颈腰椎疾病、骨关节病及骨质疏松症等疾病特点是伤少病多，按中医药学的理论体系归纳这些病的病机皆是正虚——气虚、肾虚，邪实——痰浊、瘀血。虚实夹杂，侧重各有不同，寒热也有差异。治以扶正的圣愈汤合顾及不同脏腑、不同邪实的有关方剂，形成治痹系列方。

【专长绝技】

一、施氏三步九法

施氏三步九法是施杞老师在"痹证学说"和"经筋失衡学说"的理论指导下，融汇石氏伤科与王氏武术伤科的特长，结合临床经验和实验研究而创立。具体分为理筋、整骨、通络三步，配以揉、拿、滚、提、松、扳、抖、捏、摩九法。它能调和气血，祛痰化瘀，疏风通络，解痉止痛，摄养脏腑，纠正肢体的动静力平衡失调。包括"整脊三步九法"（"整颈三步九法""整腰三步九法"）和"整骨三步九法"（"整肩三步九法""整肘三步九法""整腕三步九法""整髋三步九法""整膝三步九法""整踝三步九法"）。

1）理筋平衡法：揉法、拿法、滚法。

2）整骨平衡法：提法、松法、扳法。

3）通络平衡法：抖法、捏法、摩法。

二、施氏十二字养生功

施氏十二字养生功是施杞老师根据中医导引动作，结合石氏伤科治伤心得和王氏武术精华，创编而成的一套养生保健功法。该功法可内调气血脏腑，外强筋骨皮肉，扶正祛邪。用于慢性筋骨疾病的治疗，并可以根据患者具体情况分别进行立位、坐位和卧位的锻炼。

1）洗：以手洗面。

2）梳：双手指并拢略弯曲，用指尖由前向后梳头，分别从中线、旁线、边线巡经梳理。

3）揉：揉耳，揉按牵拉双耳轮上、中、下部。

4）搓：搓项，用手分别搓枕部、项部、大椎部。

5）松：松颈，引项向东、南、西、北、东南、东北、西南、西北八个方向转动（如米字形，又称米字功）。

6）按：按腰。

7）转：转腰。

8）磨：磨膝。

9）蹲：蹲髋。

10）摩：摩三焦。

11）吐：吐故纳新。

12）调：调理四肢，包括拍臂、甩肩、宽胸、健步。

【典型医案】

一、内外兼治脊髓型颈椎病案

王某，男，56 岁。

初诊：2014 年 3 月 27 日。

主诉：反复头晕、行走困难半年。

现病史：半年前无明显诱因下出现头晕头胀、颈部不适，渐出现下肢无力，步态不稳，容易软腿跌仆。咽部疼痛，吞咽困难。容易劳累，精神不振，寐安，便调。自诉素有室性期前收缩病史，无长期服药。

诊查：颈压痛于 $C_4 \sim C_7$ 横突（＋），双 Hoffman 征（＋），双手握力Ⅳ级，双下肢感觉尚对称，双踇伸肌力均Ⅳ级，余肌力Ⅴ级，双踝阵挛（＋），髌阵挛（－），巴宾斯基征（＋－），咽充血水肿（＋＋）。舌质红暗，苔薄腻，脉细弦，偶有期前收缩。颈 MRI 示 $C_5 \sim C_6$、$C_6 \sim C_7$ 压迫脊髓1/3。

临床诊断：脊髓型颈椎病（项痹病）。

辨证：痰瘀交阻，瘀阻气滞，痰瘀化火。

治法：益气和营，清热逐痰，化瘀利咽，方用益气和营清咽汤（经验方）加减。

处方：灸黄芪 18 g，大川芎 9 g，党参、丹参各 15 g，泽泻 9 g，防己 9 g，煅龙骨、煅牡蛎各 18 g，桃仁、红花各 9 g，全当归 12 g，青风藤 12 g，桑枝、桂枝各 12 g，板蓝根 30 g，野菊花 18 g，黄芩 9 g，灸甘草 3 g。14 剂，水煎服，日 1 剂，分两次温服。

服药后，嘱将药渣置于锅中，加盐、醋各 1 勺，翻炒至半干，包于布中热敷患部，每日 1～2 次，每次待药渣凉后即可。同时每日操练"施氏十二字养生功"。

二诊：2014 年 4 月 10 日。诉项咽部疼痛明显减轻，咽喉充血水肿（＋），舌暗，苔薄，脉细。前方去板蓝根 30 g、野菊花 18 g、黄芩 9 g，加全当归 12 g，赤芍、白芍各 12 g，葛根 12 g。7 剂，水煎服，日 1 剂，分两次温服。

三诊：2014 年 4 月 19 日。诸症好转，久行困难，舌淡，苔薄，脉缓。

前方加威灵仙 15 g、老鹳草 15 g。28 剂，服用法如前。合芪麝丸，1/2 包，口服，每日 2 次。同时每日练习"施氏十二字养生功"。

随访：患者续服用芪麝丸一个月维持疗效，其疼痛减轻，行走可，已能正常独立生活。

按语：此案为施老师内外兼治、汤药配以成药治疗脊髓型颈椎病的病例，此病例病情多样，在慢性发病的过程当中，存在咽痛、颈痛、乏力不稳等症，究其病因多为营卫失和、气滞血瘀、痰瘀互结、郁而化火，出现咽部疼痛，邪热上扰固有头晕。筋失所养，故见下肢无力，步态不稳。舌红质暗乃有瘀火，脉细主虚、弦主滞。以益气和营清咽汤（经验方）加减。方中黄芪、党参、桂枝益气和营；川芎、丹参、桃仁、红花、当归、红花活血化瘀；板蓝根、野菊花、黄芩清热利咽；防己、泽泻、青风藤、桑枝祛风湿通络。同时练功方法可促进其肢体功能康复及促进肢体气血畅行。二诊时，症状缓解，由"以攻为主"改为"攻补兼施"，去清热利咽的板蓝根、野菊花、黄芩，加当归、赤芍、白芍以加强活血和营至功，加葛根清解痰火，并与防己共奏解肌解痉之功。三诊时，诸症好转。由于久病久瘀，筋失所养，故久行困难。原方加威灵仙、老鹳草活血通络、补益肝肾。

二、筋痹方加减治疗腰椎间盘突出症案

陈某，男，66 岁。

初诊：2014 年 3 月 27 日。

主诉：反复腰腿痛 5 年，加重 1 个月。

现病史：5 年前无明显外伤下出现腰部疼痛，后逐渐放射至双下肢。近 1 个月症状加重，行走困难。寐纳可，二便调。体格检查：L_4、L_5 棘突及棘旁 1.5 cm 压痛，放射痛（＋）。左腿抬高 60°，加强试验（＋），右 > 80°。左下肢萎缩。舌质淡，苔腻，脉弦滑。

辅助检查：腰 CT 示 $L_4 \sim L_5$ 椎间盘突出。

临床诊断：腰椎间突出症（腰痹病）。

辨证：气虚血瘀，痰湿阻络。

治法：益气化瘀，利湿通络，方用筋痹方加减。

处方：灸黄芪 9 g，潞党参 12 g，全当归 9 g，炒白芍 12 g，大川芎 12 g，生地黄 9 g，软柴胡 9 g，京三棱 12 g，杜红花 9 g，灸乳香 9 g，五灵脂 12 g，左秦艽 9 g，制香附 12 g，川牛膝 12 g，广地龙 9 g，清风藤 12 g，

藿香、佩兰各 12 g，姜半夏 9 g，野菊花 12 g，炙甘草 6 g，14 剂，水煎服，日 1 剂，分两次温服。并嘱药渣热敷患部。

二诊：2014 年 4 月 10 日。诉腰及下肢疼痛缓减，行走较前时间长，遇天气变化症状变化不明显。舌淡苔厚腻，脉涩。拟益气化瘀、化痰通络。3 月 27 日方去京三棱，加广陈皮 12 g，厚朴 9，枳实 9 g，黄芩 6 g，14 剂，用法如前。

三诊：2014 年 4 月 24 日。感双下肢有力，行走较前稳。舌淡苔薄，脉弦。予 4 月 10 日方 14 剂，服用如前，并予蝎蜈胶囊 2 粒，每日 2 次，口服固其效。

按语：此案为施老师以内外合治方法治疗重度腰椎间盘突出症，患者病程长，已出现下肢肌肉萎缩表现，理当手术，但患者因各种因素影响，坚决要求非手术治疗，这是给中医药学提出的高难度挑战。施老师认为从中医学角度分析，其为久病耗气，久病成瘀。气虚则推动无力，一则血气不畅，瘀阻经络，血不能荣，筋失所养，故见疼痛，肌肉萎缩。二则气机不化，痰湿内生，痹阻经络，加重病情。苔腻，脉弦滑乃痰湿阻滞之象。施老师以局部外敷，配合中药内服整体调治促进肢体气血畅行，内服以施氏筋痹方为基本方益气活血通络，减活血化瘀之桃仁，改用三棱增强破血行气以止痛；加青风藤增强祛风通络之力；姜半夏、藿香、佩兰燥湿清热；因久瘀易化火，故以野菊花清热解毒。二诊时，症状改善，故去京三棱。但苔厚腻未化，考虑到暑湿之邪内侵，气机不化，故加陈皮、枳实、厚朴加强理气化痰功效，黄芩清肺热助化痰。三诊时诸症得减，原方再进以维持疗效，虑久痹难愈，予中成药蝎蜈胶囊加强搜风通络之功，全程疗效均以通为用。益气扶正活血化瘀，清除兼邪，以谋求通达顺畅。

【经方验方】

一、芪麝丸

处方：黄芪，川芎，人工麝香，人工牛黄，防己，青风藤。

功效：益气化瘀，祛风通络，舒筋止痛。

主治：适用于神经根型颈椎病，中医辨证属于气虚血瘀证者。

用法：每次 25 丸，一日 2 次。

方解：经过多年临床实践和实验研究，施老师及其带领的研究团队，以

"调和气血"为基本治法，结合圣愈汤及防己黄芪汤方义，对其进行加减化裁，在继承石氏伤科"以气为主，以血为先，痰瘀兼顾"的辨证论治理论的基础上，形成了益气化瘀系列方药。该方主治颈椎病之气虚血瘀、痰湿内蕴、经脉不畅者，功可祛瘀通络，益气利水。君药黄芪补中益气，利水消肿，川芎辛香行散，温通血脉；臣药人工麝香活血散结，消肿止痛；佐药人工牛黄清热化痰利咽，兼治颈椎病伴发咽喉不畅者；使药防己祛风利湿，利水消肿止痛。《本草汇言》载，青风藤"能舒筋活血，正骨利髓"，可祛风通络，舒筋祛湿除痹，与防己配伍，利小便以消肿，可治疗小关节水肿。

应用情况：芪麝丸于2009年获得国家新药证书。其临床研究显示，能有效缓解疼痛，改善神经根型颈椎病患者的症状，总有效率为90.4%，显效率46.9%。

禁忌：孕妇及对本品过敏者忌用。运动员、心动过缓者慎用。

二、筋痹方

处方：生黄芪15 g，当归9 g，生白芍15 g，川芎12 g，生地9 g，柴胡9 g，乳香9 g，羌活12 g，秦艽12 g，制香附12 g，川牛膝12 g，广地龙9 g，炙甘草6 g。

功效：活血祛瘀，祛风除湿，通络止痛。

主治：各类筋骨病急性期疼痛剧烈或久治不愈者。

用法：每日1剂，水煎2次。温服。

方解：该放由圣愈汤合身通逐瘀汤加减化裁组成。施老师认为慢性筋骨病的病机主要为气虚血瘀肾亏，传承石氏伤科"以气为主，以血为先"的治伤理念精髓，故将圣愈汤作为贯穿治疗始终的基础。圣愈汤出自吴谦的《医宗金鉴》，该方由黄芪、党参、当归、白芍、川芎、生地和柴胡组成。前六位中药"皆醇厚平和而滋润，服之则气血疏通，内外调和，合于圣度矣"，四物汤合入人参、黄芪既能气血双补，又有固元摄血之功。而柴胡性味苦平，气质轻清，为肝经要药，《医宗金鉴》曾曰："败血凝滞，从其所属，必归于肝。"柴胡更切理伤续断之要，其能司升降、通达上中下三部，疏解瘀滞，化瘀散结，契合"少阳主骨"思想。故施老师在治疗损伤中每以圣愈汤加味化裁，在筋痹方中去其党参，气虚症状较重者可加用。慢性筋骨病常以疼痛为主证，《医林改错》中曾有这样的论述："凡肩痛、臂痛、腰疼、腿疼、或周身疼痛……如古方治之不效，用身痛逐瘀汤。"施老师宗其旨意，筋痹方中羌活、秦艽、当归、川芎、乳香、制香附、川牛膝、广地龙由身痛逐瘀汤化裁，秦艽祛风利湿，羌活散风寒、祛风湿，二药合奏除外邪、缓解痉挛之功；当归补血活血，濡养温通经脉，使血归其所；川芎、没药皆活血化瘀之品，川芎为血中气药，行气活血、燥湿搜风，既行血滞，又祛血中湿气；乳香通滞血，散结气，消肿止痛；地龙通经活络，兼利水湿而消水肿；香附开郁行气，其性宣畅，通行十二经八脉之气分；牛膝入肝、肾二经，补肝肾，强筋骨，散瘀血，引药下行；甘草缓急止痛，调和诸药。全方活血祛瘀通痹，易伤及脾胃，方中甘草调和诸药，香附和胃，脾胃虚弱者常加生姜、大枣健脾暖胃，以防药性峻猛攻伐之弊。

应用情况：临床研究显示，筋痹方在治疗颈椎病和膝骨关节炎方面的总有效率在80%以上，能有效改善相关症状，提高生活能力。

禁忌：无。

（詹红生　石　瑛）

第十九节　国医骨伤名师袁浩学术思想与诊治绝技

【个人简介】

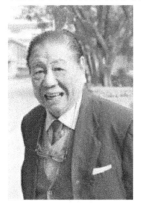

袁浩（1926—2011年），男，汉族，浙江富阳人，曾被广州中医药大学聘为中医骨伤科首席教授、博士研究生导师，享受政府特殊津贴。曾任全国中医重点专科学科带头人，全国中医关节疾病医疗中心主任，在全国最早应用中西医结合方法系统研究股骨头坏死，经过10年努力，于1997年成立全国中医髋关节重点专科（国家中医药管理局批准，国内第一个）。

荣誉称号：曾获得全国先进工作者荣誉称号；2007年获首届"中医骨伤名师"。

科研成果：1999年"中西医结合治疗股骨头坏死及其相关疾病的临床研究"获国家中医药管理局

科技进步二等奖；2000 年"中西医结合治疗股骨头坏死临床研究"获国家科技进步二等奖；2004 年"通络生骨胶囊的研究与开发"获中华中医药学会科技二等奖；2000 年袁浩教授等承担的"中西医结合治疗股骨头坏死临床研究"科研项目，获得国家科技进步二等奖；2004 年在医院制剂"袁氏生脉成骨片"基础上成功研制治疗股骨头坏死中药新药"通络生骨胶囊"获国家科技进步二等奖（2000 年），国家中医药管理局科技进步二等奖（1999 年）、广东省中医药科技进步一等奖（1999 年）、广州中医药大学科技进步一等奖（1998 年）、广东省科技进步二等奖（1990 年）、广东省高校卫生系统重大科技成果一等奖（1990 年）等奖励。袁浩教授已培养硕士研究生 22 名、博士研究生 10 名、博士后 2 名，发表论文 40 余篇，主编《骨伤科手术学》《中医骨病学》等专著。

社会兼职：曾兼任世界骨伤科联合会顾问、广东省中西医结合学会股骨头坏死防治委员会主任委员、中华骨科学会骨坏死学组副组长、中国中西医结合骨伤科学会股骨头坏死学组副组长、广东省股骨头坏死防治康复学会主任委员、广东骨病研究所所长，以及《骨与关节损伤杂志》和《中国骨伤》编委等。

【学术思想】

袁浩教授是全国知名的中西医结合骨科专家，创立并发展了中西医结合治疗股骨头坏死学术思想。

一、采用中西医结合的方法治疗股骨头坏死

经三十余年的临床与实验研究积累，袁浩教授发现中西医结合治疗股骨头坏死的疗效，既优于单纯中医治疗又优于单纯西医的手术治疗，早中期采用中医药治疗可减少手术之苦，中晚期又创用多条血管束植入，最大限度恢复头臼的正常形态，再配合中医药内外治法大大缩短了康复期，使患者 1～1.5 年可以恢复轻工作，2～3 年达到临床基本治愈，使中西医治疗达到有机结合。大量临床实践的结果形成了袁浩教授独特的见解，即股骨头坏死不是不可逆的，他认为可逆与不可逆取决于治疗方法是否能给坏死股骨头提供丰富的血供，如能达到这一点股骨头就能死而复活，否则就如 Ficat 所说的中晚期股骨头坏死是不可逆的。

二、辨证分型与现代病理相结合分型

在长期中医药的临床实践中，在辨证分型基础上，提出血瘀内阻为主型，又结合 X 线、CT、ECT 及手术所见和病理，把主型又分为大块缺血型、混合型、瘀血型、增生硬化型；另外又加肾虚与痹证 2 个亚型创辨证与现代病理相结合的分型法。袁老基于"瘀血"为主的病机认识，提出活血化瘀为主的治疗原则。因为"血不活，则瘀不去""瘀血不去，新血不生"。活血化瘀能够使气血流畅，改善全身血液流变状态，从而消除股骨头内"瘀血"，为坏死的股骨头修复提供良好的血液供应环境。再者气血通畅，肾得以营养，肾旺则骨长；津液得以运行，才能防止"津聚为痰"、痰阻经络和害清为瘀。袁老根据辨证施治的原则，以活血化瘀为主，研制出系列良方妙药，辨证与辨病相结合，分期分型论治，灵活运用。早期治宜活血通络，药用活骨丸加通络丸，血瘀为主加䗪虫、蜈蚣、穿山甲、三七等；气滞为主加香附、郁金、石菖蒲等。中后期治宜行气活血、补肾壮骨，药用活骨丸加强骨丸。痹证型治宜祛风除湿，疏经通络，药用通络丸。偏湿热者加二妙散、赤芍、丹皮、苤草等；偏寒湿者加制附子、细辛、桂枝、干姜等。肾虚型治宜补肾壮骨，药用强骨丸。偏肾阴虚者加西洋参、何首乌、白芍、鸡血藤等；偏肾阳虚者加淫羊藿、肉桂、制附子等。

三、积极发掘民间三代祖传中草药验方

袁老以南方热带草药为主要成分研制的生脉成骨胶囊，经临床和实验研究证实能够有效地防治股骨头坏死。袁氏系列方药的问世，显示了中医药治疗的强劲优势，为广大患者带来了前所未有的福音。另外他还在与 20 余位研究生的临床与实验研究中以袁氏生脉成骨片为基础的活骨系列方药辨证施治取得满意的疗效；1995 年被立为国家中医药管理局重点开发课题。

四、手术上首创多条血管束植入治疗股骨头缺血性坏死

1989 年袁老首创的多条血管束植入治疗股骨头缺血性坏死经鉴定接近国际先进水平。袁老用在股骨头内植入骨瓣来顶高塌陷的股骨头和防止股骨头的二次塌陷。根据股骨头坏死的范围、坏死的部位、塌陷的程度及头内坏死的病理变化进行分期、分型、分级等，这充分说明股骨头坏死的复杂性，绝非用中医的一方一法或单一的手术方法就能解决股骨头坏死的所有的问

题，加之不同年龄、不同病因、股骨头坏死康复期的修复不同等情况。因此必须按不同的情况、用不同的方法处理才能取得最佳的疗效。这些分期、分型、分级都在长期大量的实践中不断总结、不断升华才形成了体系程序和处理规范；从必然王国到自由王国的境地，袁老体会到最根本的前提是血管束的植入为股骨头提供了充分的血液供应，因此血管束的分离技术是关键的关键。

【专长绝技】

一、袁老基于对股骨头坏死病因病机的认识，提出了以瘀血型为主型肾虚型和痹证型为亚型的分类方法指导辨证论治

1）痹证型：多以长期服用激素伴有免疫性疾病者常见，如系统性红斑狼疮、类风湿性关节炎、强直性脊柱炎等。多因素有痰湿，或感受寒湿，久蕴化热，痹阻经络所致。

2）肾虚型：分为肾阴亏虚和肾阳不足。肾阴亏虚多见于小儿股骨头坏死，由于先天肾阴不足，生髓失职，骨失所养而坏死；肾阳不足多见于老年人骨质疏松或骨关节病，由于温煦失职，骨失温养所致；或见于先天肾阳不足，又嗜酒食者，由于酿湿生痰，阻滞经络，气血运行不畅所致。这种分类方法以瘀血定论，以活血化瘀为治疗大法，抓住了疾病的本质是清代陈士铎"瘀去则新生"及王清任"瘀血理论"并进一步发挥。股骨头坏死由于血供不足，血管生长困难，因此坏死骨的吸收与新骨的形成过程将十分困难与缓慢，甚至坏死骨可长期存在而无法吸收。因此只有活血破积、祛瘀行气才能促进这一过程的完成。因此活血化瘀将贯穿股骨头坏死中医治疗的全过程。

袁老并不仅满足对股骨头坏死病理过程的简单区分，而是又将现代医学的先进诊疗手段融入中医辨证之中，根据X线、ECT表现和手术所见又将主型瘀血型分为四型：①缺血型，即X线表现为大块或全头密度增高，ECT呈现大块冷区是缺血坏死的早期表现，手术所见死骨坚硬、机械强度好呈干性坏死者；②瘀血型，即X线中密度减低或呈囊性变，ECT呈现核素浓集热区，死骨如豆腐渣样呈湿性坏死者；③混合型，即介于两者之间，ECT呈现大片热区中含有相对冷区者，可以是中期坏死表现；④增生硬化型，即X线为股骨头增生硬化畸形发展，ECT呈现在头负重区及关节间隙区浓集热区但比瘀血型核素浓度要低者，此型为晚期表现。这四型都存在瘀血内阻、脉络不通的共同生理特点，但血瘀程度各异，其中缺血型最重死骨坚硬，显示瘀血积聚已成痕，硬如坚石；混合型次之，瘀血型为最轻，该型髓内压高、静脉回流不良，死骨与肉芽同在，状如豆腐渣样，说明气滞与血瘀并重，瘀血型下这四型的划分为中医治疗股骨头坏死提供了更加严谨、可靠的依据；治疗上以活血化瘀、行气通络为原则，治疗前期选逐瘀通络丸加活骨丸以祛血瘀为主，再加鳖虫、蜈蚣、穿山甲、田七等攻逐血瘀、消淤散结通络化滞为主，可加上香附、郁金、石菖蒲等以辛散消滞、疏通经脉，中后期改用活骨丸配伍强骨丸以行气活血、补肾壮骨。

袁老针对股骨头坏死的临床症状的具体实际又提出了在瘀血型主型，同时伴随的两种肾虚亚型，即肾阴亏损和肾阳不足型。肾阴亏损是小儿股骨头坏死的常见病机，由于肾阴亏损，肾之主骨生髓功能失司，骨质失于濡养而发病；而老年性骨质疏松或素食酒食者，以及老年性骨性关节病者，多由于肾阳不足致使肾失温煦而主骨功能减退，骨质因而失去阳气的温煦而坏死或素有宿痰或嗜酒食致痕浊之物填塞于血络致供血减少而坏死，治宜补肾壮骨，方选强骨丸加减，偏于肝肾阴虚者可加西洋参、首乌、白芍、鸡血藤等，偏于肾阳虚者可加淫羊藿、肉桂、制附子等。整体观念是中医理论的精髓之一。人体是一个统一的整体，整体和局部是相互联系、相互影响的，整体的病变影响局部；反之，局部的病变也可影响整体。

袁老在长期临床和科研工作中，认识到股骨头坏死是全身性疾病的局部表现，尤其是非创伤性股骨头坏死，如高脂血症、高黏血症、高凝状态等均是全身性表现，正因为这些全身性表现导致股骨头的局部病变，即瘀血、缺血和坏死。中药（内服）作用的机制总的来说是通过调理全身病变而达到治疗局部病变的效果，但是若股骨头坏死范围较大、硬化或发展到后期，进入不可逆阶段，全身病变已不明显，此时用单纯中药治疗，药物很难直达病所，或疗程漫长。袁老基于这种认识，改良了经典的"引经"手术——血管束植入术，开辟了治疗股骨头坏死的新途径。该手术的作用在于改善静脉回流、降低骨内压和重建或改善股骨头血液供应。应用中药治疗的同时，使用血管束植入术，可以引药直达病所，整体治疗与局部治疗相结合，弥补了中医药治疗的不足，提高了疗效，缩短了病程。

二、中西医结合主张保髋治疗

股骨头坏死的治疗不外乎分为保留髋关节的治疗（简称保髋治疗）和

人工关节置换术两种。股骨头坏死以青壮年多见，而人工关节置换术，并发症多，寿命有限，价格昂贵，因此，难以为患者接受。袁老认为采用药物或其他方法促进血管修复或再血管化，使坏死股骨头得以较完善的修复，以保留一个形态和功能基本正常的股骨头，是治疗股骨头坏死的关键所在。袁老在 Ficat 分期的基础上将第Ⅳ期继续细分为Ⅳ、Ⅴ、Ⅵ期，根据患者年龄、体质、病因、病变阶段以及临床 X 线分型灵活选择治疗方案，具体包括：

Ⅰ、Ⅱ期可单纯用中药治疗；Ⅲ、Ⅳ期可采用血管束加肌骨瓣植入术；Ⅴ期采用股骨头成形加血管束植入术；Ⅵ期则采用头臼成形加血管束植入术。对于中青年晚期患者肢体短缩过多者，可行骨盆截骨延长术。袁老在中西医结合治疗的基础上，为了更好发挥中医特色，采用中药外敷、熏洗、理疗、按摩等方法最大限度地恢复髋关节功能。袁老倡导的保髋疗法使很多患者避免了人工关节置换术或延迟其手术年龄，是治疗股骨头坏死的理想方法。袁老在中医伤科"动静结合、筋骨并重、内外兼治"的原则上，充分利用中医药的外治方法，创造性地运用药蒸药浴、针灸按摩、体疗牵引等方法，充分使髋关节周围的气血运行带动股骨头内的活血化瘀，促进死骨吸收和新骨的形成，从而大大地促进肢体的康复，取得了单纯内治法不能收到的好效果。

【典型医案】

一、补肾活血法治疗股骨头坏死案

黄某，男，38 岁，工人。

初诊：1996 年 6 月 12 日。

主诉：右髋部疼痛活动受限 1 个月。

病史：无外伤下出现右髋部疼痛，活动受限，既往有高血脂病史，肾病综合征服用泼尼松多年，长期饮酒史（约 300 mL/d）。右髋关节正侧位 X 线提示右侧股骨头坏死。

诊查：右髋部疼痛，活动受限，右侧腹股沟中点压痛明显，右髋关节被动旋转活动诱发疼痛加重。右髋关活动范围：屈曲 90°，后伸 15°，内收 15°，外展 30°，内旋 10°，外旋 25°。舌质淡、苔薄白，脉细。

临床诊断：右侧股骨头坏死（骨痹）。

辨证：肾虚血瘀型。

治法：补肾阳，活血化瘀。

处方：左归丸＋补阳还五汤加减，配合院内制剂袁氏生脉成骨片。具体处方：熟地 30 g，山茱萸 20 g，山药 20 g，枸杞子 20 g，鹿角胶 20 g，龟板 15 g，菟丝子 10 g，川牛膝 20 g，黄芪 50 g，川芎 15 g，当归尾 10 g，地龙 1 条，桃仁 20 g，红花 15 g，延胡索 15 g，甘草 20 g。15 剂，水煎内服，日 1 剂。

二诊：1996 年 7 月 15 日，服药后右髋疼痛缓解，活动改善，查体髋关节活动基本同前。现偶发口干口苦，夜难眠。舌暗红，苔少，脉细。处方如下：熟地 30 g，山茱萸 20 g，山药 20 g，枸杞子 20 g，夜交藤 20 g，龟板 15 g，菟丝子 10 g，川牛膝 20 g，黄芪 50 g，川芎 15 g，当归尾 10 g，龙骨 30 g^{先煎}，桃仁 20 g，红花 15 g，牡蛎 30 g^{先煎}，甘草 20 g。15 剂，水煎内服，日 1 剂，配合院内制剂袁氏生脉成骨片。

三诊：1996 年 9 月 2 日，诉右髋少许疼痛，活动改善，行走无明显受限，诉夜眠改善，胃纳一般，查体同前。舌淡，苔白，脉弦滑，处方如下：熟地 30 g，山茱萸 20 g，山药 20 g，枸杞子 20 g，夜交藤 20 g，龟板 15 g，菟丝子 10 g，川牛膝 20 g，黄芪 50 g，川芎 15 g，当归尾 10 g，山楂 10 g，白术 20 g，薏苡仁 15 g，麦芽 15 g^{先煎}，甘草 20 g。15 剂，水煎内服，日 1 剂，配合院内制剂袁氏生脉成骨片。

按语：股骨头坏死伴有局部疼痛，活动受限，舌质暗、苔薄白，脉细，是肾阳亏虚，不荣而痛，肾气亏损，无力推动，局部瘀血阻滞，气滞不前，不通则通，治应补肾养气，行气活血。二诊时诉夜不眠、口干口苦，是滋补过旺，滋生内热，宜加入夜交藤、龙骨、牡蛎等安神之品，并去除少许阳燥之物。三诊胃纳差，用白术、薏苡仁健脾，山楂、麦芽开胃。

二、温肾化瘀、祛瘀通络止痛治疗股骨头坏死案

陈某，女，48 岁。

初诊：1997 年 8 月 23 日。

主诉：左髋部疼痛 3 个月余，加重 1 个月。

病史：无外伤史，3 个月前开始出现左髋疼痛，活动受限，既往因呼吸困难服用外国医师提供的药物（具体不详）。左髋正侧位 X 线片提示左侧股骨头坏死。

诊查：步态尚可，左侧腹股沟中点压痛。左髋关节活动范围：屈曲 100°，

后伸 10°，内收 10°，外展 20°，内旋 10°，外旋 20°。右髋关活动范围：屈曲 110°，后伸 10°，内收 20°，外展 30°，内旋 20°，外旋 30°，舌暗、苔薄白，脉弦细。

临床诊断：左侧股骨头坏死（骨痹）。

辨证：肾虚血瘀，寒湿阻络。

治法：温肾化瘀，祛瘀通络止痛。

处方：川牛膝 15 g，骨碎补 15 g，鸡血藤 30 g，当归 30 g，续断 30 g，威灵仙 30 g，杜仲 15 g，土鳖虫 15 g，甘草 10 g，自然铜 15 g，穿山龙 15 g，枳壳 10 g，乳香 9 g，没药 9 g，炒苍术 15 g。15 剂，水煎内服，日 1 剂，配合院内制剂复方生脉成骨胶囊、袁氏生脉成骨片。

二诊：1997 年 9 月 15 日。诉髋部疼痛减轻，脉细弦，肾沉弱，舌苔白腻。处方如下：川牛膝 15 g，骨碎补 15 g，鸡血藤 30 g，当归 30 g，续断 30 g，威灵仙 30 g，杜仲 15 g，土鳖虫 15 g，甘草 10 g，淫羊藿 15 g，穿山龙 15 g，黄芪 30 g，乳香 9 g，没药 9 g，枸杞子 15 g。15 剂，水煎内服，日 1 剂 + 院内制剂复方生脉成骨胶囊、袁氏生脉成骨片。

三诊：1997 年 11 月 5 日，诉髋部偶发疼，可行走近千米，生活无影响，髋部查体同前。舌淡，苔薄白，脉沉，处方如下：川牛膝 15 g，骨碎补 15 g，鸡血藤 30 g，当归 30 g，续断 30 g，威灵仙 30 g，杜仲 15 g，巴戟天 15 g，甘草 10 g，淫羊藿 15 g，穿山龙 15 g，黄芪 30 g，白术 2 g，山药 9 g，党参 15 g。20 剂，水煎内服，日 1 剂，配合院内制剂复方生脉成骨胶囊、袁氏生脉成骨片。

按语：股骨头坏死，统称"骨痹"，内服药治疗原则是以滋补肝肾、健脾和胃、疏通经络、祛瘀生新为主。肾气虚，无力推动者，可加黄芪、淫羊藿、枸杞子等；脾虚者，可加白术、山药、党参等。血瘀为主者加鳖虫、蜈蚣、穿山甲、三七等。

【经方验方】

袁氏经验 1 方

处方：黄芪 30 g，丹参 15 g，三七 15 g，杜仲 15 g，续断 15 g，鹿角胶 10 g，牛膝 20 g，川芎 15 g，当归 10 g，延胡索 15 g，自然铜 15 g，生甘草 6 g。

功能：补肾活血，行气止痛。

主治：肾虚血瘀。

用法：水煎服，日1剂，分两次温服。

方解：黄芪起补脾肺之气、益气生血的作用，为君药。丹参、延胡索、川芎活血化瘀，行气止痛；三七、当归活血化瘀，消肿止痛；鹿角胶、杜仲、续断功能为温补肝肾，强壮筋骨，活血消肿，通调督脉，为血肉有情之品，性味咸温，入肝、肾二经，三药共为臣药。自然铜破血逐瘀、接骨续筋，为佐药。牛膝主下焦血分，善活血通脉、引血下行为，为使药。甘草益气和中，调和诸药，为使药。

应用情况：加减法：若髋部疼痛沉着者，加乳香8 g，没药8 g，以达破瘀行气止痛功效。

禁忌：药物过敏者禁用。

（周红海　郭俊彪）

第二十节　国医骨伤名师诸方受学术思想与诊治绝技

【个人简介】

诸方受，男，1926年11月出生，汉族，上海市青浦区人，江苏省中医院主任医师，南京中医药大学教授、研究生导师。1992年起享受国务院颁发的政府特殊津贴。

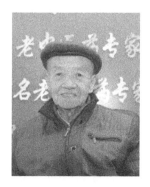

荣誉称号：为第一至第五批全国名老中医药专家学术经验继承工作指导老师，获第二届江苏省"医师修身荣誉奖"、江苏省中医院"医师终身荣誉奖"，首届"中医骨伤名师"（2007年）。

科研成果：诸方受教授治学严谨，医德高尚，勤于实践，善于总结，以弘扬中国传统医学为己任，发表论文70余篇，参加编写《中医伤科学》《中医骨伤科学》等六本教材和专著。获得发明专利1项。

社会兼职：先后任江苏省及南京市中医药学会骨伤科专业委员会主任委员，江苏省中医药学会骨伤科专业委员会名誉主任，《中医正骨》《中医骨伤》《中国中医骨伤科》等杂志编委。曾兼任中国中医科学院客座教授、中华中医药学会骨伤科专业委员会顾问等职。

【学术思想】

一、遵师变法，衍化有创新

骨伤科临床上常见许多慢性筋膜疼痛疾病，如肩周炎、筋膜炎、腱鞘炎、足跟痛等。诸方受老师传承石氏对筋膜骨折疼痛为痰瘀互结的认识，结合中西医学理论，认为古谚"百病痰为祟"，在损伤的衍变过程中，痰瘀之间互为转化消长。痰涎水湿之害，随气升降无处不到，入于经络则麻痹疼痛，入于筋骨则肩颈腰足隐痛，而风湿滞于四肢骨节，痰瘀互阻，势必发生局部疼痛、功能障碍。此类病变，起因为劳损或痹邪，继有痰湿瘀阻，习惯上治疗或以宣痹为主，或以活血化瘀为主，也可获得一定疗效。而在阳和痰核膏基础上进一步衍化为化痰消肿膏以行水消肿、燥湿化痰为主，得效更佳。

二、温肾宣痹，治腰颈关节痛

当代颈腰诸节痹病者，多以影像学表现为病名，大部分病例症状完全或基本消失，而所涉及的骨骼影像学则基本上都没有变化。诸方受老师认为通则不病，不通则病。石筱山先生则引《诸病源候论》"由体虚受于风邪，风邪随气而行，气虚之时，邪气则胜，与正气交争相击，病随虚而生故"。治法当辨虚实之异，内外之殊，气虚血亏及其病本，挟风、挟寒、挟湿、挟痰是恶邪之由。诸方受老师以脾肾两虚为本，集数十年临床心得，自拟温肾宣痹汤临证加减，疗效颇著。

【专长绝技】

一、骨折动态复位手法

诸方受老师认为骨折在经过明确诊断后，采用"拨乱反正"的手法复位是整个治疗过程的首务。根据早年师承石筱山先生的正骨理伤手法，在系统西医学习的基础上，通过实践的探索，逐步形成自己独特的"动态复位手法"。操作时，在适当的牵引力作用下，利用肢体远端的运动变化，发挥肌肉组织内在的舒缩运动和骨干支撑状态的杠杆作用，从而有助于卡入骨折断端的软组织收缩回弹，亦可使骨折周围的血肿凝块松动发生位移，促进骨折达到良好的对位。凡四肢闭合性骨折，均可运用这种肢体远端的运动变化，以达到恢复肢体力线，促进骨折对位，从而提高整复成功率的目的。

二、扳机指体疗法

扳机指学名屈指肌腱腱鞘炎，是临床上较为常见一种疾病。诸方受老师结合其诊疗特点，形成了独特的"扳机指体疗法"，凡不愿封闭、手术治疗及反复发作者，均适用本疗法，操作包括以下内容。

1）拔伸法：患指伸直，用手握患指，向远端拔伸 2~3 次，以能发生 1 次弹响为佳。不论有无弹响，拔伸法并不加重患指疼痛，且以有轻松感为度，此为预备手法。

2）屈伸法：为主要体疗方法。先充分屈曲患指，做握拳状，然后迅速用力伸直患指，做手掌展开状。连续伸屈 30 次，每日早、中、晚各 1 次。

重症患者，开始练习时可见疼痛较重，弹跳明显，坚持练习 30 次后，疼痛即可减轻。7 天后疼痛逐渐缓解，弹跳及弹响均减轻。症状改善后，应坚持至完全消失。

【典型医案】

一、温肾宣痹汤加减治疗颈椎病案

黄某，女，56 岁。

初诊：2009 年 2 月 10 日。

主诉：左手麻木伴头晕 1 个月。

现病史：患者 1 个月来左手麻，左侧卧则不适头晕，1 周前微有左腿发飘感，2 天后缓解。

诊查：臂丛神经牵拉试验（-），椎间孔压缩试验左侧（+），霍夫曼征（-），两侧伸膝肌力约 IV 级。MRI 为 C_5/C_6、C_6/C_7 椎间盘突出，脊髓前方受压，颈曲变直。苔薄白，脉沉。

临床诊断：颈椎病（项痹病）。

辨证：正气不足、肝肾亏虚，外邪风寒湿乘虚而入，导致气血瘀滞，造成经脉气血阻塞不畅。

治法：温补肾阳，散寒通络，治以温肾宣痹汤加减。

处方：全当归12 g，川桂枝10 g，姜黄10 g，地龙10 g，鸡血藤12 g，杭白芍10 g，青、陈皮各10 g，制狗脊10 g，川牛膝10 g，淡附片10 g，生薏苡仁15 g，生甘草10 g。7剂，水煎服，日1剂，分两次温服。

二诊：2009年2月17日，左手麻减轻，左腿常麻，力弱，直腿抬高基本正常，两下肢伸力大致相等，直腿抬高左75°。腰椎CT示腰椎退变，L$_3$/L$_4$、L$_4$/L$_5$膨出，处方如下：

全当归12 g，川桂枝10 g，地龙10 g，鸡血藤12 g，制狗脊10 g，淡附片10 g，生薏苡仁15 g，葛根15 g，白蒺藜15 g，川芎10 g，丹参10 g，生甘草10 g。7剂，水煎服，日1剂，分两次温服。

三诊：2009年3月3日，左手麻减轻明显，左腿麻好转，左腿发飘感已较久未觉。原方续服7剂。

按语：颈椎病是常见病、多发病，病程缠绵，症情多变，治疗时较为棘手。颈部是气血、筋骨肌肉等的综合枢纽，上撑头颅，下辖整体，活动频繁，颈椎有"旋台骨""玉柱骨""天柱骨"之称。颈椎病其内在因素乃正气不足、肝肾亏虚，外邪风寒湿乘虚而入，导致气血瘀滞，造成经脉气血阻塞不畅而发病。该病多起于劳损，往往为持久工作，不注意劳逸结合所致，因而伤及阳气。清·叶桂《临证指南医案》中有"平昔操持，有劳无逸……阳气大泄"之语。劳损之虚，涉及元气之伤，使经脉之气不及贯串，气血濡养之功，失其常度。盖脾胃为后天生化之源，主四肢；肝肾为先天元气之所，主筋骨。脾胃不和，肝肾失调是根本。故该病之因或有寒湿、或有瘀血、或有风湿、或有瘀积、或有滞气皆标也，脾肾两虚其本也。治当温补肾阳，散寒通络。方选温肾宣痹汤加减治之。用淡附片10 g、制狗脊10 g、川桂枝10 g、生薏苡仁15 g、生甘草10 g、葛根15 g。方以附片、桂枝益肾助阳，宣痹散寒，温经通络为主药；佐以狗脊祛风散寒湿；薏苡仁渗湿宣痹，燥湿益气；佐以葛根引经解痉；杭白菊平肝泄风，甘草缓急止痛，调和诸药。临证运用中，颈椎病头昏者加杭菊；颈项痛者加牛膝取其上痛下治之法；老年人骨质疏松者加补骨脂；腰腿痛、双膝酸软者加杜仲，痛甚者加青风藤。

二、温肾宣痹汤加减治疗腰椎管狭窄案

吴某，男，89岁。

初诊：2009年10月9日。

主诉：右腰臀部酸痛反复发作，加重半年。

现病史：腰背酸痛已30余年，半年来右腰臀酸痛，怕冷，行走约100米则因疼痛而步履艰难，CT为L_4/L_5椎间盘突出，椎管狭窄。有冠心病、颈椎病、腔梗死、胃炎等病史。

诊查：L_5棘突右侧及右臀上压痛。直腿抬高试验：左、右均70°。"4"字试验（－），舌淡、苔薄白，脉沉细。

临床诊断：腰椎管狭窄症（腰痹病）。

辨证：正气不足、肝肾亏虚，导致外邪风寒湿乘虚而入，造成经脉气血阻塞不畅，日久凝而成痰，瘀阻经络。

治法：温阳散寒、祛风除湿、宣痹止痛，拟用温肾宣痹汤加减。

处方：炙黄芪15 g，明天麻6 g，全当归12 g，丹参10 g，制狗脊10 g，熟地15 g，葛根15 g，川桂枝10 g，淡附片10 g，细辛6 g，生薏苡仁15 g，鹿角胶12 g，炒白术10 g，泽泻10 g，白茯苓10 g，生甘草6 g。7剂，水煎服，日1剂，分两次温服。

二诊：2009年10月16日，诉服药后腰背及右臀、腿酸痛现已缓解。原方去天麻、熟地、薏苡仁，加入鸡血藤15 g、川牛膝10 g，7剂，水煎服，日1剂，分两次温服。

三诊：2009年10月23日，腰痛明显减轻，仅过度劳累、受寒后复发，但症状较原来明显减轻。原方加入赤芍10 g。7剂，水煎服，日1剂，分两次温服。

按语：腰椎管狭窄症是引起腰背疼痛的常见病之一，也是临床综合征，除导致椎管狭窄的各种独立的临床疾病外，凡造成椎管神经根及椎间孔狭窄的，均可引起马尾神经或神经根受压的综合征。

中医学认为退变性腰椎管狭窄症属"骨痹"等范畴。《杂病源流犀烛·腰脐病远流》指出："腰痛，精气虚而邪客痛也。"肾主骨生髓，肝主筋藏血，肝肾阳虚，则筋骨失养。"腰者，一身之要也，屈伸俯仰，无不由之。"过度劳累耗气伤血，日久痰瘀阻络，故产生一系列临床症状。

本例病案宜以温补肝肾，祛风除湿，散寒止痛为治疗大法。以温肾宣痹汤为主方加减运用。方中以附、桂温肾助阳，散寒宣痹为主药；狗脊补肝肾、强筋骨；明天麻、北细辛温通经络，祛寒止痛；白术、健脾利气；白茯苓、泽泻利水除痰湿；生意苡仁、甘草除痹缓急，调和诸药。诸药相伍，切中病机，具温阳散寒、祛风除湿、宣痹止痛之功效，可使瘀滞化解，气血得通，筋脉得荣，经络通利，消除或减轻突出物对脊髓、神经、神经根的压迫，改善神经的血液循环，使脊髓、神经根和周围组织的水肿、无菌性炎症消退，从而达到消除麻木、疼痛、无力等症状的目的。腰椎管狭窄症好发于中老年人，以慢性腰痛、间歇性跛行等为临床特点。治疗以温经通阳，除痹止痛为大法。气滞血瘀型酌加制香附、炙乳香等；寒湿阻络型酌加独活、伸筋草等；肝肾两虚型酌加山萸肉等；痰瘀交阻型酌加陈皮、法半夏等。

【经方验方】

一、温肾宣痹汤

处方：明天麻 10 g、制狗脊 10 g、山萸肉 10 g、川桂枝 10 g、淡附片 10 g、北细辛 6 g、炒白术 10 g、广木香 10 g、泽泻 10 g、白茯苓 12 g、生薏苡仁 15 g、生甘草 10 g。

功效：温阳散寒，祛风除湿，宣痹止痛。

主治：慢性腰腿痛，腰椎骨质增生症，腰椎间盘突出症，腰肌劳损，腰椎失稳、滑脱，腰椎管狭窄症，梨状肌综合征等。

用法：每日 1 剂，加水煮沸后续 15 分钟，取温服法，共煎服两次。

方解：方中以附、桂温肾助阳，散寒宣痹为主药；狗脊、山萸肉补肝肾、强筋骨；明天麻、北细辛温通经络，祛寒止痛；白术、木香健脾利气；白茯苓、泽泻利水除痰湿；生薏苡仁、甘草除痹缓急，调和诸药。为慢性腰腿痛标本同治的常用方剂。

应用情况：研究显示运用本方治疗退行性腰痛，有效率为 84.3%。

禁忌：本方各药，除细辛外，均为常用剂量。传统有："辛不过钱"之说，系指散剂而言，作为煎剂，本方用 6 g，未见不良反应。服药期间要注意适当保暖，避免劳累。急性期疼痛严重者休息为宜。

二、伤科消炎膏

处方：独活 375 g、皂角 75 g、生南星 180 g、姜黄 250 g、生草乌

150 g、川续断 250 g，以上浓缩制成流浸膏 1000 g。上法制成的流浸膏 20 mL，甘油 40 mL，滑石粉 270 g，饴糖 210 g，硫酸钠 25 g，尼泊金 0.6 g，苯甲酸钠 80 g，薄荷油 10 mL，樟脑 0.6 g，蒸馏水适量，调成厚糊状备用。

功效：散瘀生新，祛风宣痹，舒筋通络，消肿止痛。

主治：四肢关节扭挫伤，腱鞘周围炎，风寒湿痹，滑囊炎等。

用法：将膏药直接涂布于夹有薄棉垫之纱布上（或绵纸上），厚 2 ~ 3 mm，常用面积大小为 8 cm×12 cm，按肿痛范围裁剪，直接敷贴伤处，用绷带包扎或胶布固定，隔日一换。

方解：本方组成有两个主要部分，一是和伤消肿痛，二是祛风寒宣痹。方中独活、草乌、南星均为治痹证之常用药，功能祛风湿，温经络，宣痹止痛；大黄、川续断、姜黄散瘀生新，利气活血，舒筋和络；佐以少量皂角，化湿消肿。该方用饴糖、滑石粉为主要赋形剂，樟脑、薄荷等芳香开毛窍，为皮肤助透剂，并有防腐之苯甲酸钠、尼泊金等，使本品制成后可保存 1 ~ 2 个月，不致霉变。

应用情况：有研究显示，运用伤科消炎膏治疗轻中度原发性膝骨关节炎总有效率为 92.86%。

禁忌：以往皮肤对胶布有过敏史者慎用，溃疡创面禁用。嘱患者敷贴后如出现明显瘙痒，应解开观察，若皮肤潮红、有丘疹者停用。

（詹红生　石　瑛）

第二十一节　国医骨伤名师郭宪章学术思想与诊治绝技

【个人简介】

郭宪章，男，1933 年 11 月出生于河南省洛阳县平乐村（今为河南省洛阳市孟津县平乐镇），全国第五批名老中医药专家学术经验继承工作指导老师，中华平乐正骨协会顾问团顾问。

荣誉称号：被授予优秀国际骨科医师、中国世纪专家、百名杰出骨科专家、中华名医、中医骨科国际名医、中医骨伤名师、国家级名中医、甘肃省名中医等称号，被收录入《世界名医大全》《中国名医列传》《中国大陆名医大典》《中国当代医药界名人录》和《孟津县志》等辞书内，2007年获首届"中医骨伤名师"。

科研成果：郭宪章教授在总结骨伤科常见病、多发病治疗经验的同时，整理撰写了《郭均甫学术思想初探》《骨折与脱位手法技艺的提高和改进》《固定方法研究》《手法整复治疗肱骨外髁骨折翻转移位的体会》《踝关节损伤1368例临床分析》《中医中药在骨伤科中的应用》《敦煌壁画与导引技术初探》等学术论文；在受聘编审光明函授大学专业教材期间，编写了《中国骨伤科学·诊断学》《骨伤科的诊断与治疗》《骨伤科生物力学》等教材。

社会兼职：郭宪章教授曾任世界中医骨科联合会副主席，中华中医药学会整脊分会总顾问，中国接骨学会副主席，全国骨伤科外固定学会理事，全国骨伤科新技术推广学会理事，中国天人观和科学发展观委员会常务理事，中医药平衡保健养生论坛副主任，甘肃省中医药学会理事长等职，并先后担任了《世界中医骨伤科杂志》副总主编，《中国骨伤》《中国中医骨伤科杂志》《中国人体科学与保健》编委。同时，他还重视加强同国内外同行之间的学术交流，并先后多次赴泰国、新加坡、中国香港、马来西亚、欧洲、韩国、美国等地考察学习，广泛开展学术交流活动，积极吸收国内外新技术、新成果，不断丰富中医骨伤科理论。被马来西亚国际针灸骨伤科研究院聘为名誉顾问、被美国国际中医研究院聘为名誉院长兼终身教授、被广东省佛山市中医院聘为医学顾问兼主任导师、被甘肃省酒泉市医院聘为客座教授，此外，他还热心于各种社会活动，先后担任了甘肃省社科联、甘肃省周易研究会和甘肃省国际文化交流协会理事长，第十届中国农工民主党中央候补委员、第十一届中央委员，第一届、第二届甘肃省农工党副主任委员，第七届和第八届甘肃省人大常委会委员，第七届、第八届兰州市政协常委和兰州市农工民主党主任委员。

【学术思想】

郭老诊病时重视中医学基本理论的指导作用，坚持中医整体观和辨证施治，主张内治和外治并重，局部与全身兼顾，静养（固定）和活动（功能锻炼）互补，手法与药物并用，或辅之以器械的原则，强调重视气血，气血并重；脏腑俱调，肝肾为先；经络辨证，循经诊治；诊疗康复，不离手法，自成一套学术思想体系。

一、重视气血，气血并重

《素问·调经论》曰："血气不和，百病乃变化而生"，骨伤科疾病多是"外受有形之物所伤，乃血肉筋骨受病"，在临床上分伤气、伤血及气血两伤，但由于气血循行于经络且相互依存、相互资生，不能截然分开，气有所病必及于血，血有所凝必影响气。血的运行营养周身，濡筋养髓充骨，有赖气的推动作用；而气的推动作用依赖血的运载，气的化生以血为物质基础，《血证论》亦说："守气者即是血"，总之生理上气存血中，血以载气，气推动血行而濡养全身四肢百骸，血为气的功能活动提供物质基础，使其持续得到补充。病理上而言，每遇外伤，皮肉筋骨首当其冲，气血亦同时受到损害，可出现气滞、气虚、血瘀、血虚及血热等，尤以气滞、血瘀常见。《正体类要》曰："肢体损于外，气血伤于内"，一方面在病机中强调骨伤科疾病伤及气血，《内经》曰"气伤痛，形伤肿"，多见气滞、血瘀而先痛后肿、先肿后痛或肿胀疼痛并见；另一方面在治疗中强调气血并重，在骨伤科临床中单用活血化瘀药或者理气药的情况少见，有时虽有侧重，但两者均不可偏废。郭老在治疗骨折病时，认为骨折早期，经脉受伤，气血受损，血离经脉，肿胀、疼痛，治以活血化瘀消肿、理气止痛为主。骨折中期，肿胀基本消退，气血始将恢复，断端开始初步愈合过程，但瘀血仍未化尽，经脉尚未畅通，用药以活血化瘀、调和气血、接骨续筋为主。骨折后期，骨折虽愈合，但筋骨尚未坚强，久病气血两亏，关节功能尚未完全恢复，则以补养气血、滋养肝肾、强筋壮骨为主。

二、脏腑俱调，肝肾为先

脏腑是化生气血，通调经络，营养皮肉筋骨，主持人体生命活动的主要器官。人体是一个统一的整体，体表与脏腑、脏腑与脏腑之间有着密切的联系，不同的体表组织由不同的内脏分别主宰。外伤后势必造成脏腑生理功能紊乱，并出现一系列病理变化，肝藏血主筋，肝血充盈，筋得所养，活动自如，肝血不足，筋的功能就会发生障碍。肾藏精主骨，精生髓，髓充骨，骨的生长、发育、修复，均须依赖肾脏精气所提供的营养和推动。脾胃化生气血，主身之肌肉，对损伤后的修复起重要作用。心主血，肺主气，气血周流全身不息有赖于心肺功能健全，因此骨伤科疾病虽多伤筋动骨，但处方遣药要注意脏腑同调。腰为肾之府，《诸病源候论·腰痛不得挽仰候》说："肾主腰脚""劳损于肾，动伤经络，又为风冷所侵，血气搏击，故腰痛也"。《医宗必读》认为腰痛的病因"有寒有湿，有风热，有挫闪，有瘀血，有滞气，有积痰皆标也，肾虚其本也"。郭老在临床治疗慢性腰腿痛时，认为青壮年患者腰痛之病，早期多因扭挫伤筋或寒湿痹阻经络，若未及时治疗，迁延日久，发为慢性腰痛；而老年患者多因积劳日久，血脉不荣腰府，久病必虚，正如《证治汇补·腰痛》指出："唯补肾为先，而后随邪之所见者以施治，标急则治标，本急则治本，初痛宜疏邪滞，理经髓，久痛宜补真元，养血气。"因此，郭老治疗此类疾病，重在补肝肾、强腰膝、活血化瘀、祛风湿、通经络。用药以苦、辛、甘为主，该类药物均具有补益肝肾、温通经络、活血化瘀、散寒除湿作用，正切中本病肝肾亏虚、腰络瘀阻、寒湿侵袭、气机不畅的发病病机。杜仲、牛膝、续断、骨碎补、淫羊藿、金毛狗脊俱是补益肝肾、强筋壮骨、祛湿除弊、活血通络之品，更加验证了郭老肝肾同源、补肾为主的治疗思想，随证配用当归、鸡血藤活血养血，甘草、黄芪补气升阳，小茴香、陈皮理气和中。

三、经络辨证，循经诊治

经络是运行全身气血，联络脏腑肢节，沟通上下内外，调节体内各部分功能活动的通路。《灵枢·本脏》说："经脉者，所以行血气而营阴阳，濡筋骨，利关节者也。"指出经络有运行气血，营运阴阳，濡养筋骨，滑利关节的作用，所以经络受伤就会使营卫气血的通路受到阻滞。对于骨伤科疾病，"肢体损伤于外，气血伤于内"，则"营卫有所不贯，脏腑由之不和"，故除局部施以外治，脏腑辨证用药以外，还要根据经络循行施治。

郭老临床治疗腰痛时，善分经辨络，循经诊治。腰部与经络的关系非常密切，其中足三阴经与足三阳经均通过腰部，尤其是足太阳膀胱经"夹脊抵腰中，入循膂，其支者从腰中下夹脊贯臀"，与腰部关系最为密切。肾与膀胱相表里，足太阳经过之。此外，任、督、冲、带诸脉，亦布其间，郭老用药重在疏通循行经过腰部的经脉，多选用归足少阴肾经、足太阳膀胱经、足厥阴肝经、足少阳胆经的药物。

四、诊疗康复，不离手法

郭老认为，骨伤科疾病的诊断、治疗和康复均离不开手法。诊断手法是医生用手触摸患者，全面检查以发现软组织压痛、肿胀、骨和关节畸形、骨擦音和假关节，以及骨折和脱位的移位方向及严重程度等。治疗手法可使骨折和脱位获得满意的复位，使筋伤、内伤痹证等症状缓解或消失，筋骨关节气血流畅，陈伤和风寒湿痹得以祛除。具体来说，手法的功效有以下几种。①正骨复位，对于骨折和脱位，医生用手法整复脱位和顺筋理筋，以达到恢复其正常解剖关系和功能的目的。②松解粘连，伤科手法可使软组织纤维牵拉，恢复其正常的弹性和柔韧度，使关节滑膜分泌滑液活跃，消除关节囊的停滞现象和肿胀，解除软组织粘连，使关节的活动度恢复正常，还可以解除神经根的粘连，消除神经根周围的水肿，使疼痛缓解或消失。③解除肌肉痉挛，伤科手法主要适用于软组织损伤后引起的局部肌肉痉挛。④消除关节血肿，推挤手法治疗，可使关节内血肿立即消失，活动恢复正常，不但时间短，疗效佳，而且不留后遗症。⑤疏通经络，手法可"按其经络，以通郁闭之气，摩其壅聚以散瘀结之肿"，于是经络通畅，气血运行正常，疾病治愈。⑥祛风散邪，风寒湿邪可外袭肌表，或留注经络，或结凝骨节，以致经络气血不得宣通，邪气滞留于体内，手法可以达到祛风散邪，温经通络，消肿止痛的目的。⑦解除绞锁，膝关节半月板破裂或膝关节游离体经常引起关节绞锁，患者膝关节被迫固定在某一位置，不能活动，疼痛难忍。手法可以立即解除绞锁，使膝关节功能恢复正常。此外，应用损伤所致晕厥等急性病症的应急救治手法，再配合其他急救治疗常使许多危急病症转危为安。

【专长绝技】

一、治疗颈椎病临床经验

郭老认为诱发本病的外因为风寒湿邪侵袭，筋脉失和，经气不利；久劳成损，气血失和，经脉不通，不通则痛；内因主要为气血不足，肝肾亏损，尤其是人至中年，营卫渐弱，肝肾渐衰，筋骨懒惰，最易出现颈椎病。

郭老诊治颈椎病强调以手法为主、其余为辅、综合治疗的主张，在治疗颈椎病方面手法独特，临床经验丰富，通过按、揉、推、拿，以解除颈肩部的疼痛及筋结；动静结合，活动患者颈部，同时滑利关节，调节骨缝，疏通经络气血，达到颈椎的力学平衡。同时郭老善于将中药方剂运用于颈椎病的治疗中，辨证施治，并配合手法治疗，内服外用，标本兼治，达到"营卫和调，脏腑居安"的目的，成为治疗颈椎病的一大特色。

1. 手法治疗

郭老手法治疗一般颈型颈椎病经 1～2 次治疗即可缓解，轻者可治愈；但部分患者由于在颈部长期病变的基础上发病，如颈部肌肉长期劳损或颈椎有退行性病变者，需要 2 周甚至 1 个月以上的治疗、休息方可痊愈。

1）按摩者立于落枕者身后，用一指轻按颈部，找出最痛点，然后用拇指从该侧颈上方开始，直到肩背部为止，依次按摩，对最痛点用力按摩，直至感明显酸胀即表示力量已够，如此反复按摩 2～3 遍，再以空心拳轻叩按摩过的部位，重复 2～3 遍。重复上述按摩与轻叩，可迅速使痉挛的颈肌松弛而止痛。

2）将左手或右手中、示、无名指并拢，在颈部疼痛处寻找压痛点，由轻到重按揉 5 分钟左右。可左右手交替进行；用小鱼际由肩颈部从上到下，从下到上轻快迅速击打 2 分钟左右；用拇指和示指拿捏左右风池穴、肩井穴 1～2 分钟；最后进行头颈部前屈、后仰、左右侧偏及旋转等活动，此动作应缓慢进行，切不可用力过猛。

3）两手同时点揉承浆、风府穴约 1 分钟，手法轻柔，然后双手点揉患部对侧之合谷、后溪穴，强刺激（以患者耐受为度），同时令患者轻缓左右扭颈，尽量扭转至最大限度，约 1 分钟，然后低头、仰头活动颈部。若症状较轻，此手法即可获效。头痛严重、颈部不能转动者，可先按揉患侧肩井穴 2～3 分钟，并嘱患者缓缓转动颈项，当疼痛稍减后再行治疗，效果更佳。

2. 中药治疗

1）肝肾不足

主证：颈肩痹痛麻木，或手足肌肉萎缩，步态不稳，伴口干体瘦，面色潮红，心烦失眠，口苦咽干，大便干结，小便短涩，舌红、苔少、脉细。

治法：补益肝肾，活血通络止痛。

方药：黄桑枝汤加减，药用当归 9 g，黄芪 15 g，桑枝 30 g，防风 9 g，姜黄 9 g，桂枝 3 g，甘草 12 g，远志 15 g，合欢花 9 g，怀牛膝 9 g，葛根 12 g。3 剂，1 日 1 剂，水煎，分 2 次口服，并卧床休息。

2）气滞血瘀

主证：颈肩痛日久，反复发作，或痛而不减，或麻木不仁，或不痛而麻伴手足无力，肢体偏萎，舌质紫暗，苔白腻，脉细滑或涩。

治法：活血化瘀，理气止痛。

方药：舒筋饮，药用当归 9 g，赤芍 9 g，莪术 9 g，白术 9 g，羌活 9 g，海桐皮 12 g，干姜 3 g，沉香 3 g^冲、甘草 6 g，生姜引，3 剂，1 日 1 剂，水煎，分 2 次口服，并卧床休息。

3）风寒痹阻

主证：颈肩部疼痛初期，局部肌肉痉挛，或痛窜至上肢，痛无定处，舌淡红苔白，脉浮紧。

治法：温阳行痹，散寒止痛。

方药：加味黄芪桂枝五物汤，药用黄芪 15 g，桂枝 6 g，大枣 5 g，干姜 6 g，白芍 15 g，知母 9 g，甘草 6 g，葛根 9 g，桔梗 9 g，元胡 9 g，3 剂，1 日 1 剂，水煎，分 2 次口服，并卧床休息。

二、治疗肩周炎临床经验

1. 手法治疗

1）痛点指压法：在喙突、肱二头肌肌腱长头走行处、冈上肌肌腱附着点、三角肌下囊等痛点用拇指或示指进行按压，约 30 秒。

2）对有疼痛的肌肉、肌腱，进行横行弹拨。

3）顺肌肉、肌腱的走行方向，进行揉按。

4）被动活动：医生牵拉患者腕部，进行肩关节的前屈、后伸、外展、内收及肘部外旋的被动活动，做到出现疼痛的边缘为止，每个动作各做 10 余次。

5）被动轮转肩关节，范围由小到大，也做 10 多次。

6）嘱患者回家自行锻炼，要循序渐进，逐渐加大力度，务以使患者能够承受为度。

2. 中药治疗

（1）内服：舒筋饮

主治：劳损日久，反复发作，活动后肩部疼痛加重，或外伤后有长期固定或制动史。

方药：当归 9 g，赤芍 9 g，莪术 9 g，白术 9 g，羌活 9 g，海桐皮 12 g，干姜 3 g，沉香 3 g^冲、甘草 6 g，生姜引，3 剂，1 日 1 剂，水煎，分 2 次温服。

（2）外敷

1）二消散（家传方）：

主治：损伤积瘀，四肢关节经久肿痛，局部不热、不凉者。

方药：制川乌、制草乌、炒大黄、无名异、木耳炭、儿茶、紫荆皮各等份。

用法：共为细末，白蜂蜜调糊敷患处，3～5天更换1次。

2）消定散（古方改进，家传验方）：

主治：一切损伤、扭伤，周身积瘀肿痛，骨折、脱位，肿痛不消者。

方药：炒大黄、无名异、木耳炭、儿茶、紫荆皮各等份。

用法：共为细末，白蜂蜜调糊敷患处，3～5天更换1次。

【典型医案】

一、损伤散治疗急性腰扭伤案

王某，男，30岁。

初诊：2014年8月5日。

主诉：扭伤后腰部疼痛伴活动受限半天。

病史：患者自诉于半天前刷牙时不慎扭伤腰部，随即出现腰部剧烈疼痛，活动转侧受限，咳嗽或深呼吸时疼痛加重，休息半天症状未见好转，遂来就诊。

诊查：L_3～L_4椎体棘突及周缘肌肉压痛（＋），叩击痛（＋），左右肾区叩击痛（－），腰椎旋转屈伸时患者疼痛剧烈，活动度正常。直腿抬高、"4"字试验、跟臀试验均为阴性，双下肢感觉运动如常，舌质暗、苔薄白、脉涩。腰椎X线正、侧位片未见异常。

临床诊断：急性腰扭伤（腰痛）。

辨证：体位不正，屏气闪挫，导致腰部经络气血运行不畅，气血阻滞不通，瘀滞留着而发病。

治法：行气、活血、补血。

处方：自拟损伤散，药用乌药9g，延胡索12g，枳壳12g，柴胡12g，陈皮12g，乳香9g，没药9g，当归12g，红花9g，桃仁9g，血竭6g，三棱6g，木通6g，3剂，1日1剂，水煎，分2次口服，并卧床休息。

二诊：3天后患者复诊，诉上述症状基本消失，活动功能明显改善。再给予损伤散加减（去血竭、三棱），3剂，服法同前，嘱适度活动。未再诊。

按语：该方以活血行气为主，适用于体质较好的患者跌扑损伤初期，如举重抬物或暴力扭转，坠堕跌打，或体位不正，用力不当等。本例患者体位不正，屏气闪挫，导致腰部经络气血运行不畅，气血阻滞不通，瘀滞留着而发生疼痛。证见腰痛如刺，痛有定处，痛处拒按，日轻夜重，轻者俯仰不便，重则不能转侧。舌质暗紫或有瘀斑，脉涩。该方以乌药、延胡索为君，共奏行气止痛之效，辅以行气破滞效果明显的枳壳、柴胡、陈皮为臣，乳香、没药、红花、桃仁、血竭、三棱活血祛瘀为佐，木通为通利之品，滑利脏腑之气，以防瘀滞作祟，为佐；当归活血补血，可缓诸药锐气，为使；桔梗载诸药浮于上，使行气之效更强，亦为使。诸药合用，共奏止痛行气活血之功。该方遵循气行则血行的理论基础，以行气为主，活血为辅，兼以补血，最终达到气血通则疼痛止的目的。用药主次分明，配伍气血兼顾，实为治疗气滞血瘀实证的精妙之方。但郭老临证时反复强调，该方只针对年轻力壮的实证患者，不宜用于虚证。

二、除痹强骨汤治疗腰椎骨质增生症案

付某，女，51 岁。

初诊：2014 年 11 月 3 日。

主诉：腰痛 3 年余，加重半月。

病史：患者自诉 3 年前来兰州打工时，所租住房屋阴暗潮湿，随即出现腰部酸困、疼痛不适，口服止痛药物后疼痛可缓解，患者未行正规治疗，半月前因劳累疼痛明显加重，自觉腰部重着胀痛，遇冷加重，热敷可缓解症状，休息、服用止痛药后未见缓解，遂来就诊。

诊查：腰部广泛性压痛，叩击痛阳性，左右肾区叩击痛阴性，腰椎旋转屈伸僵硬，活动度减小。直腿抬高、"4" 字试验、跟臀试验均为阴性，双下肢感觉运动如常，舌淡胖大、苔白腻，脉沉滑。腰椎 X 线正、侧位片示腰椎骨质增生。

临床诊断：腰椎骨质增生症（腰痛）。

辨证：久居潮湿之地，腰府失护，风寒湿邪乘虚侵入，阻滞经脉，气血运行不畅而现之寒湿腰痛。

治法：除湿、散寒、除痹。

处方：自拟除痹强骨汤，药用附子 9 g，桂枝 9 g，独活 9 g，羌活 9 g，秦艽 12 g，威灵仙 12 g，细辛 3 g，当归 12 g，红花 9 g，杜仲 12 g，川牛膝 12 g，金毛狗脊 12 g，茯苓 9 g，薏苡仁 12 g，白术 9 g，泽泻 9 g，甘草 6 g，3 剂，1 日 1 剂，水煎，分 2 次口服，并卧床休息，适度活动，换干燥房屋

居住。

二诊：3 天后患者复诊，诉上述症状有所缓解，活动功能稍改善。再给予除痹强骨汤 7 剂，服法同前，嘱适度活动。

三诊：患者症状明显改善，腰部活动如常，再给予除痹强骨汤加减（去红花、当归）7 剂，服法同前，嘱适度活动。

四诊：疼痛已消失，活动完全恢复。

按语：该方以除湿散寒除痹为主，适用于久居潮湿之地，或劳作汗出当风，衣着单薄，或冒雨着凉，或暑夏贪凉，腰府失护，风寒湿热之邪乘虚侵入，阻滞经脉，气血运行不畅而发生腰痛者。证见腰部冷痛重着，转侧不利，逐渐加重，静卧病痛不减，寒冷和阴雨天则加重，舌质淡、苔白腻，脉沉而迟缓。方中附子、桂枝宣痹散寒、温肾助阳、温经通络为君药；配伍独活、羌活、秦艽、威灵仙、细辛祛风散寒除湿为臣；当归、红花活血补血，杜仲、川牛膝、金毛狗脊补益肝肾、强筋骨，白术、茯苓、薏苡仁、泽泻渗湿除痹、燥湿益气，共同为佐；甘草缓急止痛、调和诸药，为使。诸药合用，祛湿除痹、温肾助阳之功尽显。郭老拟定该方，对遭受寒湿之邪侵袭致腰部冷痛重着者疗效尤为突出。

【经方验方】

一、补肾理痛汤

处方：肉桂 9 g，附子 9 g，鹿角胶 12 g，杜仲 12 g，菟丝子 12 g，熟地黄 12 g，山药 12 g，山茱萸 12 g，枸杞子 12 g，乌药 9 g，延胡索 12 g，甘草 6 g。

功能：补肾壮阳、温络止痛。

主治：对先天禀赋不足加之劳役负重，或久病体虚，或年老体衰，或房事不节，以致肾精亏损、腰府失养而发生腰痛者疗效较佳。

用法：水煎服，每日 1 剂，分 2 次温服。

方解：本方以肉桂、附子温肾助阳、温经通络为君药；鹿角胶、杜仲、菟丝子补肾壮阳，助君药之力，为臣药；熟地黄、山药、山茱萸、枸杞子健脾益气，为佐；乌药、延胡索行气止痛，亦为佐；甘草缓急止痛、调和诸药，为使。诸药合用，补肾阳、止疼痛。

禁忌：孕妇禁用。

二、补肾荣骨汤

处方：黄芪 20 g，当归 15 g，杜仲 15 g，牛膝 15 g，鸡血藤 10 g，细辛 3 g，川芎 10 g，丹参 10 g，茯苓 10 g、白术 10 g，甘草 3 g。

功能：滋补肝肾、强筋壮骨活血、除湿散寒宣痹。

主治：肝肾亏损、筋骨失荣，风寒湿邪入侵而使气滞血瘀、寒凝湿滞、关节痹阻。

用法：水煎服，每日 1 剂，分 2 次温服。

方解：黄芪、当归补气生血；杜仲、牛膝、鸡血藤补益肝肾，强筋活血通络；细辛、川芎、丹参祛风散寒通痹、通利关节；茯苓、白术燥湿利水；甘草缓急止痛，调和诸药。全方共奏滋补肝肾、强筋壮骨活血、除湿散寒宣痹之功。

禁忌：孕妇禁用。

（卢 敏 柴 爽）

第二十二节 国医骨伤名师郭焕章学术思想与诊治绝技

【个人简介】

郭焕章，男，汉族，中共党员。1927 年出生于河南省洛阳县平乐村（今为河南省洛阳市孟津县平乐镇）。主任医师、博士研究生导师。曾任青海省中医院骨伤科主任，青海省中医药首席专家，洛阳平乐郭氏正骨第七代传人。

荣誉称号：1990 年被评为国家 500 名老中医药专家之一及全国具有带徒资格的名老中医，1991 年被评为享受政府特殊津贴的国家级专家。2006 年获中华中医药学会首届传承贡献奖，2007 年获首届"骨伤名师"称号。

科研成果：郭老有较高的专业理论和技术水平，有丰富的临床经验，擅长以手法治疗骨伤各种疾病。他先后撰写论文 30 多篇，其中，《手法为主治疗腰扭伤 184 例》《浅淡伤科手法》《手法治疗急性腰扭伤 956 例》等论

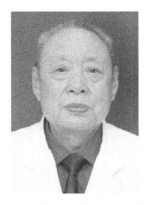

文分别获得青海省科协优秀论文二等奖和三等奖。特别是《外固定器治疗小腿骨折》一文获全国华佗金像奖，1991年撰写的《高原痛风病中医分型初探》获首届中国骨伤科经验研讨会二等奖。他在学术方面取得的一系列成果，引起了国内外专家的重视，受到了中医界的好评。他的名字也被录入《中国高级医师咨询辞典》《中国科技工作者名录》《中国当代高级医师传略》《中华名医特技集成》《名医名方录》《百家方技精华》《当代骨伤人才》等书。

社会兼职：中华中医学会第一届理事，中华中医学会青海分会第二、第三届理事兼副秘书长，青海省骨伤学会第一至第四届主任委员，中华骨科学会理事兼学术部副部长，全国骨伤科外固定学会常务理事，全国骨伤科人才研究会理事，《中国骨伤》杂志顾问，《中国中医骨伤杂志》编委，光明中医骨伤函授学院顾问，国际交流出版社特约顾问编委，世界人物出版社特约顾问编委。曾任青海省政协委员会第四、第五届委员。

【学术思想】

郭老出身中医世家，几十年来，他以传统的中医理论和家传的正骨经验为基础，刻苦钻研，博采众长，在临床实践中继承和发展了手法治疗骨伤科各种疾病的技术。在辨证施治中，主张"局部与整体统一，内外兼治，筋与骨兼顾，动与静结合，手法与药物并重，再以器械辅助"的伤科治疗原则，进一步总结摸、接、端、提、按摩、推拿正骨手法，发展为摸、离、推、按、端、托等"治骨六法"。把理筋手法归结为按、揉、搓、拍、打、滚、推、点、扳、拉、摇、抖等"理筋十二法"。为发展骨伤科手法做出了不懈努力，在我国西北甚至国内产生了较大的影响。

一、局部与整体统一

郭老临证强调人是一个整体，牵一发而动全身。首先，外伤侵及人体某一局部，必然影响全身气血经络，造成气机紊乱，医者必须从患者的整体出发，调理气机、经络，才能收到良好效果。

二、内外兼治

内外兼治包括两种含义。其一指外伤与内损兼治，筋骨损伤，势必连及气血脏腑，轻则局部肿痛，重则筋断骨折，气滞血瘀，或者脏腑功能失调，甚至内脏损伤，所以郭氏正骨强调医者应辨明伤病，内外兼顾，辨证施治，既治外形之伤，又治内伤之损；其二是指一方面内服药物与外敷药物同用，另一方面，既用药物辨证施治，又注重以手法接骨理筋。治疗上强调骨折、脱位手法复位，推拿按摩，理筋治伤，同时内服药物调理气血，外敷药物消肿止痛。

三、筋与骨兼顾

人体筋与骨是相互依赖、相互为用的。《灵枢经》提出："骨为干，脉为营，筋为刚，肉为墙，皮为坚。"一方面，骨骼是人体的支架，靠筋的连接才成为一体，发挥其支架作用。骨为筋提供了附着点和着力点，筋则为骨提供了连接与动力。筋有了骨的支撑作用才能固定与收缩，发挥其功能；而骨有了筋的附着和收缩，才能显示其骨架和关节活动的作用。另一方面，骨居于里，筋附其外，外力侵及人体，轻则伤筋，亦名软伤；重则过筋中骨，又名硬伤。骨伤必有筋伤，筋伤必影响骨的生理功能，故在治疗时应筋骨并重，才能促进伤病的痊愈。

四、动与静结合

郭老十分强调根据患者的具体情况，尽可能地进行和坚持有利于气血通畅的各种活动，包括局部的和全身的活动；把必要的暂时制动，限制在最小范围和最短时间内；把无限的适当的活动，贯穿于整个治疗过程之中。总之，根据病情，以固定制动，限制和防止不利的活动，同时鼓励适当的、适时的、有利的活动，以促进气血循行，做到形动精流以加速骨折愈合。

五、手法与药物并重

郭老诊病强调手法与药物并重，对于手法，注重详细辨证，明确诊断，全面而准确地掌握病情，这是手法的前提。伤有轻重，又有皮肉、筋骨、关节之分，解剖位置各不相同。医者头脑中对伤情必须有局部与整体、内与外的具体认识，然后才可选择相应的手法。《正骨心法要旨》说："知其体相，识其部位，一旦临证，机触于外，巧生于内，手随心转，法从手出。""法之所施，患者不知其苦。"概括起来要遵循早、稳、准、巧四个原则。

所谓早，就是要及时施用手法，这样患者痛苦少，易复位，痊愈快，功能恢复满意。

稳，指施法要思想集中，体位要恰当，态度沉着和蔼，用力稳健。

准，是指手法前掌握伤情，定出手法方案，施法时心中有数，方向准确，用力轻重适宜。切忌盲目性，加入不必要动作，加重损伤。

巧，指的是动作熟练轻巧，利用巧劲。俗语说"四两拨千斤"，避免鲁莽粗暴，增加患者痛苦。

除此之外，尚须注意以下事项：①注意疼痛的变化。手法后疼痛加重，休息后有轻快感属正常反应，如疼痛不减或加重，应考虑手法不当，应及时改进或停止。②手法前要做好准备。敷药、夹板、绷带等器材，要事先准备好，以免匆忙从事，顾此失彼，造成忙乱，影响疗效。③应有施术计划。施用何法、患者体位、助手如何配合、患者能否合作、是否需要麻醉，都应事前考虑好，才能达到预期效果。④手法时，为了保护皮肤，增加滑润，可使用滑石粉，也可配合使用搽药，如舒筋药水、展筋丹等。⑤手法推拿按摩有禁忌证，如急性传染病、皮肤病、局部感染或破损、恶性肿瘤、骨关节结核、能引起出血的疾病、孕妇等；损伤局部血肿严重的骨折或脱位复位后固定未解除者，也不宜施用手法；脊柱滑脱、不稳定性压缩骨折者，不宜施用手法，以免损伤脊神经。

【专长绝技】

一、三步十法治疗腰椎间盘脱出症

1. 术前准备

手法前准备：先骨盆牵引数日，牵引重量约体重的1/6，其目的是使腰部肌痉挛得以缓解，为推拿手法做好准备。手法前禁食，解大小便。

2. 推拿手法及步骤

（1）第一步：仰卧位

第一法：牵引。患者仰卧，自然呼吸，全身放松。上下各两助手自腋下及双踝行持续对抗牵引。牵引力约30公斤，持续约3分钟后缓缓放松。

第二法：屈膝摇摆按压。患者屈髋屈膝，两术者有规律地向下按压膝部，同时两膝靠拢。逐步向左右摆动，每侧摆动按压约5次。然后在屈髋位逐步伸直膝关节，反复3次。最后在屈髋屈膝位，握持两踝猛力下拉，使下肢伸直，反复3次。注意按膝力度要柔和适当，屈髋伸腿动作要缓慢进行，以免神经根受到过度牵拉暴力损伤。

第三法：倦腰法。术者抬臀按膝，使患者腰部达到最大屈曲位，反复5次。

第四法：下肢牵抖法。助手自腋下固定对抗牵引。另一助手顶腰胁部对抗，术者双手握患肢踝部，牵引下快速上下抖动下肢，并使肢体做最大限度内收及外展运动，腰部同时有侧屈活动，每下肢10次左右，以患侧肢体为主。

（2）第二步：侧卧位

第五法：抖腿活腰。患者侧卧，患肢在上，一助手向上对抗牵引，另一助手顶住腰部对抗固定，术者握持在上之患肢踝部，牵引下快速抖动并使肢体做最大限度前屈后伸运动，共8次。然后反侧卧位，健肢做5次。注意：患肢前屈后伸度数须由小到大，逐渐增加，切不可暴力施行。

第六法：斜扳法。患肢在上，屈髋屈膝，健肢伸直，两术者双手置患者肩及髋部，向相反方向猛力扭扳，使腰部扭转活动，前后斜扳各5次，然后反侧卧同法施术。扭扳用力须柔中带刚。

（3）第三步：俯卧位

第七法：按腰法。患者俯卧，胸前及骨盆部各置一枕垫，悬空腹部，术者双手重叠置于患者腰部向下有节奏地按压，力度适中。频率每秒一次。患者腰部放松，不要憋气，助手于腋下及踝部行对抗牵引，共按压30次。

第八法：晃旋松腰法。助手对抗牵引，术者两手持患者髋部上下摇晃及左右旋转腰部各10次。

第九法：俯卧侧屈法。本法对纠正功能性脊柱侧弯有良好效果。术者推顶于侧突一侧腰部，助手在上下对抗牵引下缓缓向术者一侧移动，使腰脊柱向相反方向侧屈，其侧屈度及力度应适中，反复5次。

第十法：推拍揉按。上法完毕后以双拇指于脊柱两侧沿膀胱经循行方向自上而下推按10次，环跳、委中、承山穴点按5次。继则腰以下部位自上而下行拍打揉按松解肌肉，舒筋活络。揉按重点在腰部及患肢。

3. 手法后调养

手法完毕后，患者卧床静息10分钟。平抬回病房。尽量做到三天内不下床。下来后需腰围保护，一周后逐步进行腰背肌及腹肌锻炼。

二、手法联合针刺治疗急性腰扭伤

1. 手法治疗

根据扭伤部位的不同和患者腰痛的程度及身体的强弱适当选用，一般选用 1~2 种。

1）卧位手法：患者俯卧于床上，两上肢紧贴身体两侧，术者右手掌根部放于腰部压痛点处，左手叠于右手背上，令患者深呼吸。深呼气时，术者两手用力向下推按；吸气时，双手随之抬起，反复 4~5 次。此法适用于各种急性腰扭伤，年老体弱或不能站立者。

2）立位手法：患者面对墙壁，双手举起，双足平立，身体紧贴墙壁，做深呼气。术者以双手掌根部或双拇指推压痛点，同时用力向前上方推按，吸气时放松，反复 4~5 次。此法适用于各种急性腰扭伤，年轻力壮或可以站立者。

3）卧位拉腿手法：患者俯卧于床上，术者一手按住痛点，另一手肘部勾扶患侧大腿前下方，手掌托住大腿中部向背侧和远方提拔反拉，随后摇晃拔伸。此法适用于下腰部和骶髂部急性扭伤者。

4）蹲位起立手法：患者双足分开与肩同宽，直腰下蹲，术者立其后，双手按压患者双肩，随患者呼气向下用力按压，吸气时随之抬起不用力，重复 4~5 次后，双手托住患者腋下，令其猛然站起。反复 4~5 次。此法适用于腰部急性扭伤者。

2. 针刺腰痛穴

手法治疗后腰痛不能明显减轻者，除服中药外，可配合针刺腰痛穴。手背二三、四五掌骨间沟，用拇指和示指向腕部推进至碰到掌骨端的陷凹止，此陷凹即腰痛穴，每手两穴，双手共四穴。用 1.5 寸毫针以 45°角由两侧向中间斜刺进针，一边捻转，一边令患者由小到大逐步活动患腰。

【典型医案】

一、补肾益脾壮骨法治疗脊柱结核案

患者，男，32 岁，青海籍，青海日报社工作。

初诊：1961 年 7 月 20 日。

主诉：腰痛 3 年。

病史：患者腰痛 3 年，朝轻暮重，曾于 1958 年 7 月跌伤腰部，1959 年腰痛加剧，某院拍片未见异常，曾接受针灸封闭和内服药物治疗，疗效不显著。X 线片提示：L_2/L_3 椎间盘破坏，椎间隙模糊不清，向后突出，伴有寒性脓肿阴影。

诊查：第二、第三腰椎有后突，局部肌肤紧张，脊柱左侧伴有如拳头大的脓肿，有明显压痛、为持续性隐痛，时有阵发性剧痛，右腿伸不直，动作迟缓，不能步履，拾物试验阳性，脉沉细、苔薄质红。

临床诊断：脊柱结核（流痰）。

辨证：脾肾两虚，阴寒内盛之骨痨。

治法：补肾益脾、温阳壮骨通络，给予补肾壮骨汤加减。

处方：北沙参 24 g，制龟板 15 g，制乳香 9 g，制没药 9 g，地骨皮 9 g，夏枯草 9 g，牡蛎 15 g，穿山甲 9 g，制附片 3 g，水煎服，每日 1 剂，分早晚 2 次口服。

二诊：经过 3 个月内服、外用中药，上述症状消失。出院继续门诊治疗，连服上方。拍片 L_2/L_3 椎间盘消失，形成骨桥，骨小梁已通过两椎体愈合到一起，椎体边缘锐利，脓肿吸收，恢复正常工作，骑车、打篮球均可，经二十五年随访，好如常人，无复发。

按语：骨与关节部位的结核，化脓后脓液稀薄，中医学称为"流痰"，后期出现虚劳现象者又称为骨腐、生于脊柱骨者曰脊柱结核。郭老认为本病发病原因有三：①外邪客于经络，导致毒深伏于骨；②七情郁结、起居不慎、房劳过度致气血失调，凝痰于骨；③跌仆后伤筋损骨，进而发病。现代医学认为多是结核杆菌通过肺或其他部位的原发灶而在骨骼（脊柱）上发病。先师郭均甫治疗脊柱结核有一整套内服外用方剂，经笔者近四十年临床实践探索，认为对该病按初、中、末三期施治疗效尚好。初期症状较轻，仅感腰背酸痛，进而脊柱活动受限，脊柱周围无红、肿、热征象，外形正常。全身状况变化不大，舌淡红，苔薄白，脉沉细。如窦道瘘管中脓出减少，有愈合之象，全身情况逐渐好转，应给补益气血之品，如补中益气丸等加速愈合。

二、补肾活血汤治疗腰腿部风湿痛案

沙某，男，41 岁，农民。

初诊：1998 年 3 月 9 日。

主诉：受凉后导致双臀、腿疼痛伴有左侧足背麻木 10 余日。

病史：因夜间睡觉着凉而致双臀腿疼痛 10 余日，伴左下肢足背麻木。疼痛性质呈持续性跳痛，不能坚持原工作。

诊查：双髂嵴最高点 5 cm 范围内左臀纹处压痛；脊柱主、被动运动受限，前屈 80°，后伸 20°，左、右旋转各 20°；床边试验左右均为（＋），仰卧屈髋试验（＋），双膝腱反射减弱，直腿抬高试验，双下肢各抬高 30°，被动运动双髋、膝关节可各屈曲 130°。

临床诊断：双臀腿筋膜、肌肉风湿痛（痹证）。

辨证：气滞血瘀，寒湿痹阻。

治法：活血散瘀，祛风除湿，理气散寒，补肾壮筋，给予补肾活血汤加减。

处方：当归尾 9 g，桃仁 9 g，大黄 3 g，川续断 3 g，杜仲 9 g，补骨脂 9 g，骨碎补 9 g，白术 12 g，乌药 6 g，木香 1.5 g，青盐 1.5 g，水煎服，每日 1 剂，早晚 2 次口服。每服 3 剂药做 1 次检查并记录，直到病情好转或治愈。每服 9 日为一疗程。

二诊：服药 3 剂后复诊，疼痛完全消失，肢体运动功能恢复正常，可下地干活。经查体，脊柱主、被动运动达到正常范围，前屈 90°，后伸 30°，左、右侧屈各 30°，左、右旋转各 30°。仰卧屈髋试验（－），床边试验左右侧均（－），直腿抬高试验双下肢均抬高至 90°。随访 2 年未复发。

按语：腰腿部风湿痛是临床常见病、多发病，高原寒冷地带更易罹患。补肾止痛汤能活血散瘀，祛风除湿，理气散寒，补肾壮筋。现代医学研究表明，该方药物大都具有扩张血管、抗血凝、解除平滑肌痉挛及较强的抗菌作用；有些可兼治肌肉风湿、关节炎及各种神经痛。中医学认为久病必瘀，瘀而不通，不通则痛。因此，化瘀理气、通络止痛是该方治疗风湿性疼痛疗效较好的关键所在。

【经方验方】

一、二消散

处方：制川乌、制草乌、炒大黄、无名异、木耳炭、儿茶、紫荆皮各等份。

功能：活血化瘀，消肿定痛。

主治：主治损伤积瘀，四肢关节经久肿痛，局部不热、不凉者。

用法：蜂蜜调敷，3~5日更换1次。

方解：本方由中药制川乌、制草乌、西宁大黄、木耳炭、无名异、儿茶、紫荆皮等比例组合，方中制川乌、制草乌有祛风除湿，温经止痛作用；所用大黄系青海西宁道地药材，取其活血祛瘀之功效；紫荆皮、无名异有活血行气、消肿定痛之功效，木耳炭有消肿止血之功效。采用蜂蜜调和外敷，《本草纲目》言蜂蜜有止痛、清热之功效；全方配伍有很好的活血化瘀、消肿定痛之功效。外用药物通过透皮吸收作用于损伤局部，从而维持局部相对稳定的血药浓度，起到散瘀、消肿和止痛的功效。

禁忌：如有破溃面忌用；若有皮肤过敏出现湿疹瘙痒者应立即停用；孕妇禁用。

二、金毛狗脊汤

处方：金毛狗脊15 g，露蜂房6 g，制川乌先煎10 g，制草乌先煎10 g，制乳香10 g，制没药10 g，石楠藤10 g，木瓜10 g，川断10 g，防己10 g，蝉蜕6 g，萆薢15 g，海桐皮15 g。

功能：补肾壮腰、祛风除湿、活血止痛。

主治：肝肾亏虚，筋骨痿弱，感受风寒，气滞血瘀之腰痛。

用法：水煎服，每日1剂，分早晚2次口服。直到病情好转或治愈。一般14天为一疗程。

方解：地方露蜂房、川乌、草乌祛风除湿、温经止痛；川断、狗脊祛风湿、补肝肾、强筋骨、健腰膝；木瓜、石楠藤、蝉蜕祛风湿、舒筋活络；防己、海桐皮、川草萆薢祛风除湿、通络止痛；乳香、没药活血而止痛，全方共奏补肾壮腰、祛风除湿、活血止痛之功。此方是郭焕章老师祖传的治疗腰腿痛的名方，其中露蜂房、川乌、草乌等都是祛风湿、止痹痛的要药，加之川断、狗脊、木瓜、石楠藤、蝉蜕、防己、海桐皮、川草萆薢等祛风止痛药的应用，都明显增强了该方的止痛效果，应用多年，甚是效验。

禁忌：孕妇禁用。

（卢　敏　柴　爽）

第二十三节 国医骨伤名师郭维淮学术思想与正骨绝技

【个人简介】

郭维淮，1929 年 8 月—2016 年 4 月，中共党员，汉族，主任中医师，洛阳市孟津县平乐镇人，洛阳平乐郭氏正骨第六代传人。

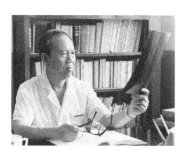

荣誉称号：第五届、第六届全国人大代表和第七届河南省人大代表，首批享受国务院政府特殊津贴专家，1956 年、1959 年被评为全国先进工作者，出席全国先进工作者代表会议和全国劳模群英会。1990 年，他被河南省科委评为"优秀院所负责人"，1991 年被国务院授予"国家有突出贡献的专家"，1993 年被河南省委、省政府命名为"省管优秀专家"，1994 年被人事部、卫生部及中医药管理局命名为首批国家名老中医专家，1995 年荣获卫生部、人事部颁发的"白求恩奖章"，2006 年被中华中医药学会授予"国医楷模"称号，2006 年 12 月被中华中医药学会授予首届"中医药传承特别贡献奖"，2007 年获全国"中医名师"称号，2007 年 6 月被国务院、文化部定为首批国家级非物质文化遗产中医正骨疗法项目代表性传承人，2008 年被河南省中医管理局授予"河南中医事业终身贡献奖"，2019 年荣获人力资源社会保障部、国家卫生健康委、国家中医药管理局的"全国中医药杰出贡献奖"。

科研成果：郭维淮教授一生致力于骨伤科科研与临床结合的发展，他承古而不泥古，发扬而不离宗，勇于探索与创新，利用现代科学技术继承和发扬了平乐正骨。他领导、开展的在平乐正骨"效""便""短"理论与原则指导下的经皮外固定器的研制、平乐正骨有效方药的开发研究等，取得了一系列科研成果，并将平乐正骨药械面向市场开发、生产、推广、普及，推动了骨伤学科的发展。在他的主持下，建立了专门生产平乐郭氏正骨特色有效药物与固定器具的洛正制药厂与洛正器械厂，使平乐正骨又一次实现了质的飞跃。1978 年以来，他所主持的"中西医结合手法复位治疗外伤性陈旧性关节脱位"等多项科研课题分别获全国科学大会重大科学技术成果奖，全国医药卫生科技大会重大科学技术成果奖，河南省卫生厅、省医药卫生科技成果二等奖及卫生部乙级成果奖等。他主持承担国家中医药管理局重点课题——"平乐正骨传统药物"养血止痛丸（筋骨痛消丸）"的临床、实验及新药开发研究，科研成果成功实现临床药物转化，并于1997年生产上市，深受广大患者的欢迎。

郭维淮教授作为我国中医骨伤高等教育开拓者之一，1958年他协助母亲高云峰，创办了我国第一所中医骨伤科大学——河南平乐正骨学院，在当时缺少教材、缺少设备等十分困难的情况下，他自编教学计划及大纲，并主持编写了《正骨学讲义》（约40万字）作为教材。他亲任讲师、骨科教研室主任，开创了一整套平乐郭氏正骨教学方法，从而使中医骨伤走上了正规化教育之路。1978年以来，郭维淮教授先后编写了《平乐正骨》《简明正骨》《中医骨伤科学》《洛阳平乐正骨》等专著、教材，并参加了《中医年鉴》的编著工作，其中《平乐正骨》一书荣获河南省科技进步一等奖。为了加强学术交流，郭维淮教授于1989年12月创办了国家级学术刊物《中医正骨》，并担任主编，对弘扬中医正骨学术及传播骨伤科学新理念、新技术产生了重要影响。

社会兼职：中华中医药学会终身理事，曾任《中医正骨》杂志主编，中华中医药学会河南分会副会长，河南中医学会副会长，河南省医学会骨伤专业委员会主任委员，中华中医药学会骨伤科专业委员会第一届委员会副主任委员，中华中医药学会骨伤科分会第二、第三届理事会首席顾问及第四届顾问委员会主任委员，全国高等中医院校骨伤研究会副会长，世界中医药学会联合会骨伤科专业委员会顾问。

【学术思想】

河南平乐正骨兼收各家之长，在长期的医疗实践中形成了自己独特的学术思想体系，郭维淮教授对其进行了更进一步的总结，归纳概括出"整体辨证、筋骨并重、内外兼治、动静互补"的学术思想体系。

1. 整体辨证

郭维淮教授指出，外伤侵及人体，除直接损伤外，往往兼有内脏与经脉的间接损伤和潜在损伤，不可只看表面与局部表现，而忽略、遗漏内伤与全身症状。最后，疾病的发生与治疗是一个动态的过程，医者应根据疾病不同时期的病理变化，全面分析，分清轻重缓急、辨证施治，才能使患者早日康复。

2. 筋骨并重

人体筋与骨是相互依赖、相互为用的。《灵枢经》提出："骨为干，脉为营，筋为刚，肉为墙，皮为坚。"一方面，骨骼是人体的支架，靠筋的连接才成为一体，发挥其支架作用。骨为筋提供了附着点和着力点，筋则为骨提供了连接与动力。筋有了骨的支撑作用才能固定与收缩，发挥其功能；而骨有了筋的附着和收缩，才能显示其骨架和关节活动的作用。另一方面，骨居于里，筋附其外，外力侵及人体，轻则伤筋，亦名软伤；重则过筋中骨，又名硬伤。郭维淮教授再临床治疗过程中多强调，骨伤必有筋伤，筋伤必影响骨的生理功能，故在治疗时应筋骨并重，才能促进伤病的痊愈。

3. 内外兼治

包括两种含义。其一指外伤与内损兼治，筋骨损伤，势必连及气血脏腑，轻则局部肿痛，重则筋断骨折，气滞血瘀，或者脏腑功能失调，甚至内脏损伤，所以郭氏正骨强调医者应辨明伤病，内外兼顾，辨证施治，既治外形之伤，又治内伤之损；其二是指一方面内服药物与外敷药物同用，另一方面，既用药物辨证施治，又注重以手法接骨理筋。治疗上强调骨折、脱位手法复位，推拿按摩，理筋治伤，同时内服药物调理气血，外敷药物消肿止痛。

4. 动静互补

强调根据患者的具体情况，尽可能地进行和坚持有利于气血通畅的各种活动，包括局部的和全身的活动；把必要的暂时制动，限制在最小范围和最短时间内；把无限的适当的活动，贯穿于整个治疗过程之中。总之，根据病情，以固定制动，限制和防止不利的活动，同时鼓励适当的、适时的、有利的活动，以促进气血循行，做到形动精流以加速骨折愈合。

同时，郭维淮教授总结出了平乐郭氏正骨的"气血辨证理论"和"三原则""四方法"的学术思想。"三原则"即"整体辨证、筋骨并重、内外兼治、动静互补"，"四方法"即"治伤手法、固定方法、药物疗法、功能疗法"。

【专长绝技】

郭维淮教授在平乐正骨学术思想的指导下，总结概括的平乐郭氏正骨

"三原则""四方法"，即："破、活、补"三期用药原则及手法复位、夹板外固定、药物辨证论治和功能锻炼为特点的一套系统治疗法则。

1. 手法特点

包括检查手法、复位手法、治筋手法三种。

（1）检查手法

有触摸、按压、对挤、推顶、叩击、扭转、伸屈、二辅等八种检查手法，借以诊断伤情、判断骨折愈合情况。

（2）复位手法

共有八法十二则，即"拔伸牵引、推挤提按、折顶对位、嵌入缓解、回旋拨搓、摇摆推顶、倒程逆施、旋撬复位"八法。

1）拔伸牵引法：是整复骨折脱位的基本手法，该法包括拔伸和牵引二则。拔伸：一般情况下不需助手，多是医者拔患者伸，由轻到重，使肢体伸向远端，常用于创伤引起的关节挛缩、手足部位骨折、指（趾）间关节脱位等。与牵拉比较，用力相对较小，所需时间也较短。牵引：即将肢体牵拉到治疗所需要的方位，可分为短时牵引和持续牵引，常用于较为严重的骨折、脱位或骨折合并脱位，后者需借助器具进行长时间的牵引，如骨牵引、皮牵引、布兜牵引等。

2）推挤提按法：为一法四则。推，为单向用力；挤，包括单向推挤和双向对挤，故推和挤可单独应用，亦可联合应用；提，使下陷复起；按，使高突平复。这四则手法常需在牵引的基础上进行，临床可根据骨折脱位的不同部位、不同类型和伤后时间的长短，单独或联合应用。

3）折顶对位法：也称成角对位法。该法根据力学原理，借用巧力使骨折对位，适用于近关节部位某些长管状骨干的横断型骨折、干骺端骨折。该法要领是在筋肉松弛的情况下，将两骨折端推向同一个方向，并使之成角接触，在保持其成角相抵的同时，再行反折使之复位。

4）嵌入缓解法：常用于以下三种情况：一是肌肉、骨膜、筋膜等嵌夹在两骨折端之间；二是移位的骨块嵌夹在关节缝内；三是脱位的关节头被周围肌腱、筋膜或关节囊缠绕嵌顿。

5）回旋拨搓法：是矫正骨折断端背向移位的手法。其方法是详细询问病史与搬运史，正确分析移位机制与方向，在肌肉、肌腱松弛的情况下，以近折端为轴心，术者持远端肢体，顺着移位通道回旋拨送骨折远端，以矫正背向移位。

6）摇摆推顶法：适于骨折复位后尚有残留移位，或四肢横断骨折有部分移位者。在维持牵引的情况下，术者双手于前后或两侧捏持骨折端，根据移位情况，在30°范围内做前后、左右的摇摆活动，矫正骨折残余移位后，术者维持对位，令助手缓缓放松牵引，远端助手沿肢体纵轴向近端轻轻推顶，从而使两折端的对合更加紧密与稳定。

7）倒程逆施法：又叫原路返回法，多用于关节脱位的治疗。是根据脱位发生的过程，反其道而行，使其脱位一步步回归原位。

8）旋撬复位法：是用来整复肩、髋关节脱位的手法。该法是根据脱位关节的解剖特点及其损伤机制，利用杠杆原理，旋转撬动关节，使其复位。

（3）治筋手法

共有四法十二则。

1）揉药法：是郭氏正骨常用的治筋手法，分散剂与水剂揉药法两则。散剂揉药法运用祖传特效药展筋丹与其特有手法相结合，水剂揉药法常用展筋酊、白酒和红花樟脑酒等，利用药物行气活血，结合按摩通经活络，开毛窍，促进药物吸收，达到治疗目的。

2）理筋法：具有活血化瘀，消肿止痛，舒筋活络，宣通气血等作用，其中包括揉摩法、捏拿法、推按法、弹拨法四则。

3）活筋法：是一种通过被动的关节活动恢复患肢生理功能活动的方法，骨折、脱位、跌扭伤筋，以及劳损和痹证引起的肢节筋骨疼痛均适用于此法。郭氏正骨常用的活筋手法有伸屈法、旋转法、牵抖法、收展法、侧屈法、拔伸法六则。

4）通经活络法：常用于以上三法之后，用以安抚、疏通周身的气血，通经活络，其中包括循经点穴法和拍打叩击法二则。

2. 外固定特点

郭维淮教授指出外固定的特点可概括为"效""便""短"三字。①效：指固定方法一定要有效。②便：指在有效固定的原则基础上，固定物应尽量轻便、少而适用，固定材料应尽量轻便而灵巧，既简便容易操作和掌握，又便于检查、透视和纠正再移位。③短：指固定的时间，能短尽量短，在骨折达到临床愈合后，尽早解除固定；另一方面，在不影响固定的原则下，固定物能短勿长，能通过固定一个关节解决问题的，就不要固定两个关节。

3. 用药特点

郭维淮教授在平乐正骨学术思想的指导下，总结概括了平乐郭氏正骨"破、活、补"三期用药原则。他对骨折主张三期用药，初期，肢体损伤，血溢而瘀，瘀不去则骨不能愈，用药以破为主，治以活血祛瘀；中期，多气血不和，用药以和为主，治以通经活络；后期患者久卧，身体必虚，用药以补为主，治以益气血，补肝肾。外用药亦为三期分治。早期主证多为局部瘀肿、疼痛，治以消肿散瘀止痛；中期主证多为瘀血泛注，治以活血散结；后期主证多为筋肉消瘦、关节不利，治以温通利节。接骨药物亦分三期论治，早期应祛瘀接骨；中期活血接骨；后期补气血、益肝肾接骨。

【典型医案】

一、活血化瘀、行气止痛法治疗腰痛案

曹某，女，52岁，退休。

初诊：1994年6月1日。

主诉：腰部疼痛伴左下肢麻痛3天。

现病史：患者自述3天前因劳累引起腰部刺痛伴左下肢麻木，转侧欠利，行走、劳累时症状加重，平卧休息后症状减轻，夜寐差，纳食可，二便调。

诊查：体温36.1℃，脉搏70次/分，呼吸18次/分，血压124/60 mmHg。

患者中年女性，神志清，精神可，查体合作。全身皮肤、黏膜无黄染及出血点，浅表淋巴结无肿大。头颅无畸形，双瞳孔等大等圆，对光反射灵敏，耳鼻无异常，口唇无发绀，伸舌居中，甲状腺无肿大，气管居中。胸廓对称，双肺呼吸音清，未闻及明显干、湿啰音。心率70次/分，律规整，各瓣膜听诊区未闻及明显病理性杂音。腹软，肝、脾肋下未触及，肝、肾区无叩击痛。双侧腰方肌、多裂肌、回旋肌触痛（++），棘上韧带触痛（+），叩击痛（+）、放射至左腘窝部，双下肢肌力均正常；会阴区未查。脊柱四肢无畸形，双下肢皮肤无凹陷。

临床诊断：腰痛。

辨证：血瘀气滞证。

治法：活血化瘀，行气止痛，治以身痛逐瘀汤加减。

处方：当归15 g，川芎18 g，桃仁12 g，红花12 g，土鳖虫9 g，香附9 g，没药6 g，五灵脂6 g，地龙12 g，牛膝12 g。每天1剂，水煎服。

二诊：6月22日。患者神清，精神可。述腰部刺痛及左下肢麻木症状明显好转，转侧可，腰劳累时症稍感明显，平卧时症状减轻，睡眠可，纳食可，二便调。屈颈试验（-），双侧腰方肌、多裂肌、回旋肌触痛（++），棘上韧带触痛（+），叩击痛（+）并放射至左腘窝部，直腿抬高试验左70°（-）、右80°（-），双下肢肌力均正常；"4"字试验左（-）、右（-）；舌质淡红、苔薄白，脉弦紧。

按语：腰痛病因为内伤、外感与跌仆挫伤，基本病机为筋脉痹阻，腰府失养。内伤多责之禀赋不足，肾亏腰府失养；外感为风、寒、湿、热诸邪痹阻经脉，或劳力扭伤，气滞血瘀，经脉不通而致腰痛。经脉以通为常，跌仆挫扭，影响腰部气血运行，以致气滞血瘀，壅滞经络，凝涩血脉，不通而痛。诚如《景岳全书·杂证谟·腰痛》说："跌扑伤而腰痛者，此伤在筋骨而血脉凝滞也。"正确、熟练地运用推拿手法疏通腰部肌肉，可缓解腰部疼痛症状，并配合自创拉压摇晃手法，可使患者更快地减轻痛苦，减少花费。患者也应平时注意休息，避免劳累，预防腰痛病的发生。

二、行气活血、舒筋止痛法治疗颌痹案

孟某，女，48岁，工人。

初诊：1999年8月22日。

主诉：双侧颞颌部疼痛不适、活动受限2个月。

病史：患者2个月前无明显诱因出现双侧颌部疼痛症状，未给予治疗。局部疼痛不适症状逐渐加重，咀嚼活动受限，门诊以"颌痹"为诊断，患者神志清，精神可，纳眠及二便可。

诊查：体温36.5℃，脉搏72次/分，呼吸18次/分，血压120/80 mmHg。

患者中年女性，神智清晰，精神可，面色欠润，体型适中，头发发白，语言清晰、流利，呼吸平稳，腹部未及疼痛、腹胀、痞满、积聚、肿块，舌色淡暗，苔质薄，苔色白，脉象稍弦。全身皮肤、黏膜无黄染及出血点，浅表淋巴结无肿大。头颅无畸形，双瞳孔等大等圆，对光反射灵敏，耳鼻无异常，口唇无发绀，伸舌居中，甲状腺无肿大，气管居中。胸廓对称，双肺呼吸音清，未闻及明显干、湿啰音。心率72次/分，律规整，各瓣膜听诊区未闻及明显病理性杂音。腹软，肝、脾肋下未触及，肝、肾区无叩击痛。肛门直肠外生殖区未查。脊柱四肢无畸形，双下肢皮肤无凹陷。专科检查：局部肌肉触之僵硬，压痛明显，局部未见明显红肿，咀嚼活动时可触及局部异常

活动。

临床诊断：颌痹病。

辨证：血瘀气滞证。

治法：行气活血，舒筋止痛，治以七珠展筋散＋推拿手法。

处方：七珠展筋散由血竭、人工麝香、人工牛黄、珍珠、乳香、没药等组成。同时配合局部推拿手法：患者取仰卧位，术者坐于患者头侧，先用拇指指腹按揉颊车、下关、听会、听宫、翳风等穴，使之有酸、麻、胀的感觉，然后再用拇指球部沾 0.2 g 七珠展筋散，将拇指置于颞颌关节处，掌指关节屈曲，指间关节旋转，单用拇指做旋转运动，将药徐徐揉入；揉药范围如古铜钱大小，揉力之轻重以按摩皮肤而皮肤不动为宜，每处旋转 80 次，3次／日，7 日为一疗程，连续 2 个疗程。

按语：颞颌关节紊乱综合征是骨伤科常见病、多发病，亦称"颊车骱痛""颌痛"等，是指因颞颌关节受到劳损、炎症刺激或寒热侵袭等原因引起的颞颌关节功能异常的一系列综合症状，临床主要表现为关节疼痛、酸胀、弹响、张口困难，本病属中医学痹证范畴。《内经》对痹证的病因证候分类，以及转归与预后等已有明确的认识，其病机多因面颊外伤、张口过度致颞颌关节受损；或因风寒外袭面颊可致局部经筋拘急。治疗上宜以祛风散寒、活血行气、通络止痛为原则。

【经方验方】

一、七珠展筋散

处方：血竭、人工麝香、人工牛黄、珍珠、乳香、没药等 11 味中药。

功能：活血消肿止痛、舒筋活络、通利关节、生肌长肉。

主治：用于慢性劳损所致关节强直、屈伸不利、肌肉酸痛以及腰腿痛、肩周炎等症。

用法：外涂于患处，按揉至发热，一日 3～5 次，每次少许，10 天为一疗程。

方解：七珠展筋散主要成分为麝香、牛黄、党参、血竭和没药等，具有舒筋活血、消肿止痛、通利关节以及生肌长肉效果，外敷于痹证部位，可使药物经皮肤吸收，直接到达患处以发挥改善血液循环、促进渗出吸收、缓解痉挛、松解粘连、温经通络、滑利关节的作用，可改善关节功能，有效减少并发症发生，其疗效确切，能使患者更快地减轻痛苦。

禁忌：孕妇忌用。

规格：每瓶装 1 g。

二、养血止痛丸

处方：黄芪、当归、白芍、丹参、鸡血藤、秦艽等 13 味中药。

功能：益气养血，行气止痛，温经通络。

主治：适用于损伤后期，气血虚而瘀滞，证见肌肉消瘦发硬，活动不利，关节疼痛，肿胀，活动受限等。

用法：口服，一次 6 g，一日 2 次，温开水送服。

方解：养血止痛丸出自《简明正骨》，是洛阳正骨郭维淮教授的经验方，由丹参、白芍、桂枝、生地黄、牛膝、鸡血藤、秦艽、香附、乌药、五灵脂、炙甘草组成，用以治疗损伤后血虚瘀滞诸症。方中丹参活血祛瘀，生地黄、白芍养血活血，鸡血藤、牛膝活血通络，五灵脂舒筋活血祛瘀，加香附、乌药以增强行气导滞之效，促进瘀血生新，同时配以秦艽祛湿消肿止痛、桂枝温阳通络，消除局部组织肿胀，甘草调和诸药，全方共奏养血舒筋、行气活血之功效。

禁忌：孕妇忌用。

规格：每袋装 6 g。

（卢　敏　刘立云）

第二十四节　国医骨伤名师萧劲夫学术思想与正骨绝技

【个人简介】

萧劲夫，男，1939 年 12 月出生，汉族，祖籍湖南，民主人士，主任医师，教授，博士研究生导师，广东省名中医，享受国务院政府特殊津贴专家，深圳市首批名老中医药专家学术经验继承工作指导老师，名中医工作室——"岭南骨伤流派"主要传承人。

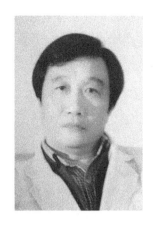

荣誉称号：1992 年获国务院"政府特殊津贴"，1993 年被广东省政府授予"广东省名中医"称号；1994 年被推举为广东省自然科学学科带头人；1995 年获广东省白求恩式先进工作者和卫生部、人事部授予的全国卫生系统先进工作者等；1999 年被推选为首届深圳名医，2007 年获全国首届"中医骨伤名师"称号。

科研成果："模拟中医正骨手法机械的研究和制造"获国家中医药管理局科技进步二等奖、深圳市科技突出贡献金叶奖（最高奖）、首届世界传统医学大会功勋金奖；"骨折复位器"获广东省科学大会先进个人奖；"液压骨折复位器"获广东省高教局科技进步三等奖；"YGF－液压骨折复位器"获广东省科委科技成果三等奖；"CD－前臂正骨机"获广东省高教局科技进步奖；"单纯性屈曲型腰椎骨折护理"获广东省高教局、省卫生厅科技进步三等奖。"益气补肾防治原发性骨质疏松症"（国家中医药管理局科研基金资助课题）于 2005 年获得发明专利，并获 2005 年度国家科技成果进步奖和国家专利技术发明奖。出版专著：由人民卫生出版社出版的《腰痛》等专著 4 部；广东人民出版社与广东省高教出版社出版的《四肢骨折与脱臼治疗图解》《岭南正骨精要》等专著 4 部及《岭南伤科萧劲夫》一书。主持完成国家中医药管理局资助课题"健脾补肾法防治骨质疏松的临床与实验研究"、广东省卫生厅"五个一"科教兴医重点资助课题"回弹牵引失重推拿敷贴药疗治疗颈椎病的临床与实验研究"、广东省中医药管理局资助课题"龟狗粉促进骨折愈合的临床与实验研究"等省级以上课题 8 项，获国家专利 2 项。

社会兼职：历任广州中医药大学附属骨伤科医院院长、深圳市卫生局中医处副处长、深圳市中医院院长兼骨科主任、深圳岭南医院院长、深圳市中医药研究所所长、广州中医药大学博士研究生导师、中华中医药学会骨伤科分会副会长、《中国中医骨伤科》杂志编审委员会副主任委员、中华骨伤科分会创伤专业委员会主任委员、中华中医学会理事、中华中医药学会骨伤科分会第二届理事会副理事长、中华中医药学会骨伤科分会创伤专业委员会主任委员、广东省中医药学会常务理事、广东省中西医结合学会骨伤专业委员会主任委员、广东省中西医结合学会资深专家委员会副主任委员、广东省高级专业技术资格评审委员会委员兼外科专业组组长、深圳市中医药学会会长、深圳市中医药专家委员会副主任、广东省第六至第八届政协委员、深圳市第一届政协委员及第二届政协常委。

【学术思想】

中医是一门应用科学，同时又是一种文化现象，其思维方式和理论体系与传统的中华文明一脉相承，休戚相关。民族文化的复兴，必将重铸中华医魂。当然，中医药也要创新，但其作为整体性科学的性质不容改变。必须摆脱西学"科学"的束缚，事实上以一个学科应用方法来研究另一个学科既成的知识体系，在自然科学研究中并无先例，所以只有遵循中医药发展规律，保持中医药本色，正本清源，守正创新，才是正途。

当前，近现代科学技术的浪潮正以排山倒海之势冲决一切与之不相容的传统理论的堤坝，而在世界的东方存在着人类科学史上的奇迹：中医学以其绝异于现代医学乃至整个自然科学的概念、范畴体系和博大精深的理论，及其卓越的临证疗效而顽强地自立于世界科学之林。

中医骨科学是中医体系中的一门学科，具有整体观的基因，有续贯性和微创的特征，而微创是 21 世纪外科发展的趋势之一。中医正骨不手术，以手法闭合整复骨折，无论于治疗观念还是临床技术上均最微创，占领了微创治疗骨折的制高点。

中医正骨要掌握整复手法，且需相对忖度的功夫，而这些皆来源于"手摸心会""认其体相，辨清伤情"，即可"机触于外，巧生于内，手随心转，法从手出"。所谓体相，是从人体的功能形态出发，认识人体内部结构、生理功能和病理变化，包括创伤解剖，而创伤解剖是指该损伤局部存在的解剖状态，包括损伤组织本身状况以及周围组织的关系。现代科学在组织结构等方面较为精细，影像学（特别是立体成像），更为形象和真实，拿来为我所用，更利于正骨的发挥。

内外用药是中医骨科的特色，"外有所伤，内有所损"，特别近代复合性创伤较多，引起全身改变突出，故更需突出整体观，精准发扬辨证施治。

当下沿用的骨折内治三期用药，是证型说的产物，淡忘了中医学疾病的时间属性；人为地简单化乃至僵化了疾病演变的真实的、活生生的过程。

证候是疾病过程中生物、心理、社会自然各因素作用下的病理表现，证候的变化是临床诊治的根本依据，贯穿于辨证施治的全过程，不能以偏概全。

治病必求于本，生之本，本于阴阳，人以阴阳之气生，治病求本，并非疾病的本原，所以从这个意义来讲，是人为本，病为标，而人之本是阴阳之气，气得之和则为正气，故治病应以扶正为本。虽然外伤生瘀，瘀阻经络，瘀去始生骨，但瘀只是骨折病之"标"，急则治其标，只是暂时的，且有祛瘀生新之意，切不可因过于攻伐而伤正。正虚者固然要扶正，用祛瘀药无效者更要考虑扶正。扶正可促进骨折病恢复，减少并发症。

骨折外治之理即内治之理，骨折后瘀血积聚，肿胀疼痛，需防积瘀化热。宜外敷清热消肿之剂，但需防止"药膏风"（接触性皮炎），原发性刺激与变态反应皆因药物化学性刺激或药末不细产生的物理刺激所致。笔者所制赤小豆散由赤小豆及芙蓉叶组成，共研末，过120目筛，由低分子脂肪酸的麻油为基质调成，有清热解毒、消毒止痛之效，但无致"药膏风"之弊。

【专长绝技】

一、正骨六法

正骨手法之施行乃重复骨折移位之反过程，是消除以骨折端作为的质点，此质点在空间自由运动，其运动位置可能需要三个独立坐标来决定，即主要可能存在前后、自转和公转（以邻近某一点为支点的转动）三个自由度。前后运动即骨折端重叠、嵌插；自转是骨折转轴；公转则可能是骨折端侧方移位。多种正骨手法，是运用多方向作用力，消除这些自由度，使移位的骨折复位。正骨六法即牵、挤提、旋、反折、绕、舒六种。

1. 牵：牵引

1）拔伸牵引：在正骨手法中，对所有的骨干骨折，拔伸牵引是必需的。其作用是消除重叠、成角、畸形或解脱骨与软组织的嵌插，并协助保持骨干轴线。"欲合先离"是指整复骨折时必须通过拔伸牵引使重叠移位或嵌插得以矫正，以便施行其他手法来矫正其他移位。"离不可太过"，太过会加重骨折周围软组织的损伤，撕裂软组织合页，既影响复位的稳定性，又影响骨折端的生长愈合，并且过度牵引可能导致一些骨折折端旋转（如肱骨髁上骨折、骨上段骨折）。还有，中医正骨手法的作用力是多方面的，拔伸牵引的作用力是沿着肢体纵轴方向的，而其他手法的作用力则与之成角，操作时的理想状态是既能维持纵向牵引，又不应绷得太紧，但是，骨折周围的软组织会在拔伸牵引力的作用下发生形变而产生张力，即使在麻醉下亦是如此。因为麻醉剂是作用于中枢或传导神经的，并不作用于肌肉本身，引力愈大，软组织的张力也愈大，故牵引太过，折端过度地"离"，则会造成骨折周围之肌肉、韧带、软组织合页等张力增大而绷紧，致使整复者手感不清，不利于一些手法的施行。除了拔伸牵引力必须适度外，还要得法。蔺道人指出："若骨出向左，则向右边拔入；骨向右出，则向左拔入。"这就是说牵引的方向应依据骨折移位方向而定，也即顺势牵引。顺势牵引十分重要，牵引开始时需顺其原有畸形方向进行，只有这样才可解脱插入肌肉之中的骨断端，待畸形矫正后方可沿肢体纵轴方向持续牵引，以配合其他手法之施行。如果一开始便沿肢体纵轴进行牵引，则势必使插入肌肉的骨断端被牵引得绷紧的肌肉牢牢夹持住而难以解脱。此外，拔伸牵引的力量必须逐渐增加，要稳劲，爆发力往往难以成事，这便要求牵引者有一定的握力和臂力，而且要注意充分使用腰腿的力量。其实握力对于牵引者来说只是把持住伤肢，起紧固作用，牵引力则是来自臂部和腰腿部。何竹林就指出："拔伸牵引主要力量来自腰腿。"

2）屈伸牵引：靠近关节部位的骨折，其为成角畸形，如骨折靠近的是单轴关节（肘关节），则要将这折端与关节连成整体向近折端所指的方向牵引，成角（对于关节而言，就是屈伸）才能纠正。注意牵引适度，过度牵引可导致远折端旋转。若骨折靠近多轴关节（肩、髋），骨折可能在三个平面上移位（矢状面、冠状面和水平面）。整复时牵引要改变几个方向并配合其他手法才能将骨折复位。

2. 挤提：提按、挤推

在有效的牵引达到了骨折端适度的分离时，施行的手法是在骨折处朝移位的相反方向挤推（内外移位）、提按（上下移位），迫使移位骨折端就位。当两骨并列发生骨折（桡尺骨骨折、胫腓骨骨折、掌骨骨折、跖骨骨折），骨折处因骨间肌或骨间膜的收缩即相互靠拢，这实际是骨折侧方移位的一种形式，可使用挤推手法使其分开复位。施行挤推、提按手法时，术者要找准着力点，手指贴紧皮肤，不能在皮肤上磨蹭，否则，作用力方向不准，整复效果差，而且会损伤皮肤。

3. 旋：旋转

有些骨折因受外力的作用或骨折后肌肉的牵拉而导致骨折远端的旋转移

位。这时必须在持续牵引下，朝移位的相反方向旋转以纠正。当然必须在明确旋转移位的方位的前提下才能准确复位。

4. 反折

使用拔伸牵引难以纠正的重叠移位，一般患者肌肉较发达且常常侧骨膜和软组织是完整的，这类骨折可使用反折手法，加大骨折处成角，利用对侧尚属完整的软组织为合页，将骨折端相抵，再反折复位。

5. 绕：回绕

当两个骨峰成背向反锁或骨折断端骨峰嵌插于肌肉中时，可将骨折端相互绕转，使骨峰相对，再拔伸牵引复位。使用回绕手法必须了解受伤机制，判断造成背向移位的路径，向骨折移位方向逆向绕转。操作中如回绕时感觉软组织阻挡，说明不是移位的反方向，应改变回绕方向。回绕时需谨慎，避免损伤血管、神经。

6. 舒：散瘀舒筋

经过手法整复，骨折已复位，但骨折处周围肌肉、肌腱可能被扭曲，局部瘀血也比较集中，这时必须借助手法舒展扭曲的肌肉、肌腱，分散集中的瘀血。操作方法是按肌肉、肌腱走行推拿或在瘀血集中部位慢慢向四周分散，手法必须轻柔准确。此外，对于胸腰段压缩性骨折，笔者采用布兜过伸复位法。

各种正骨手法为分解手法，具体运用到整复一种骨折时，则要选择合适的手法组成"套路"，仔细看来，在具体操作中，每种骨折的具体情况不同而用同一手法又有不尽相同的差异，这大概就是"巧"之所在，这需整复者有些悟性了。

二、稳定性胸腰段屈曲压缩性骨折的治疗

对于稳定性胸腰段屈曲压缩性骨折治疗的目的是稳定脊柱，重建生理前凸，尽量保证运动节段，笔者的治疗方案是首先预防和治疗腹胀，患者痛苦随之减轻，为伤后第3天进行伤椎复位创造了条件。

1. 快速复位

患者仰卧，以结实的布单兜于胸腰椎交界处，然后通过提起布单使患者徐徐上升而离开床面约60 cm（布单兜着处），1～2分钟后，患者腹肌松弛，躯干达到最大背伸，伤椎即可复位。笔者设计了一种螺杆卷扬装置，可代替人力进行整复，装置平稳地将患者上升，最后背伸复位。

2. 伤椎下垫枕

在伤椎下垫枕主要是维持腰背伸体位，以保持复位后椎体位置。垫枕必须稳定在伤椎部位，达到 7 cm 以上高度（指躯干压在垫枕上的高度），复位后第 1、第 2 天患者可能不适应垫枕，而将垫枕挪至臀部，以致影响疗效，这时必须加强巡视和做好解释工作。垫枕应具有良好透气性并用柔软而有一定支撑力的材料制成，如高密度人造海绵等。

3. 练功

练功原则是尽早开始、坚持不懈、循序渐进。具体方法分述如下。

①五点支重：要求复位后第 1 天开始。锻炼要领：颈尽量后伸，头顶着床面，双肘撑稳，双膝屈曲，双足支撑，双手托腰，一并用力，使腰部尽量背伸。②三点支重：要求复位后第 2 周开始。锻炼要领：双足与头之间距离尽量缩小，依靠头及双足的支撑，使臀背部离床，达到较五点支重更大的腰背伸。③俯卧背伸胸离床：要求在复位后第 6 周开始，依靠经过数周锻炼的腰背肌的力量用力背伸，使胸部离床。④俯卧背伸下肢离床：与俯卧背伸胸离床交替进行。⑤俯卧胸、下肢离床：俯卧背伸锻炼至腰背肌肌力增强后，即可开始，并持续半年。

以上锻炼，均要求伤者保持正确的锻炼姿势，坚持至疲劳而止，为一次。每日需练 30 次以上。这五种锻炼动作，患者只需稍加努力都可完成。复位 8 周后患者可离床活动，但 3 个月内不可做弯腰及下蹲动作，以免有再度压缩。

【典型医案】

肱骨髁上骨折旋转移位整复及前臂旋前、深屈肘固定法

张某，女，6 岁。

初诊：2000 年 6 月 1 日。

主诉：摔伤致右肘关节肿痛，活动障碍 2 小时。

病史：患者家属代述患儿在玩滑梯时意外摔倒，右手撑地致右肘关节肿胀、疼痛、活动障碍。

诊查：右肘关节肿胀明显，右肱骨内外髁压痛阳性，可扪及骨擦感及异常活动，右肘关节主动屈伸活动障碍，右肱动脉、尺桡动脉搏动良好，末梢血运感觉良好。手指活动自如，指纹紫，舌质淡红，苔淡黄、微腻。

临床诊断：右肱骨髁上骨折（骨折病）。

辨证：外伤暴力致损骨伤筋，局部气血运行不畅，不通则痛；骨断筋离失去支撑致活动障碍，中医辨证为气滞血瘀，脾运欠佳。

治法：活血化瘀，消滞健脾。

治疗方案：闭合手法整复骨折远端向后、内旋及内倾移位，以高分子树脂材料夹板做前臂旋前、深屈肘外固定，并于伤处外敷赤小豆散（赤小豆、芙蓉叶）纱块。

处方：骨折复位后，患儿烦躁，伤肢觉痛，纳呆。以化瘀、安神、消滞为治，拟方：苏木 5 g，赤芍 10 g，桃仁 5 g，红花 5 g，泽兰 5 g，丹皮 5 g，钩藤 5 g，木通 5 g，枳壳 5 g，山楂 10 g，甘草 3 g。

二诊：6 月 5 日。服药三剂后患儿伤肢肿痛稍减，情绪尚稳定，纳稍增。改以活血导滞为治，拟方：苏木 5 g，赤芍 10 g，山楂 10 g，神曲 5 g，陈皮 5 g，谷芽 10 g，甘草 3 g。

三诊：6 月 9 日。服药四剂后伤肢肿痛消减，伤肢手指活动灵活，能进食，情绪正常，舌腻苔明显减退。遂以健脾丸化裁七剂收功。拟方：太子参 5 g，淮山 5 g，白术 5 g，谷芽 10 g，山楂 5 g，茯苓 10 g。

四诊：6 月 15 日。骨折复位 2 周后，拍 X 线照片证实骨折已愈合，解除外固定。循序诱导伤肢进行屈伸肘关节，内旋、外旋前臂，并辅以中药熏洗：艾叶 20 g，薄荷 10 g，乳香 10 g，没药 10 g，海桐皮 10 g。

五诊：7 月 6 日。骨折复位 5 周后伤肢功能基本恢复，外观基本与健侧无差异，拍 X 线照片证实骨折愈合良好。

按语：伸直型肱骨髁上骨折为 10 岁以下儿童最常见之骨折，而肘内翻又是该骨折最常见的并发症。临床观察证明，肘内翻主要发生在尺偏型的肱骨髁上骨折，远折端存在持续内倾倾向是造成肘内翻的根本原因。故骨折整复手法和整复后的外固定是治疗该骨折值得探讨的课题。必须强调的是，为保证整复顺利进行和消除患儿的恐惧心理，且有利于事后的治疗，整复必须在安全、有效的麻醉下进行。骨折内治法乃中医骨科之特色，而此类骨折又多发生于儿童，因此治疗必须重视儿童"纯阳"之体，"脾常不足"的特点，切忌过分攻伐。虽然骨折之后，瘀血阻滞经络，应以活血祛瘀为先，瘀祛则骨生，但也不要以辛热香燥之品行气活血，而宜辛平或甘凉，并切莫伤脾，且须知儿童脏气清灵，易于康复，只要适当祛除了病因，调整了脏腑功能，就易于康复。

【经方验方】

一、健骨二仙丸

处方：龟板胶 25 g，续断 20 g，鹿角霜 15 g，人参 15 g，枸杞 15 g，鹿衔草 15 g，全当归 15 g，生黄芪 20 g，川杜仲 15 g，牛膝 15 g。

功能：补肾填精、健脾益气、滋阴补阳、壮骨强筋。

主治：原发性骨质疏松症。

用法：打粉加入赋形剂制丸，5 g，口服，2 次/日。

方解：由《医方考》中龟鹿二仙胶加味组方而成。

应用情况：本方药临床应用已二十多年，疗效可靠，无任何不良反应。

禁忌：无。

二、行气活血汤

处方：当归 20 g，丹参 20 g，木香 5 g，茴香 10 g，青皮 15 g，陈皮 15 g，香附 15 g，枳壳 15 g，延胡索 15 g，乌药 15 g，川楝子 15 g。

功能：行气活血。

主治：适用于骨折气滞瘀血未尽，营卫失和而肿痛者。

用法：每日 1 剂，早晚 2 次分服。

方解：方中当归补血活血止痛；丹参活血祛瘀、通经止痛；木香行气止痛；茴香温经散寒；青皮归肝经，有行气作用；陈皮行气止痛、健脾和中；香附理气止痛；枳壳理气宽中、行滞消胀；延胡索活血行气止痛；乌药行气止痛；川楝子行气止痛。

应用情况：本方药临床应用已二十多年，疗效可靠，无任何不良反应。

禁忌：孕妇慎服。

三、凉血活血汤

处方：苏木 6 g，黄连 12 g，栀子 10 g，丹皮 10 g，泽兰 10 g，三七 10 g，赤芍 10 g，白术 10 g。

功能：凉血活血。

主治：适用于骨折积瘀肿痛，瘀血化热，邪正交争，局部红肿热痛者。

用法：每日 1 剂，早晚分服。

方解：本方中朱丹溪力主甘凉养阴治跌打损伤，反对辛热之剂，本方遵丹溪"跌打损伤"，方中苏木和血，黄连降火，栀子清热，丹皮清热活血、凉血散瘀，泽兰活血祛瘀、利水消肿，赤芍清热凉血、散瘀止痛，三七活血化瘀止痛，白术和中，共奏凉血活血之功。

应用情况：本方药临床应用已二十多年，疗效可靠，无任何不良反应。

禁忌：孕妇慎服。

四、舒筋活络汤

处方：黄芪 20 g，当归 10 g，白芍 10 g，宽筋藤 20 g，海桐皮 10 g，续断 15 g，木瓜 10 g，羌活 9 g，五加皮 12 g，熟地 15 g。

功能：滋肝养血，补气益营，和经通络。

主治：适用于骨折，关节不利，筋肉挛痛者。

用法：每日 1 剂，早晚 2 次分服。

方解：本方中黄芪补气托毒生肌；当归补血活血止痛，白芍养血敛阴、柔肝止痛；宽筋藤舒筋活络，祛风止痛；海桐皮祛风行气、祛湿活血；续断补肝肾、续筋骨、调血脉；五加皮补益肝肾、强筋壮骨、利水消肿；木瓜舒筋通络；羌活解表散寒、祛风胜湿、止痛；熟地滋阴补血。

应用情况：本方药临床应用已二十多年，疗效可靠，无任何不良反应。

禁忌：无。

（卢　敏　刘　鑫）

第二十五节　国医骨伤名师阚再忠学术思想与正骨绝技

【个人简介】

阚再忠，男，1935 年生，四川省仁寿县人，汉族，中共党员，中医骨伤科教授，硕士研究生导师，曾任成都中医学院外科、骨科教研室主任及附属医院骨科主任。

荣誉称号：2003 年被四川省中医药学会评为先进会员，2007 年荣获

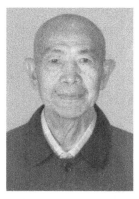

"国医骨伤名师"称号。

科研成果：对缺血性股骨头坏死，主张以活血化瘀、补益肝肾、提高机体再生能力为主要目标，并取得了优良效果。成功主研了"颈椎牵引治疗椅""股骨干上端骨折点压复位固定器""舒筋活血片"的临床验证，合作进行"骨炎片""股骨头坏死的药物临床观"等七项科研，其中一项获四川省科技进步二等奖，二项获三等奖。曾被卫生部聘为中医教材编委、主编。先后主编出版了《中医骨伤科学》《骨伤骨医籍选》《中医骨伤科学》《骨与关节损伤学》《骨病学》《筋伤学》《骨伤治疗学》《内伤学》等著作十余部。主持校刊出版了古典伤科专著中明代医著《遵生八笺》、清代医著《伤科补要》等。

社会兼职：曾担任全国中医学会骨科分会常务理事、四川省及成都市骨科专业委员会主任委员、全国高等中医院校（骨科）科教研究会理事、《中国中医骨科杂志》副主编、《中国骨伤》《中医正骨》《四川中医》等杂志编委。

【学术思想】

一、气血同治，首先重气

阙再忠教授认为，凡损伤无不引起气滞血瘀或气散血亡等变化，然气血偕行，气为血帅，伤血必及气。治疗以治气血为中心，并兼顾所伤脏腑、经络辨证施治，同时要分早、中、晚三期。早期以气滞血瘀为主，以气为先，多选枳壳、厚朴之类；中期气血虽治而未顺，仍以理气为先，多选陈皮、木香、香橼；后期气血久耗，脏腑亏虚，经络闭阻，仍需补气，多选黄芪、党参之类。

二、中西结合，以中为体

医学的目的是治病救人，在这个方面它是不分中西医的，中西医都是术，但是在临床实践上要立足于中医，以辨证施治为基础，同时充分利用西医的长处，以减轻患者痛苦。要充分利用现代检查手段和研究成果，在整个治疗过程中要以中医基本理论为指导，按早、中、晚三期分期治疗。

三、内外兼治，以内为主

骨伤患者多有外伤史，多属内外兼伤，正如《正体类要》"肢体损于外，则气血伤于内，营卫有所不贯，脏腑由之不和"，特别是损伤内证多急重，选方用药要有明确针对性、剂型选择便捷性、剂量偏重性等。

四、辨证施治，更要辨位施治

中医治病贵在辨证施治，骨伤科医师治伤，不仅要掌握辨证施法规律，而且还要精通辨位施法，辨位是辨别人体受伤后筋骨错乱后的位置。根据这些变化的情况，采用不同手法治疗，这就是辨位施法。《医宗金鉴·正骨心法要旨》曰："盖一身之骨体既非一致，而十二经筋之罗列序属又各不同，故必素知其体相、识其部位，一旦临证，机触于外，巧生于内，手随心转，法从手出，或拽之离而复合或推之就而复位，或正其斜，或完其阙，则骨之截断、碎断、斜断，筋之弛、纵、卷、挛、翻、转、离、合，虽在肉里，以手扪之，自悉其情，法之所施，使患者不知其苦。"

【专长绝技】

阙再忠教授主张中医治病贵在辨证施治，骨伤科医师治伤，不仅要掌握辨证施治规律，而且还要精通"辨位施法"。辨别人体受伤后筋骨紊乱后的位置，根据这些变化了的情况，采用不同的手法治疗，这就是"辨位施法"。对使用手法要求达到以下几个基本点：①伤要分"轻、重"；②"必素知其体相，识其部位"；③"心明手巧""法从手出"；④手法"不可乱施"。其主要辨位施法经验主要有以下几点。

一、"必素知其体相，识其部位"

"体相"，就是正常人体解剖的形象，要在平素时间熟知每一具体部位的解剖结构特点。包括要了解骨和关节的结构情况，还应了解"筋""脉""经络"的连续和循行的情况，肌肉、血管、神经等软组织与骨关节的联系要搞清楚。

不仅要熟悉正常的"体相"和"部位"，而且要熟悉伤后病态的"体相"和"部位"。对于正常"体相"和"部位"的了解应包括三点：①骨的形态、大小、长短、相邻关系、结构特点等。②肌肉的起止点，每条肌肉的运动功能、协同肌、拮抗肌等。③神经支配。④血管供应等。这些对手法整复、固定、练功均有着密切的关系。在深入理解上述正常体相的基础上，再了解骨折、脱位、伤筋之后的位置变化。内科以辨证为主，伤科辨证和辨位同时进行。如骨折后其位置变化主要有重叠、成角、旋转、侧方、分离等，脱位有前出、后出、上脱、下脱等。平素对这些生理和病理变化有透彻的了解，临床时就易达到"知其体相""识其部位"的目的。

二、问、视、摸、测，"悉其情"

对骨伤患者，首先我们必须通过问诊，详细了解患者病史，病史中特别注意受伤时的暴力情况，如暴力的性质、大小、方向，以判断伤之轻重和伤之性质。了解伤时患者的体位、受伤经过和伤后主要临床症状，以了解可能造成的损伤和损伤程度。其次，通过望诊，观察损伤局部情况，有无创口、肿胀、畸形、假关节活动等。通过测量，了解肢体有无短缩或延长。肢体短缩如不是骨折，就是脱位，肢体短缩或延长多为下脱位和骨折的断端分离。再次通过"手摸"达到"心会"的目的。伤后由于肿胀，触摸常有困难，此时可用手掌持续压迫要触摸的部位，使组织间水液挤向他处后，再进行触摸。为了避免损伤皮肤，此种挤压用力应缓慢，压迫面积要宽。如有骨折，常可触及骨擦感，骨折有移位者，可触及移位断端的阶梯样变化。通过问、视、摸、测各种方法检查，所得材料综合分析，以达到对伤情的充分了解。有了"心明"才能在施行手法时达到"运用自如"和"手随心转，法从手出"的境界。

三、"手随心转，法从手出"

在了解上述"体相"和伤后畸形之后，我们就可以"辨位施法"了。也就是针对伤后畸形的状态，设计我们要运用的手法。

1. 矫正重叠法

伤后完全性骨折时，由于力和肌肉痉挛性收缩，常使远折端向上移位，造成肢体短缩畸形，矫正此种短缩畸形的手法需在麻醉下进行，麻醉可使疼痛缓解，肌肉松弛。手法的要点是：①拔伸牵引是骨折、脱位的基础手法，方法是在骨折或脱位的远近两端做方向相反的对抗牵拉。②牵拉的力量以能超过肌肉力量即可，力量太大，可致分离移位。③牵拉的力量要持续、稳定、有力。忌用冲击式或突发式暴力，因此种暴力牵拉易致软组织或骨膜的损伤。④牵拉初始，应先顺着肢体畸形方向，在牵拉过程中逐步过渡到正常肢体轴线上来判断重叠是否矫正，可以根据以下几点进行判断。①在拔拉过程中，重叠逐渐矫正，粗糙的断端开始接触，此时手下会出现骨摩擦感（音）。此种体征的出现说明短缩已开始矫正。②再经过一定力量的牵拉后，可将伤肢与健肢对比，若伤肢长度恢复，重叠即告基本矫正。③必要时可在透视下检查证实，一般来说只有在重叠被矫正的情况下，才能进一步矫正其他畸形，所以说，拔伸牵引是手法的基础。

2. 矫正成角法

由于暴力与骨干成一定角度引起骨折，或骨折后单侧的肌肉收缩，另侧的肌力弱小，或无拮抗肌时，即可造成成角畸形。手法要点：在对抗牵引、矫正重叠时，常常成角畸形随之矫正。若尚未矫正者，可在牵引下以手掌或拇指在成角移位的顶端加压，另手将远端做反向加压，成角即可得以矫正。

3. 矫正侧方移位法

侧方移位与重叠移位常一起出现，在重叠矫正后，侧方移位不一定能矫正。所以，需判明远、近端移位方向，便于运用手法。手法要点：若近端向外侧方移位，在矫正重叠后，先固定近端，将远折端推挤向内侧，使与断端吻合。横形骨折，用力方向应相反，上下力点交错，即所谓"错对撩正"。长斜形或螺旋形骨折，用力方向相反，上下力点相对，即所谓"正对捺正"，正对捺正主要目的是使断面靠拢吻合。

4. 矫正旋转法

因受伤后，姿势或肢体重力的影响可造成肢体远端旋转畸形，如下肢骨折后常有外旋畸形。若是肢体内、外旋畸形较易矫正，将远端的肢体回旋到正常轴线即可。问题是骨折断端发生了相对移位和背向旋转，有时复位是比较困难的。断端的背向旋转，是由暴力引起，大多数是斜形或螺旋形骨折由于暴力方向有一定的角度，使骨折远端向侧方移位，暴力较大而且继续变向，即可将侧向移位的远折端再推向另一侧，严格地说，这是侧方移位中较重的一种。此种暴力较常见于车轮碾压和机器飞转的皮带将肢体卷入引起的损伤。移位后断端上下位斜面相背，斜向的尖端在同一侧，同时，由于断端旋转，常使一些组织嵌入断骨之间，给整复造成困难。手法原则是沿着移位至对侧的途径，回复至原位。所以应从受损的机制和照片判明远端是绕近折端后方到达对侧的，或是远折端绕近折端前侧到达对侧的。若系从前侧到达对侧的，则其手法应固定近折端，远折端应沿近折端绕回。若系从后侧绕到对侧的，则手法应沿近端后侧绕回，犹如地球绕太阳转，所以有人称为"公转"，而断骨自身旋转，称为"自转"。总之，需要按原路回还。此种背向旋转移位，仅靠拔伸是不能矫正的。若断端间已有软组织嵌入，检查和复位时很少或没有骨擦感，照片可见断端间距离较大。在此种情况下，做环绕手法时，软组织有可能自行脱出。若不能脱出者，在环绕时还需将两侧断端适当抖动，促使软组织从嵌顿中解脱出来。

5. 矫正分离法

断端的分离有几种情况：①拔伸牵引力太大，时间过长，大大超过了肌肉等软组织的承受力，使软组织失去了弹性而不能回缩。②断端间异物嵌顿，如碎骨片、软组织或其他。③斜形、螺旋形骨折，断面宽大且不平整不易吻合。手法：由于拔伸过度造成分离移位的，可采取绷带纵向加压包扎固定，每日在两端触顶，使之紧密接触。此类患者需在保持断端稳定的情况下，做理筋、分筋手法。练功活动，主要是肌肉的紧张收缩运动，以促进局部循环，促进软组织弹性恢复。若断端异物嵌顿或断面不平整引起的分离，可采用前述解脱嵌顿手法和对向挤压法以矫正之。

四、"以远就近""以子寻母"

一切骨折的复位手法，都是以远端去靠拢近端。因近端肢体是比较固定的，而远端肢体是比较活动的。所以，有的医生把近折端称为"母骨"，远折端称为"子骨"，是很有道理的。如股骨上 1/3 骨折，由于近端有强大的屈肌（髂腰肌上于小粗隆）、外展、外旋肌群（梨状肌、股方肌等），所以，骨折后常常出现近端前屈、外展、轻度外旋畸形，远端因内收肌群作用常向上、向内移位，形成骨折后的常见典型畸形。

根据上述，股骨上 1/3 骨折复位时如何设计和运用手法呢？因肌肉的收缩是不易控制的，所以，股骨近端在骨折后的移位方向也是难以改变的，若是人为地用外力将其强制在正常位置上，在外力解除后，畸形也常常会仍复于旧，因此，为了使股骨上下断端吻合，应以远端肢体抬高、外展并轻度外旋，其抬高和外展程度以能达到与近端的断面吻合，并能使远、近端骨干形成一条轴线为度。因此，在对位、对线完好后，要维持远端肢体在屈曲、外展、外旋位，必须将远端肢体加垫抬高。如做托马架持续牵引，或用外展支架，或用外展板等器具来维持断端的良好对位和肢体的对线。

五、放松肌肉，抖动复位

撕脱骨折是由于肌肉的强烈收缩，导致骨片从肌肉的附着点撕脱下来，并按肌肉牵拉方向引起移位。对于此种肌肉引起骨片撕脱骨折移位者，使肌肉松弛是复位的重要前提。使肌肉松弛的方法，第一是麻醉，全麻后肌肉松弛效果最好，其次是神经干的阻滞麻醉，可以缓解疼痛，也可以使痉挛的肌肉得到松弛。第二是使引起移位的肌肉放松。如肱骨下端内上髁撕脱性骨折，因内上髁是前臂屈肌的附着点，由于前臂屈肌的收缩，骨片常被拉到肘关节的内下方，甚至落入肘关节腔内，复位时，除麻醉外，为了使前臂屈肌放松，应屈肘、屈腕、前臂内旋。又如肱骨外上髁撕脱骨折，由于外上髁是前臂伸肌的附着点，前臂伸肌的收缩，骨片被拉向肘关节的外下，骨片常有翻转。复位时，为了放松肌肉，就应使肘关节伸直，腕关节背伸，前臂外旋，可使前臂伸肌放松。又如股骨下端骨折，由于股骨下端附着小腿后部的肌肉，骨片常被小腿后部的肌肉牵拉，而使骨片离开股骨正常位置而向下后方移位，复位时，为了使小腿后部肌肉放松，除麻醉外，应尽量屈即可使肌肉放松，有利于手法整复。

撕脱骨折之骨折片移位后落入关节腔内时，应尽量力求使骨折片提出关节腔外，使骨片复位。除上述放松肌肉外，可用拇指推挤，或在推挤的同时采用抖动手法，使嵌入关节囊的骨片能够脱出来，有时为了加大关节间隙，使之易于脱出，可在拔伸抖动的同时，使关节内翻、外翻和做屈伸活动，使骨片脱出之后再用手指推挤，使之复位。

六、牵引不开，金针拨骨

在一些部位，用手法难以复位时，可采用钢针插入断端之间进行撬拨达到整复。此种方法较常用于并列骨或骨干短而不易牵引的部位，如尺桡骨双骨折、掌骨、跖骨骨折，有时也用于近关节部位骨折移位翻转者，如肱骨内、外骨折移位，或腕部月骨部位的骨折脱位，一是重叠不易牵开，二是成角侧方移位不易矫正，此时，可在皮肤清洁、消毒之后用一消毒钢针，在局麻下插入骨折断端间，利用杠杆原理，进行撬拨。如骨上1/3骨折，近端常有外旋移位和远端重叠，此时可将前臂外旋，将钢针插入断端间后，针尖顶住近断端，针体压住远端，将近断端撬起与远段对位。对于内外髁撕脱骨折，骨片向下移位或翻转者，也可用撬骨法，使骨片翻转并复位。如月骨脱位翻转，也可以用同样的方法使之复位。撬骨法可在透视下进行。

七、摇摆触顶，望、比、摸、测

手法已使断骨基本复位后，即应检查复位效果。对于是否已达到良好的对位、对线，可通过摇摆触顶手法进行检查。手法是在固定近端情况下，将远端骨与近折端的前、后、左、右轻度成角，一般不超过 15°，并分别在各种成角下进行顶触，若对位、对线达功能复位标准以上者，碰触时一般不会再滑脱，若对位、对线未达到功能复位标准以上者，此种摇摆触顶就有可能再行滑脱，因此必须重新进行手法复位。若摇摆触顶检查也不滑脱者，再行望、比、摸、测检查。望：即看肢体外观形态，有无任何畸形；比：与伤者健侧肢体对比，是否已恢复正常力线和长度；摸：以手触摸，了解断端是否平稳，有否阶梯感或异样突出感，了解有否明显的成角或侧方移位；测：以皮尺测量肢体长度是否恢复，并与健侧对比。

【典型医案】

手法治疗旋后肌综合征案

张某，男，32 岁，武术爱好者。

初诊：1989 年。

主诉：外伤致右肘部疼痛、右腕部活动不利 2 个月余。

病史：右掌尺侧击砖后感右肘部疼痛，渐致右腕背伸受限，伸指无力，西药治疗 2 个月效果欠佳。

诊查：右肘关节屈伸正常，肘窝下 2 cm 处有压痛及硬结，右前臂旋后稍受限，右腕稍向桡侧偏，屈曲正常，背伸 15°，各手指收展及屈曲正常，但不能完全伸直，右前臂及手感觉无障碍。颈椎照片未见异常。考虑系右旋后肌腱弓撕裂后瘢痕压迫桡神经深支所致。舌红、苔黄、脉弦涩。

临床诊断：西医诊断：旋后肌综合征；中医诊断：筋伤。

辨证：气滞血瘀证。

治法：活血化瘀、行气止痛。

处方：手法介绍：①患者取坐位，半屈肘，前臂旋前。医生坐于患者对面，一手握住手掌部，另一手从患肢肘部向腕背侧滚臂 30 次。②依次点压曲池、上廉、下廉、偏历、尺泽穴各约 1 分钟，并从内向外施行弹筋手法。

③再从肘部开始，从上向下施行理筋手法 30 次，并不断旋转前臂。④分别向掌、背、尺、桡四个方向摇腕各 10 次。⑥从肘到腕揉臂约 1 分钟，结束手法。按上述手法治疗 5 周，右前臂旋后功能及腕、手背伸功能恢复正常。

按语：旋后肌综合征系桡神经深支受压（炎症、肿瘤及损伤后形成粘连）后产生的肌力减弱及麻痹综合征，临床以腕、手背伸及前臂旋后功能受限为主。中医学认为："凡臂软无力，不能任重者，乃肝气虚，风邪客滞于营卫之间，使血气不能调养四被""手屈而不能伸者，其病在筋"。据此，我们沿桡神经深支的行走部位取曲池、尺泽、上廉、下廉、偏历等穴，采用理筋、运筋等手法，松解粘连，解除压迫，促使神经、肌腱功能恢复，临床疗效尚满意。

【经方验方】

颅内消瘀汤

处方：麝香、川芎、血竭各 6 g，丹参 15 g，赤芍、桃仁、红花、大黄、乳香、没药、三棱、莪术、香附、土鳖虫各 9 g。

功能：适用于头部损伤后颅内有血肿者。

主治：活血、化瘀、软坚、芳香开窍、催醒。

用法：水煎服。

方解：桃仁、红花、川芎、赤芍、丹参、血竭、乳香、没药、三棱、莪术等活血化瘀；大黄泻下化瘀，减轻颅高压；香附理气，使气行而达到血行的目的；方中川芎上行头目，下行血海，为血中之气药，具有降压、镇痛作用；桃仁还有润肠通便作用，可防止因便闭而致一过性血压上升；丹参、大黄等多种活血化瘀药对凝血机制和血液流变学指标起双向调节作用。

禁忌：素体弱、老年、妇女月经多者慎用；妇女妊娠期间，因伤瘀者，一般禁用攻下逐瘀法及其方药。

（周红海　王林华　陈柏屹　李纳平）

第二十六节 国医骨伤名师邓晋丰学术思想与诊治绝技

【个人简介】

邓晋丰，男，1938年11月出生，汉族，广东梅州人，1963年毕业于广州中医学院医疗系（6年制），主任医师、教授、博士研究生导师、博士后合作导师、曾任广东省中医院骨科主任，现为广东省中医院骨科主任导师，国家中医药管理局重点专科骨伤科学术带头人。

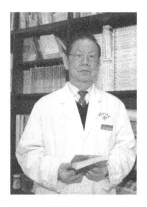

荣誉称号：广东省名中医，全国第二批带徒名中医，广东省中医药强省建设专项第二批名中医师承指导老师，享受政府特殊津贴。2015年获第二届全国"中医骨伤名师"荣誉称号，2016年经国家中医药管理局批准成立邓晋丰全国名老中医药专家传承工作室。

科研成果：主持了中央保健处课题《老年性颈椎病的综合诊治》等国家级课题2项，省级课题2项，参与多项课题。曾获广东省中医药管理局科技进步二等奖（1998年）、三等奖（2000年），广州中医药大学科技进步二等奖（1998年、2000年）、三等奖（1999年）。在省级以上杂志发表了50多篇论文，主编出版了多本专著，包括《中医骨伤证治》（广东人民出版社，2000年，主编）、《中医临床诊治丛书·骨伤科专病》（人民卫生出版社，2000年，主编）、《骨与关节退行性疾病的诊治》（广东科技出版社，1999年，主编）、《现代疑难病中医治疗精粹》（广东科技出版社，1997年，副主编）。

社会兼职：曾任中国中医骨伤科学会理事，第二届广东省中医骨伤科专业委员会主任委员、广州市中医科技专家委员会成员，《中国中医骨伤科杂志》《关节外科杂志》编委等。

【学术思想】

邓晋丰教授治学严谨，继承先贤理法，吸取现代新知，尊古而不泥古。从医 50 多年来一直从事骨与关节退变性疾病的中医药防治研究，擅长中西医结合诊治骨伤科疾病。在创伤骨科方面，对常见的骨与关节损伤采用传统中医方法处理，对复杂的损伤则结合现代医学的最新成果加以处理，率先在广东省中医院骨科引进"AO"内固定技术、交锁髓内针固定等，术后配合中医辨证施治内外用药和合理的功能锻炼；对腰椎间盘突出症、颈椎病、腰椎管狭窄症、腰椎滑脱症和髋膝骨关节炎等退变性疾病，除采用按摩推拿、牵引理疗、内外用药等非手术疗法处理外，重症患者亦采用当时最先进的手术，疗效独特，在省内外及海外享有较高声誉；对骨关节退变性疾病，还强调体育锻炼的重要性。合理的体育锻炼，既是预防骨关节退变性疾病的有效措施，亦是巩固疗效、减少复发的重要方法。

邓晋丰教授认为"肾主骨"，肾精的盛衰与骨骼及周围组织的生长代谢有密切关系，脊柱退变性疾病以颈腰疼痛、转侧不利、四肢痹痛为主要表现，辨证应为肾虚痹阻的本虚标实之证，肾之精气不足为本虚，颈腰强直疼痛、转侧不利、四肢拘急、麻木不用为标实。本病多见于中老年人，机体的衰老与退变是其主要因素；且本病大多起病缓慢，病情反复，缠绵日久，根据中医"久病入络"的理论，多数患者兼有瘀阻，故临床骨科退变性疾病多属肾虚血瘀痹阻型，治法宜以补肾活血通络为主，对中老年人的退变性疾病提出补肾活血通络的治法，临床应用疗效显著。据此还研制出温通胶囊和肾骨安胶囊等院内制剂，并在临床广泛使用，深受患者好评。对腰椎间盘突出症提出分六型、三期论治。六型辨证论治为：①风湿痹阻型；②寒湿痹阻型；③湿热痹阻型；④气滞血瘀型；⑤肾阳虚型；⑥肾阴虚型。现已纳入临床路径用于对患者的辨证治疗，对临床治疗腰椎间盘突出症有深远影响。

在用药方面，邓晋丰教授讲究以通为治、因果并论的用药特色，常用药物有牛蒡、僵蚕、葛根、天麻、桂枝、芍药、甘草、山甲片、当归、黄芪、南星、防风、全蝎、草乌、磁石、狗脊、羌独活、潼白蒺藜等，充分体现了邓晋丰教授善用药对治疗，强调在辨证的基础上运用药对，喜用牛蒡配僵蚕化痰通结、南星配防风祛风解痉等药对。同时，喜用风药，中医认为，在天为风，在脏为肝，所以用风行之药就可发挥行气之用。肝藏血，气行则血行，气滞则血凝。邓晋丰教授正是把握这一思路，进一步认为人体气血津液之循环周流，可用天之风气推动，风气流动，外界万物皆动；风药引导，人体津血畅通，故在治疗颈椎病之时，常常配伍牛蒡、僵蚕、蒺藜、防风及草乌等风药，取得了很好的效果。

【专长绝技】

一、肾虚是颈椎病的基本病理环节

邓教授在治疗颈椎病时自始至终都贯穿补肾之理，但在具体应用时则宜分期进行论治，针对病证不同阶段的特殊性进行治疗。正如《存斋医话稿续集》所云："治病初、中、末三法，大旨初宜猛峻，中宜宽猛相济，末治宜宽缓。"临床上，邓教授将补肾的学术思想贯穿于颈椎病不同阶段的治疗之中，结合五体痹、五脏痹进行论治，但每一阶段应用补肾法的意义各不相同。

1. 不通则痛

邓教授认为，风寒湿热瘀侵袭，阻塞颈部筋络，筋络不通，传导受阻，不通则痛为实证，治以通为法，辨分风寒湿阻、风湿热侵、气滞血瘀而遣方用药。

1）风寒湿阻：久居寒冷潮湿之处，或露肩而眠，或冒雨涉水，为风寒湿三气杂至，内客筋脉，脉络痹阻。症见项背牵强，肢体重着，痹痛不适，活动不利，遇阴雨或寒冷天加重，得温则舒，舌质淡、苔薄白或白腻，脉沉迟。治宜散寒除湿、温经通络，方拟乌头汤加减。处方：制川乌（先煎）、制草乌（先煎）、茯苓、苍术、白芥子、羌活各10 g，甘草、麻黄、桂枝各6 g，威灵仙、五加皮各15 g，细辛3 g。临证需分寒湿主次，辨证用药。适当外用颈项部理伤手法舒筋通络，并以丁桂散蜡疗温筋通络。

2）风湿热侵：喉为肺系，风热邪毒可内侵咽喉；而颈后为膀胱经循行之处，邪毒移行膀胱，痹阻筋脉则膀胱不通。证见颈臂疼痛，酸楚不适，或有烧灼感，咽有异物，口干咽痛，小便黄赤，舌质红、苔薄黄，脉浮数。治宜清热解肌、通络止痛，方用柴葛解肌汤加减。处方：葛根20 g，黄芩、白芷、羌活、秦艽、防风各10 g，白芍15 g，桔梗、柴胡、甘草各6 g。临证应分湿热主次，辨证用药。适当外用颈项理伤手法舒筋通络，外用四黄膏贴敷化瘀通络。

3）气滞血瘀：有直接或间接头颈部外伤史，跌仆闪挫损伤经脉，瘀血阻络，气机阻滞，不通则痛。症见突然跌仆，头颈当即不能俯仰转侧，压痛拒按，或痛连肩臂，胀痛或痛有定处，日轻夜重，痛如针刺，初期舌质正常或有瘀斑，脉弦紧或涩。治宜活血行气，通络止痛，方用桃红四物汤加减。处方：桃仁、当归、川芎各6 g，红花、赤芍、熟地黄、茯苓各10 g，葛根20 g，天花粉15 g，三七末（冲服）3 g。临证当辨损伤轻重缓急，若重急者，宜以CT、MRI检查协助诊断，选择治疗方案；若缓轻者，当辨气滞、瘀血偏重，酌加行气、活血、祛瘀药。适当外用颈项部理伤手法舒筋通络，丁桂散蜡疗温筋通络，四黄膏贴敷化瘀通络。

2. 不荣则痛

邓教授认为，久病失治，气虚血弱，气虚则帅血乏力，血弱则濡养无源，日久筋络失荣；或年老体弱，肝肾不足，肝主筋，肾主骨，筋骨无主，失于滋养而失荣。虚证者治以荣（补）为法，并辨所"虚"而用药论治。

1）气虚血弱，经络阻滞型：体弱虚损，气血不足，经脉欠盈，血虚不能滋润肢节，气虚不能鼓舞经气，而致气虚血滞、经脉不荣。症见颈肩酸痛，麻木不仁，或麻甚于痛，昼轻夜重，肢体痿弱，头痛目眩，神疲乏力，面色萎黄，舌质淡或有斑点、苔薄白，脉细弱或虚弱。治宜益气养血，活络通痹，方用人参养荣汤加减。处方：党参、茯苓、白术、熟地黄各10 g，远志、当归、陈皮、甘草、桂枝各6 g，黄芪20 g，白芍、五味子、大枣各15 g。临证当辨气虚、血虚或气血两虚，处方用药略有侧重。适当外用颈项部理伤手法舒筋通络，丁桂散蜡疗温筋通络，四黄膏贴敷化瘀通络。

2）肝肾不足型：年老体弱，或先天禀赋不足，或后天劳损，肾肝亏损，致肾精亏耗，肝血不足，筋骨失其所主，则病不荣。症见颈项隐痛，转动不利，肢体痿弱，肌肤枯泽，坐立时痛甚，卧则痛减，甚则肌肉萎缩，或头晕耳鸣目眩，舌质淡，脉沉细。治宜滋肝补肾、益髓壮骨，自拟养肾方加减。处方：熟地黄、金樱子、丹参、覆盆子、锁阳各10 g，乌药、天麻各6 g，益智仁、钩藤、决明子、白芷各15 g。临证当辨肾阴、肾阳、肝血虚或肝肾两虚，选药略有侧重。适当外用颈项部理伤手法舒筋通络，丁桂散蜡疗温筋通络。

3. 不松则痛

邓教授认为，颈椎稳定性系由内源性、外源性和神经性稳定组成，分别维持着静力、动力平衡和协调作用，并相互影响，互为因果，以实现脊柱稳定。颈项部静力平衡系统由椎体、椎间盘及其附件组成，动力平衡系统则由肌肉、韧带、血管组成，它们之间由神经性平衡系统协调。颈椎动力平衡是静力平衡的前提，静力平衡是动力平衡的基础，失去静力平衡，颈椎变化比较缓慢；而失去动力平衡，颈椎当即不能维持其正常功能。若各种原因导致某一肌肉、韧带、血管痉挛，破坏了颈部动力平衡系统，必然刺激其他肌肉、韧带、血管及相应神经，产生相应症状。初始可通过自身调节，症状不明显；但痉挛日久，或误治、失治、自身失调，引起系统平衡失调，症状显现。治疗关键在于及时解除肌肉痉挛。其病机乃筋络痉挛，短缩拘急，颈项强紧，筋脉不松，活动减弱，气血受阻，稍动则痛。症见颈项固定、筋脉紧张、头颈僵直，转头不畅，稍过则痛，痛引肩背，舌淡、苔白，脉弦细。X线片偶可见颈椎侧弯、小关节序列稍紊乱。治宜缓解痉挛，舒筋通络，以颈部理伤手法、蜡疗和膏药外用为主，中药内服为辅。手法治疗时患者坐位或卧位，局部先用揉法、滚法、提法、拿法、点法放松肩背部；再于紧张肌肉的两端指压点按，同时让患者配合做相反方向对抗运动。手法治疗后于局部阿是穴及周围予丁桂散蜡疗温筋通络、四黄膏贴敷化瘀通络。中药内服则根据辨证用药，酌选补气行气、活血补血、舒筋解痉之品，如黄芪、枳壳、木香、砂仁、桃仁、红花、赤芍、当归、白芍、鸡血藤、益母草、血竭、僵蚕、附子等。

4. 不顺则痛

邓教授认为，不松为动力系统失调；不顺则为静力系统受破坏，当为筋出槽、骨错缝类，治疗关键在纠正移位，理顺筋脉。常因急性损伤或慢性劳损，筋出槽、骨错缝，致气血不畅，肢节不顺而发为本病。症见颈项固定、强直拒动，不敢俯仰转侧，动则痛甚，椎旁固定压痛，时有放射痛，舌淡、苔白或白腻，脉弦涩。X线片示颈部小关节紊乱。治宜以正骨手法为主，同时配合蜡疗、膏药、中药。手法治疗时患者坐位或卧位，先于局部用揉法、滚法、提法、拿法、点法放松肩背部；再于阿是穴附近定点，调整颈项屈伸角度，予以定点斜扳，复位不追求"弹响声"，斜扳角度到位即可，避免反复扳动。手法后局部以丁桂散蜡疗温筋通络、四黄膏贴敷化瘀通络。同时选用柴葛解肌汤、人参养荣汤、桃红四物汤等加减内服。

5. 不动则痛

邓教授认为，颈椎病发病率增高的原因与社会因素有关，但不是直接原因，主要是自我保健意识不足，日常工作及生活活动少且不科学。颈项部的预防保健及康复治疗关键在于怎样活动。中青年人社会压力大，竞争激烈，易劳倦内伤，"久视伤血，久卧伤气，久行伤筋，久坐伤肉，久立伤骨"，疲乏少动而发病。症见全身疲乏，颈项酸楚，劳则加重，动则缓解，舌淡、苔白，脉弦细。X线片未见异常。治疗以指导颈项运动为主，配合颈椎病医学常识普及、日常生活工作习惯调整，适当中药调理。可辨证选用四物汤、四君子汤、参苓白术散、羌活胜湿汤、柴葛解肌汤、身痛逐瘀汤等，酌加利湿、舒筋、通络、活血之品。

二、主张先辨病后辨证，病证结合诊断

邓教授临床主张先辨病后辨证，病证结合诊断。辨病就是辨明引起腰腿痛的西医疾病种类，确定致痹的性质，为临床确立治疗方法和疾病预后提供正确指导。辨证可明确腰腿痛脏腑、气血、经络、邪浊的病理变化及其与腰部经络痹阻的关系，为施治提供依据。详细、准确地询问病史和全面体检是获得诊断资料的重要途径，X线片、造影、CT和MRI等影像学检查，虽可为临床提供直观诊断资料，但不是临床确诊的唯一依据，需与临床资料合参进行分析。

1. 通利经络是腰腿痛类疾病治疗的基本原则

邓教授认为，经络痹阻是腰腿痛重要的病理环节，通利经络、畅通痹阻则是治疗腰腿痛基本法则。中药内服外用、针刺艾灸、推拿按摩等疗法是治疗腰腿痛常用的通利之法；摘除髓核、扩大椎管、切除黄韧带和固定融合椎节等手术疗法也是现代中医临床不可少的通利法之一。对腰腿痛患者，应根据其病情制定合理治疗方案，选择具有针对性的治法。经临床观察，大多数腰腿痛患者不需手术，而用非手术疗法缓解或治愈。中医药疗法治疗腰腿痛疗效确切，一般采用服药、牵引、手法、针灸、练功、理疗等方法相结合，发挥各自疗法的优势和特点，提高临床疗效，缩短康复时间。

少数腰腿痛患者是针、药等非手术疗法治疗难以取效的，如腰椎间盘突出髓核脱出或游离于椎管内、腰椎中央管或神经根管骨性狭窄、腰椎不稳症等，必须通过手术直接解除腰部神经组织的致压物，重建椎节的稳定性，为腰部经络的畅通提供条件。从某种意义上讲，手术也是一种通畅腰部痹阻经络的广义之法。邓教授也重视围手术期的中医药治疗，认为手术能够直接除痹通络，围手术期应用中医药疗法能更好地促进身体的康复。

2. 补肾助阳是通利经络的基本方法

邓教授尤擅长采用中药治疗腰腿痛，主要以补肾助阳、温经通络、虫类药通痹等方法来通利经络。肝肾增龄性虚衰、筋骨退行性改变是腰腿痛发病

的病理基础。邓教授在长期临床实践中观察到，腰腿痛患者肝肾常不足，尤以阳气虚弱较为多见，处方用药时常将补肾助阳作为治疗重点。轻症者多用巴戟天、淫羊藿，重症者则加仙茅。巴戟天、淫羊藿性味均辛、甘温，辛以滋肾，甘益气，能补肾阳而不灼肾水，为补肾助阳之轻剂；仙茅为补肾温阳之专药，功效强于前两者，与前两味使用则为补肾温阳之重剂。如兼阴虚证，则宜用滋润厚重之肉苁蓉和血肉有情之鹿角霜养精血而通阳气，阴阳双补。上述药物毕竟是温补之品，有燥伤阴津之弊，可配伍熟地黄、山茱萸、何首乌、阿胶等阴柔之品予以制药，此即"善补阳者，必于阴中求阳"之意。邓教授根据患者具体情况，或用轻剂，或用重剂，或阴阳双补，目的在于温补肾阳，鼓舞肾气，令气血流行，则经络痹阻自通。《类证治裁》之"总以补肾助真元，宣通经络，使气血流通，痹自已"即为此意。

邓教授常用制川乌或熟附子配伍豨莶草、桑枝、徐长卿等温经通络。制川乌或熟附子为辛温大热之品，性走而不守，内达外彻，开通痹结，再辅以豨莶草、桑枝、徐长卿等舒筋活络之品，痹结于经络筋骨之凝寒痼冷，皆能开通。川乌与附子是来源相同而功能类似之品，川乌温热之性稍缓，附子温热之性较峻。身无热之腰腿痛者可用川乌，身有寒之腰腿痛者宜用附子。一般以生活在气温较高的岭南地区的患者多有热证，忌使用辛热之品。邓教授临床体会，腰腿痛患者大多为无热之阴证，有热之阳证少见，如《景岳全书》所云："（痹）热多者是阳证，无热者是阴证，然痹本阴邪，故惟寒者多而热者少也。"基于以上论述，邓教授总结出用熟附子、制川乌等辛温大热药物治疗，其指征为"无热证"，确诊即可使用，能取得较好的除痹止痛效果。虫类药物性走窜，善行而数变，腰腿痛发病经年累月，植物药物通利作用不及虫类药，常选用全蝎、蜈蚣、土鳖虫、乌梢蛇、蕲蛇等虫蛇类药1~2味，增强通利经络功效。邓教授认为中药治疗腰腿痛的目的并不在于解除有形致痹物，而是通过调理脏腑、气血、经络功能状态达到通利经络、畅通痹阻之目的。药物治疗效果是有限的，对有明显手术指征而无禁忌证者应及时手术，以免贻误最佳治疗时机。

【典型医案】

一、邓晋丰治疗混合型颈椎病案

徐某，女，54岁。

初诊：2017 年 5 月 12 日。

主诉：颈痛伴颈部活动受限 3 周。

病史：颈肩部酸痛，示指乏力，步履不稳，无踩棉花感，偶有头痛，口苦，眼睛疲劳。

诊查：双侧罗索里莫征（＋），双侧霍夫曼征（＋），左侧膝跳反射（＋），四肢肌张力、肌力、感觉未见异常。舌暗红、苔少，脉弦。

临床诊断：西医诊断：混合型颈椎病；中医诊断：痹证。

辨证：肾阴亏虚，肝阳上亢。

治法：混合型颈椎病伴有头痛、口苦、眼疲倦，舌质红，少苔，脉弦，是肾阴亏虚，水不涵木，以致肝阳上亢，治宜滋养肾阴，清肝，平肝，佐以通经活络。

处方：钩藤 15 g，菊花 15 g^{后下}，葛根 30 g，白芍 20 g，牡丹皮 15 g，玄参 20 g，麦冬 15 g，知母 15 g，玉竹 30 g，天冬 30 g，甘草 10 g，全蝎 15 g，土鳖虫 15 g，羚羊角骨 20 g^{先煎}，旱莲草 30 g，栀子 15 g，川楝子 15 g，代赭石 30 g，15 剂，水煎内服，每日 1 剂。

二诊：2017 年 6 月 5 日，服药后颈肩部酸痛、示指乏力、步履不稳等较前改善，无踩棉花感，现头胀痛，口干口苦，眼睛疲劳，腹胀，大便不畅。查体：双侧罗索里莫征（＋），双侧霍夫曼征（＋），左侧膝跳反射（＋），四肢肌张力、肌力、感觉未见异常。舌暗红、苔少，脉弦。处方如下：菊花 15 g^{后下}，玄参 20 g，羚羊角骨 20 g^{先煎}，车前草 20 g，白芍 20 g，栀子 15 g，川楝子 15 g，地龙 20 g，牡丹皮 15 g，关黄柏 15 g，代赭石 30 g^{先煎}，麦芽 30 g，厚朴 20 g，苍术 15 g，薏苡仁 15 g，绵茵陈 20 g，石决明 30 g^{先煎}，15 剂，水煎内服，每日 1 剂。

三诊：2017 年 6 月 30 日，诉治疗后自觉症状明显好转，无踩棉花感，仍诉少许头胀痛，大便每日 1 次，口苦。体查：双侧罗索里莫征（＋），双侧霍夫曼征（＋），左侧膝跳反射（＋），四肢肌张力、肌力、感觉未见异常。舌暗，苔白滑，脉弦滑，处方如下：菊花 15 g^{后下}，玄参 20 g，羚羊角骨 20 g^{先煎}，车前草 20 g，白芍 20 g，栀子 15 g，川楝子 15 g，地龙 20 g，牡丹皮 15 g，关黄柏 15 g，代赭石 30 g^{先煎}，麦芽 30 g，石决明 30 g^{先煎}，生地黄 30 g，天冬 30 g，葛根 30 g，五味子 10 g，15 剂，水煎内服，每日 1 剂。

按语：混合型颈椎病伴有头痛、口苦、眼疲倦，舌质红、少苔，脉弦，是肾阴亏虚，水不涵木，以致肝阳上亢，治宜滋养肾阴、清肝、平肝，佐以通经活络。二诊时诉腹胀，大便不畅，是胃肠湿困之象，宜加入平胃散、绵茵陈、生薏仁等，此处用麦芽是取其舒肝作用。三诊加入五味子，取其养阴收敛，以增强滋养肾阴作用。

二、邓晋丰治疗腰椎间盘突出症案

陈某，女，43 岁。

初诊：2017 年 8 月 28 日。

主诉：腰部疼痛伴右下肢痹痛 9 个月。

病史：腰痛，右小腿外侧痹痛，睡觉也可出现症状，久行、久坐后症状加重。外院腰椎 CT 提示 $L_4 \sim L_5$ 椎间盘突出。

诊查：腰部前屈受限，$L_4 \sim L_5$ 处压痛，叩击痛（+），右直腿抬高试验 50°（+），左侧（-）。双侧跟腱、膝腱反射存在，右踇背伸肌力Ⅳ级，余肌力正常。右小腿外侧感觉较对侧减弱，余皮肤感觉正常。双侧罗索里莫征（+），双侧霍夫曼征（+），左侧膝跳反射（+），四肢肌张力、肌力、感觉未见异常。舌暗红、苔少，脉弦。

临床诊断：西医诊断：腰椎间盘突出症；中医诊断：痹证。

辨证：风寒湿痹，气滞血瘀。

治法：祛瘀通络止痛，佐以祛风胜湿。

处方：姜黄 15 g，盐牛膝 15 g，天花粉 30 g，徐长卿 30 g，豨莶草 30 g，威灵仙 30 g，当归 15 g，蜂房 15 g，甘草 10 g，海桐皮 20 g，五灵脂 15 g，枳壳 10 g，土鳖虫 15 g，赤芍 20 g，马钱子粉 0.6 g^{冲服}，15 剂，水煎内服，每日 1 剂。

二诊：2017 年 10 月 13 日。诉腰部疼痛伴右下肢痹痛较前稍有缓解，久坐右下肢麻木。体查：腰部前屈受限，$L_4 \sim L_5$ 处压痛，叩击痛（+），右直腿抬高试验 50°（+），左侧（-）。双侧跟腱、膝腱反射存在，右踇背伸肌力较前改善Ⅴ$^-$级，余肌力正常。右小腿外侧感觉较对侧减弱，余皮肤感觉正常。舌嫩红、苔白，脉滑。处方如下：姜黄 15 g，盐牛膝 15 g，天花粉 30 g，徐长卿 30 g，豨莶草 30 g，威灵仙 30 g，当归 15 g，蜂房 15 g，甘草 10 g，海桐皮 20 g，五灵脂 15 g，枳壳 10 g，土鳖虫 15 g，赤芍 20 g，生草乌 5 g^{先煎}，防风 15 g，10 剂，水煎内服，每日 1 剂。

三诊：2017 年 11 月 10 日。诉腰部疼痛伴右下肢痹痛较前继续缓解，久坐久行，腰痛及下肢痹痛明显减轻。查体：腰部前屈受限，$L_4 \sim L_5$ 处压痛，叩击痛（＋），右直腿抬高试验 60°（＋），左侧（－）。双侧跟腱、膝腱反射存在，右踇背伸肌力 V￣ 级，余肌力正常。右小腿外侧感觉较对侧减弱，余皮肤感觉正常。舌淡红、苔白，脉沉，处方如下：巴戟天 15 g，盐杜仲 20 g，骨碎补 15 g，盐牛膝 15 g，山药 15 g，生山萸肉 15 g，熟地黄 20 g，制何首乌 30 g，茯苓 15 g，菟丝子 30 g，蕲蛇 15 g，枸杞 15 g，20 剂，水煎内服，每日 1 剂。

按语：腰腿痛，统称"痹证"，内服药治疗原则是祛瘀通络止痛，佐以祛风胜湿。对于有肢体痛麻，肌力减退者，适用马钱子。它有较强的祛风止痛、通络起废作用。生马钱子毒性较大，但经炮制后毒性大大降低，用量可逐步增大至 5～8 g。若腰椎间盘突出症患者，以麻木、肌力减退者，用马钱子效果较好，而以痛为主要症状者，可用生草乌，其祛风寒湿痹、通络止痛作用较强。生草乌有毒，必须先煎 1 小时，以降低其毒性，还可加入防风、加大甘草用量，以中和其毒性，常用 5～10 g，是安全的。腰椎间盘突出症后期宜补益肝肾、强壮筋骨，佐以通经活络，以巩固疗效，同时要叮嘱患者注意腰椎保养，适当做腰背肌锻炼。

【经方验方】

一、独活寄生汤

处方：独活 10 g，桑寄生 10 g，牛膝 10 g，杜仲 10 g，防风 10 g，细辛 3 g，秦艽 10 g，党参 15 g，茯苓 15 g，当归 10 g，芍药 15 g，熟地 15 g，川芎 10 g，甘草 5 g。

功能：祛风除湿，蠲痹止痛。

主治：腰腿痛之风寒痹阻证。

用法：水煎服，每日 1 剂。

方解：君药独活祛下焦风寒湿邪，蠲痹止痛。臣药防风、秦艽祛风胜湿；肉桂温里祛寒，通利血脉；细辛辛温发散，祛寒止痛。佐药：寄生、牛膝、杜仲补益肝肾，强壮筋骨；当归、芍药、地黄、川芎养血活血；人参、茯苓补气健脾，扶助正气。使药：甘草调和诸药。

应用情况：加减法：若腰腿疼痛沉着者，加萆薢 15 g，仙灵脾 10 g 以加强祛风除湿功效；若下肢疼痛剧烈者，加蜈蚣 2 条、全蝎 5 g 以通络止痛。

禁忌：所用药物过敏者。

（周红海　郭俊彪）

第二十七节　国医骨伤名师刘元禄学术思想与诊治绝技

【个人简介】

刘元禄，男，1944 年 12 月 5 日出生，汉族，辽宁大连人，原籍山东省招远市，现为辽宁中医药大学骨伤科二级教授，主任医师，博士研究生导师，国家级名中医，全国名老中医药专家学术经验继承工作指导老师，中华中医药学会第二届"中医骨伤名师"，辽宁省名中医。

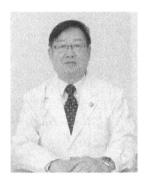

荣誉称号：1989 年获"辽宁省优秀教师""沈阳市优秀教师""辽宁中医学院模范教师"等称号，2005 年获"辽宁省名中医"，2008 年 7 月入选第四批全国名老中医药专家学术经验继承工作指导老师，2015 年获第二届"中医骨伤名师"等殊荣。

科研成果：刘元禄教授从事中医骨伤科医、教、研工作 50 余年，是辽宁省骨伤科学术带头人与组织者，担任中医骨伤科硕士、博士研究生导师，为国内外、省内外培养中医骨伤科学硕士、博士研究生 60 余人。主持省级研究课题 3 项，其中《创建骨伤专业培养专科人才》于 1989 年获辽宁省教委二等奖，获辽宁省高等院校教学成果二等奖 1 项，辽宁省科技成果三等奖 1 项，取得国家专利 1 项。

学术论著：刘元禄教授以厚德博学、诲人不倦为己任，从医半个世纪，笔耕不辍。在国家级、省级期刊发表学术论文 50 余篇，参编国家级教材及出版知名学术专著 3 部，先后担任副主编、主编等编写工作。曾与人民卫生出版社合作出版《周围神经卡压症》《老年骨科学诊断》《中国骨伤科发展简史》等著作。主编《骨伤科发展简史》《骨科诊断学基础》等校内教材

2 部。

社会兼职：国家自然科学基金评审专家，国家食品药品监督管理局中医骨伤科新药评审专家，辽宁省科技成果评审专家；世界中医药联合会骨伤科分会常务理事，中华中医药学会骨伤科分会常务理事，辽宁省中医药学会常务理事，辽宁省中医药学会骨伤科分会主任委员、微创学会名誉主任委员，全国高等院校骨伤科教学研究会常务理事；辽宁省教学医疗高级职称评审专家、骨伤科评审组评委、评审组负责人，辽宁省医疗事故鉴定委员会、沈阳市医疗事故鉴定委员会专家。多年来，兼任《中医正骨》《中国中医骨伤科杂志》《辽宁中医杂志》《中华中医药学刊》等专业杂志编委。

【学术思想】

刘老年近耄耋，仍坚守在骨伤科教学、临床、科研工作的第一线，能全面系统地学习、牢固掌握中医骨伤科基础理论，掌握骨伤科西医基础理论，有扎实的基本功，能正确熟练的运用中医、西医、中西医结合的方法诊治患者，致力于骨伤科疑难疾病的诊疗，取得很好疗效，为人师表，砥砺后学。坚持"衷中参西"，将中医学的辨证论治思想与现代骨科学的手术治疗方法，相互参考借鉴，各取所需，尤其在膝关节骨性关节炎（骨痹、膝痹），腰椎间盘突出症（腰痛病、痹证），痛风性关节炎（痛痹、痹证）等疾病的诊疗方面，积累了丰富的临床经验，并形成了独特的学术思想。

一、膝关节骨关节炎（骨痹、膝痹）

刘老长期致力于骨关节疾病的研究，认为退行性骨关节炎是一种"顽痹"。膝关节骨关节炎的发生发展离不开内外因和标本虚实的综合作用。先天禀赋不足，肝脾肾亏虚是发病的根本，风寒湿邪痹阻经络和血瘀是发病的重要因素和环节，病位在筋骨，病理性质为本虚标实，虚实夹杂。临证时刘老紧紧围绕"膝为筋之府"，重补肝肾以强筋骨，同时祛风寒湿瘀之邪，标本兼治，疗效显著。

1. 辨明证型，顾护脾胃

对于膝骨关节炎的诊治可从病因入手，先考虑邪正的盛衰，再分寒热，最后看是否夹风、夹湿。刘老高度认可医家汪文绮"非投壮水益阴，则宜补气生阳；非急急于救肝肾，则惓惓于培补脾土，斯病退而根本不动摇也"的思想，本病为慢性病，病程缠绵，多数患者要长期服药，如若药物多性寒味苦，多易损伤脾胃，应多选用甘寒不伤胃或味苦而微寒之品，同时注重药物之间的配伍，常加用温中散寒之品充当反佐之剂，制约苦寒之性，顾护脾胃使其不受伤害。

2. 辨证用药，合理组方

肝肾亏虚明显者，常用独活寄生汤加减，此方具有益肝肾、补气血、止痹痛之功；对于偏寒者，常用桂枝附子汤加减，附子性猛力雄，走而不守，具有通阳散结、补火回阳之功，为祛散阴寒的首选药物；对于偏热者，常用白虎桂枝汤加减，夹风者，酌情加入防风、威灵仙、当归；夹湿者，酌情加入木瓜、白术、黄柏。经络痹阻不通是本病的一个重要特征。川芎与鸡血藤均具有活血通络、祛瘀止痛之功，鸡血藤养血之力优于川芎，而川芎活血之力更甚，二者合用，活血而不伤气，补血而不滋腻，对于血虚兼有瘀滞者，相得益彰。伸筋草是治疗本病的特效药物，其具有祛风除湿、消肿止痛、舒筋活络的作用，对于关节周围组织，尤其是肌肉酸痛不止，有较好疗效。

3. 内外兼治，中西并重

《素问·异法方宜论》云："圣人杂合以治，各得其所宜，故治所以异而病皆愈者，得病之情，知治之大体也。"刘教授认为，对于膝骨性关节炎，应从整体、全程上把握疾病的变化，将不同的治疗方法有机地联系起来，进行全面论治。中药蒸疗法是本病常用的外治法，中药蒸疗法所用药物依据病情而定，若见关节冷痛、拘急、恶风，可选用羌活、独活、防风、当归、桂枝等组方熏蒸；若见关节红肿、发热，可选用忍冬藤、赤芍、丹皮、泽兰、桑枝等组方熏蒸。但如若本病伴有急性滑膜炎时，炎症的控制仍需要西药的治疗，从而防止关节的破坏，待中药作用显现，即可逐渐减少西药剂量乃至停用。

二、腰椎间盘突出症（腰痛病、痹证）

刘老诊疗腰椎间盘突出症（腰痛病、痹证）经验丰富，造诣颇丰。刘老认为腰椎间盘突出症发病与年龄、体质、气候、情志和外感淫邪有关，肾虚是发病的根本，脾虚是发病的重要环节，风寒湿热是诱发因素，痰饮和瘀血为继发因素，临床中气滞血瘀和肝肾亏虚两种证型多见，治疗上以脾肾为中心，以祛痰化瘀为切入点，强调"重护脾胃，专化痰瘀，力补肝肾"，同时推崇《黄帝内经》中的杂合以治理论和治未病思想，包括以下几个方面。

1. 重护脾胃，专化痰瘀，力补肝肾

脾胃功能的强弱与腰痛病的疗效、转归、预后有密切关系。刘老强调，腰椎间盘突出症的发生与五脏功能虚衰、气血津液运行不畅关系密切。治疗本病，应从调整阴阳、精气血津液及脏腑入手。而其中应首推顾护脾胃。刘老极力认同邓铁涛"善治脾者，能安五脏"的思想。脾胃作为后天之本，主升主运。心肺在上，肝肾在下，四脏所受之邪过于中者，中先受之。临证常酌加白术、党参、山药、薏苡仁等补中益气、健脾利湿。痰饮和瘀血作为本病的继发因素，可直接影响疾病的治疗和预后。刘老在临床结合患者舌象和脉象，准确诊断，合理加减用药。痰饮者舌苔厚腻，脉弦而滑；血瘀者舌质紫黯，脉沉而涩。临床上善用半夏、茯苓、桃仁、红花等祛痰化瘀。肾虚乃腰椎间盘突出症发病的根本，刘老治疗本病时，辨别阴阳，常重用补肝肾强筋骨之药，如杜仲、续断、何首乌、山茱萸、淫羊藿等。

2. 杂合以治

《素问·异法方宜论》中云："故圣人杂合以治，各得其所宜，故治所以异而病皆愈者，得病之情，知治之大体也。"刘老认为，腰椎间盘突出症的治疗应分清标本、先后、缓急，根据不同临床表现，从整体出发，辨证论治，扶正祛邪与调整脏腑阴阳相兼。在中药内服的基础上，刘老推荐多种方法联合施治。可以在内服汤药基础上联合中药蒸汽浴治疗、中药塌渍联合TDP 理疗仪治疗。

三、痛风性关节炎（痛痹、痹证）

20 世纪 90 年代初，针对国内痛风性关节炎发病率提高的现状，在长期临床实践中，刘老提出了独特的疾病临床辨证分型，并从分子生物学角度进行了基础实验研究。刘老对痛风性关节炎的治疗见解独到，造诣较深，常以"湿热"论治，运用四妙散化裁治疗该病。

1. 病机认识——"湿""热""毒"瘀结

痛风性关节炎的临床表现，与"痛痹""历节""白虎历节"相似，属中医学"痹证"范畴。刘老认为痛风性关节炎应辨为"湿热蕴毒证"，其病机特点为"湿""热""毒"瘀结，三者相兼，贯穿疾病始终，治则当以"清热、利湿、解毒""清下焦湿热，解蕴结之毒"，选用"四妙散"为主方。其病在关节，相关于脾肾两脏。脾肾失司为痛风性关节炎的发病之根本。脾失健运与肾气失司降浊不利，导致水谷精微与津液输布失司，湿热内生，日久酿生痰瘀、热毒煎熬。湿热毒邪滞于肢体血脉筋骨关节，聚湿生痰日久而化瘀。痰瘀互结，致关节肿痛不利，发为痛风之症。

2. 临床诊疗经验——"急则治其标，缓则治其本"

刘老遵循"急则治其标，缓则治其本"原则，以健脾利湿为核心治法贯穿治疗全过程。痛风性关节炎急性期以湿热毒邪较甚，治法当以健脾利湿为主，佐以清热、化瘀、解毒。痛风性关节炎慢性缓解期表现为肝肾亏虚为主，治法以健脾利湿为本，佐以通络、化瘀、活血、补肾。以"四妙散"为主方，黄柏、苍术、川牛膝、薏苡仁，四药合用，有强筋壮骨、清热健脾利湿之功。

3. 辨治用药——"衷中参西，参考中药药理，辨证选药"

刘老认为，探究中药药理以及西医理论基础对中医药治疗大有裨益。"衷中参西，参考中药药理，辨证选药。"急性期慎用活血化瘀之品。刘老认为在痛风性关节炎急性期原则上应慎用活血化瘀之品，如三七、桃仁、红花、乳香、没药、土鳖虫等。活血化瘀之品应用不当，可使疼痛症状加重。应杂合以治，刘老认为临床上痛风性关节炎是一种常见的慢性代谢性骨伤科疾病，其发病的重要生化基础是血尿酸过高。患者大多不单独发病，常伴有基础疾病，如糖尿病、高血压病、冠心病等。此外，高尿酸血症亦作为肾病发病的危险因素之一。

此外，刘老极力强调"未病先防，既病防变，愈后防复"的治未病思想。在治疗腰椎间盘突出症时，主张其是一种可以预防的疾病。平日应注意本病的诱发因素以及日常保养事项，如注意腰部姿势、日常保暖、强加腰背肌力量练习等。疾病发生后应卧床休息，适时佩戴腰围。在痛风性关节炎的治疗过程中，刘老极力推崇治未病思想的应用。痛风性关节炎应重视诱因，避免发病。《万病回春》云："一切痛风，肢节痛者，痛属火，肿属湿。所以膏粱之人，多食煎炒、炙煿、酒肉，热物蒸脏腑，所以患痛风，恶疮痈疽者最多。"刘老认为平日应注重饮食调摄，调畅情志，避免感受外邪、劳倦过度等。在痛风患者治疗过程中，刘老认为既病防变和愈后防复的思想尤为重要。同时，刘老在治疗骨质疏松方面见解独到，造诣较深。骨质疏松属于中医学"骨痿"范畴，刘老认为肾虚是发病的根本，脾胃虚弱不能运化水谷精微影响先天之本致骨痿，血瘀是脾肾亏虚的产物。本病为本虚标实证，虚为（肝脾肾）之虚，瘀为脉络瘀滞，重视补虚活血，善用《金匮要略》中的八味地黄丸。

【专长绝技】

手法整复+纸壳夹板外固定治疗儿童肱骨髁上骨折

20世纪70年代、20世纪80年代，对儿童肱骨髁上骨折的手法整复、夹板固定、练功的系列治疗与康复治疗，进行了临床观察。在传统的手法整复的基础上，对骨折的固定、练功形成独特的治疗方法。首先提出"纸壳夹板外旋绷带包扎固定法"，在患儿骨折的愈合、肢体关节功能恢复、防止肘内翻等方面取得很好效果。

1. 外固定材料

选用比较独特的纸壳夹板（由辽宁省内某一造纸厂专门生产），其刚性、韧性、弹性、可塑性均达到临床固定长管状骨骨折应力要求，根据患儿的肢体形态而现裁现做，接触皮肤的一侧衬以药棉及纱布。长期的应用实践，证实用该纸壳制作夹板能达到固定人的肢体长管状骨骨折的治疗要求。

2. 固定夹板的具体方法

首先提出外旋绷带的夹板外固定包扎方法，即在缠绕绷带时要求外旋包扎，以前臂前部为例，绷带自尺侧向桡侧缠绕，可使肢体始终保持外旋状态，在此状态下，自然可以加大肘部的外翻角，对防止肘外翻起到了很大的作用。固定后检查夹板及绷带的松紧度。对骨折发生后及时就诊的患者，为防止整复固定后，肢体继续发生肿胀，要适当放松绷带的松紧度，留有肢体肿胀的余地，以免发生肌挛缩等不良后果。

3. 前臂保持外翻外旋位固定

夹板固定采用了前臂外旋绷带包扎固定法，在固定治疗期间，始终保持前臂的外翻外旋位。这样可以使内髁部骨折处压力减小，不能形成力的支点，是防止肘内翻发生的非常有效的措施和方法。

4. 外翻外旋位练功法

骨折固定几天后，患肢逐渐可消肿胀，可重新再调整夹板绷带包扎固定的松紧度，更好地起到确实的固定效果。在此基础上，患儿肢体在保持外翻外旋位基础上，患侧手可活动玩耍。

在长期的临床治疗及观察中，对肱骨髁上骨折患儿采用上述方法治疗了140例，对其中有完整临床资料的60例作为随访对象，观察认为治疗及远期观察效果满意。按当时评定标准，肘内翻的发生率为13.3%，大大低于国内有关资料报道的 30%，该项骨折的临床研究、治疗方法及疗效观察报道论文，已在 20 世纪 70 年代、20 世纪 80 年代的国内有关专业杂志发表，获得同仁们的好评。在长期的临床工作期间，对人体发生的其他部位骨折，也做了很多临床治疗研究，如上肢的前臂尺、桡骨骨折，股骨颈骨折，肢体关节内骨折等，采用手法整复、夹板或石膏外固定，并口服中药的治疗方法，也取得了很好的效果。

【典型医案】

一、中药内服外用治疗膝关节骨关节炎案

杨某，男，66 岁。

初诊：2014 年 9 月 24 日。

主诉：左膝疼痛、肿胀，伴活动不利 5 年，加重 1 个月。

病史：5 年前因劳累兼冒雨涉水后出现左膝关节疼痛，活动受限，上下楼或遇阴雨天时加重，自行贴敷活血止痛膏治疗，症状好转。其后症状反复发作，遂于当地医院就诊，左关节正侧位 X 线示：关节间隙变窄，股骨、胫骨骨端呈唇样改变，髌骨内缘骨质增生，诊断为左膝骨性关节炎。给予布洛芬和泼尼松口服治疗，服药后效果不佳，关节疼痛时轻时重。1 个月前，患者因劳累后左膝关节肿痛明显加重，自行贴敷膏药治疗无明显好转。

诊查：左膝关节肿大，腰酸无力，精神不振，夜寐欠安，舌暗、苔白腻，脉沉细。查体：左膝关节压痛明显，屈伸、下蹲困难，浮髌试验阳性。实验室检查：红细胞沉降率正常，抗链球菌溶血素 "O" 阴性，类风湿因子阴性。

临床诊断：左膝骨关节炎（膝痹）。

辨证：肝肾亏虚、瘀血内阻、寒湿滞留证。

治法：补益肝肾、活血化瘀、除湿止痛。

处方：方选芍药甘草汤和独活寄生汤加减。方药如下：伸筋草 15 g，威灵仙 15 g，川芎 15 g，鸡血藤 15 g，独活 15 g，怀牛膝 15 g，白芍 15 g，熟地黄 15 g，制附子 10 g，羌活 10 g，防风 10 g，桂枝 10 g，桑寄生 10 g，甘草 10 g。7 剂，每日 1 剂，水煎 300 mL，分 3 次口服。

中药熏蒸：当归 15 g，续断 15 g，乳香 15 g，没药 15 g，秦艽 10 g，桑枝 10 g，白芥子 10 g，透骨草 10 g。7 剂，每日 1 次剂外用。

二诊：9月30日，服上方7剂及配合熏蒸后，左膝关节疼痛有所减轻，肿胀渐消，但仍感下蹲困难，腰酸无力，舌脉如前。上方口服中药加延胡索15 g，木瓜15 g，忍冬藤10 g，14剂，每日1剂，服法如前。中药熏蒸处方不变。

三诊：10月17日，左膝关节疼痛基本缓解，无肿胀，活动功能明显改善，精神好转，偶有腰膝酸软，夜寐不佳，舌淡，苔白，脉细弱。二诊中药处方去制附子，加杜仲10 g，远志10 g，14剂，每日1剂，服法如前；中药熏蒸处方如前。服药后关节功能正常，随访1年无复发。

按语：患者年老体弱，复受劳损，冒雨涉水，感受寒湿之邪，素体肝肾不足，病久瘀血内阻，阻滞气机，脾失健运，肾虚气化不利，致肝肾亏虚，瘀血内阻，复受寒湿，感而复发。方药选用芍药甘草汤和独活寄生汤加减。白芍、甘草缓急止痛；独活、羌活、防风、威灵仙祛风湿散寒止痹痛；制附子、桂枝通阳散结；怀牛膝引血下行；透骨草、桑寄生补肾壮骨、填精益髓；桑寄生补肝肾、强腰脊、通血络，鸡血藤补血活血、舒筋活络，两药配伍，补肝肾、强腰脊、通血络效果显著。川芎活血通络止痛，熟地黄甘温，以守为主，补血生津，滋肾养肝，补真阴、填骨髓、止痛效果益显。

二、手法整复外固定治疗外伤致右踝部粉碎性骨折案

张某，男，15岁，学生。

初诊：2014年3月4日。

主诉：外伤后右踝部疼痛肿胀、活动受限10小时。

病史：患者在运动时，因遭受外伤不慎跌伤右踝部，当即出现右踝部疼痛肿胀活动受限。伤后，患者在家长陪伴下，到沈阳市多家三级甲等医院就诊，均表示要采取骨折切开复位内固定的手术治疗方案。家属鉴于患者年幼，担心手术治疗损伤较多，影响患侧踝关节功能，拒绝手术治疗，特来我院寻求中医特色骨折手法整复等中西医结合诊疗。

诊查：右踝部畸形，活动受限，局部肿胀严重，右下肢纵轴叩击痛，未及骨擦音和异常活动。右踝关节正侧位DR片、三维CT示：右胫骨远端粉碎性骨折，右内、外、前、后踝粉碎性骨折，骨骺骨折，右踝关节脱位。舌质淡、苔薄白，脉弦。

临床诊断：右胫骨远端粉碎性骨折，右四踝骨折伴骨骺骨折，右踝关节脱位。

辨证：外力损伤，骨断筋伤，筋脉受损，血瘀气滞，血溢脉外则肿胀，气血瘀阻脉络，不通则痛。病位在筋骨，病性属实。

治法：活血化瘀，行气消肿，接骨续筋。

处方：口服自拟接骨续筋汤。方药如下：当归 10 g，续断 15 g，牛膝 10 g，黄芪 10 g，赤芍 10 g，白芍 6 g，川芎 10 g，木瓜 10 g，自然铜 15 g，骨碎补 15 g，槲寄生 10 g，熟地黄 10 g，炙甘草 6 g。每日 1 剂，水煎服，100 mL，每日 2 次，早饭前、晚饭后温服。行骨折手法整复，右下肢 U 型石膏托外固定术。整复外固定后 2014 年 3 月 5 日复查右踝关节正侧位 DR 片、三维 CT 示骨折断端对位、对线满意。

二诊：2014 年 3 月 14 日整复后 10 天，复查右踝关节正侧位 DR 片示骨折断端未见移位，对位、对线良。患肢疼痛肿胀均有所缓解，予骨折复查调整，更换外固定石膏托，续服上方 2 周，嘱患者可在家属陪护下，拄双拐下地开展患肢功能锻炼，注意循序渐进。

三诊：2014 年 3 月 24 日整复后 20 天，复查右踝关节正侧位 DR 片示骨折断端未见移位，对位、对线良，近似解剖复位。患肢疼痛肿胀均明显缓解，患肢继续石膏托外固定，续服上方 2 周，嘱患者在家属陪护下，逐渐加强患肢功能锻炼。

四诊：2014 年 4 月 17 日整复后 6 周，复查右踝关节正侧位 DR 片示骨折断端对位、对线良，近似解剖复位，骨折断端稳定，有骨痂形成。予拆除患肢外固定石膏托，嘱患者加强患肢功能锻炼，避免外伤或劳损，注意防寒保暖。

按语：患者为中学生，运动时不慎遭受外伤，导致右踝部粉碎性骨折，结合患者病史、症状、体征及影像学资料，主要诊断为右胫骨远端粉碎性骨折，右内、外、前、后踝骨折伴骨骺骨折，右踝关节脱位。骨折发生后，患者到沈阳市多家三级甲等医院就诊，均表示要采取骨折切开复位内固定的手术治疗方法，患者家属担心患者年幼，手术治疗带来副损伤，担心影响患侧踝关节功能，拒绝手术治疗，特来我院寻求中医特色手法整复等中西医结合诊疗。经骨折手法整复后，骨折断端近似解剖复位，外固定确实，整复后 10 天，复查骨折断端未见移位，定期骨科门诊复查，外固定治疗 6 周后，复查可见骨折处有骨痂形成，达到骨性愈合标准，予拆除外固定，嘱患者循序渐进地开展患肢功能锻炼。后续随访 3 年，无任何后遗症、并发症，现已大学毕业。对于复杂的踝关节粉碎性骨折，行骨折切开复位内固定手术，尚且难度极大，采用中医手法整复，可达到满意的复位效果，避免手术带来的副损伤，并能保证踝关节正常功能的恢复，对于骨骼可塑性较好的未成年人来说，是值得尝试和实施的。

【经方验方】

一、颈腰痛煎剂 I 号

处方：桃仁 10 g，红花 10 g，当归 15 g，川芎 15 g，香附 15 g，牛膝 20 g，秦艽 15 g，羌活 15 g，葛根 20 g，血竭 10 g，桂枝 10 g，威灵仙 10 g。

功能：补益肝肾、通络止痛、祛瘀散邪。

主治：筋骨疼痛、肢体拘挛、腰背酸痛、跌打损伤。

用法：每日 1 剂，水煎 2 次，分 3 次温服，30 日为一个疗程。

方解：川芎活血行气、祛风止痛；牛膝补肝肾、强筋骨，又引诸药下行；血竭、桃仁、红花活血化瘀；当归补血活血；秦艽、羌活通经络、止痹痛；香附加强理气之功；桂枝、葛根解肌舒筋，桂枝又有温通经脉之功效；威灵仙增加祛风湿、通络止痛的功效。诸药配伍以奏补益肝肾、通络止痛、祛瘀散邪之功，标本兼治，为治疗腰椎间盘突出症之良方。

禁忌：用药期间忌食寒凉之品，孕妇忌用。

二、坚骨壮筋膏

处方：由两组药物组成，第一组药物：骨碎补 90 g，续断 90 g，羌活 30 g，马钱子 60 g，当归 40 g，透骨草 60 g，硼砂 60 g，生草乌 60 g，五加皮 30 g，生川乌 60 g，泽兰叶 30 g，香油 5000 g，黄丹 2500 g；第二组药物：肉桂 60 g，血竭 70 g，冰片 15 g，丁香 30 g，白芷 30 g，甘草 60 g，细辛 60 g，没药 30 g，乳香 30 g，麝香 1.5 g。

功能：补益肝肾、温通血脉。

主治：肝肾亏虚，筋骨不健、筋脉不通。

用法：第一组药物研细末去渣，加香油、黄丹熬炼收膏后，温烊推贴。第二组药物研细末去渣，临贴时撒于膏药表面，贴于患处。每日取下 1 次，加热后再复贴于患处。每周换药 1 次，4 次为一个疗程。

方解：本药膏第一组方中骨碎补、五加皮、续断补肝肾强筋骨，祛风湿；羌活、马钱子、透骨草、生草乌、生川乌祛风湿，舒筋活络止痛；泽兰叶活血祛瘀消肿，和气血，利筋脉，医肢体麻木；硼砂清热解毒，保护皮肤；麻油、黄丹调和诸药，收膏赋形。第二组以活血化瘀，温通血脉、散寒为主，方中血竭、冰片、没药、乳香、麝香活血化瘀，消肿止痛，散血中瘀滞，开经络之壅遏，引药入筋骨；肉桂、丁香、白芷补肾助阳，散寒止痛，温通血脉；细辛祛风散寒，止痛通窍，通利血脉；甘草有补气，调和诸药之功。全方诸药相配，有补有泻，温清兼施，使筋骨健，经脉通，外邪去，病症除。

应用情况：疗效优良率为 89.6% 。

禁忌：用药期间忌食寒凉之品。运动员、孕妇、接触性皮炎者、局部红肿热痛者忌用。

（冷向阳　谭开云）

第二十八节　国医骨伤名师孙达武学术思想与诊治绝技

【个人简介】

孙达武，男，1933 年 2 月出生，汉族，石门县于良坪乡人，湖南中医药大学第二附属医院主任医师、教授、博士研究生导师，湖湘张氏骨伤学术流派第六代传承人，全国"中医骨伤名师"，湖南省名中医，第二、第三、第五批全国老中医药专家学术经验继承工作指导老师，从事中医骨伤科临床工作 56 年。

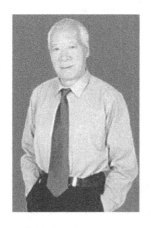

荣誉称号：国务院政府特殊津贴，湖南省优秀教师，湖南省十佳医务人员，湖南省高等学校"模范共产党员"（1995 年），湖南省首批名中医（1999年），全国省卫生文明建设先进工作者，全国卫生系统先进工作者，第三批全国老中医药专家学术经验继承教学指导老师，第二届"国医大师"候选人（2014 年），中华中医药学会成就奖（2014 年），第二届全国"中医骨伤名师"（2015 年）。

科研成果：《略谈伤科内治法则》在首届世界传统医学大会暨优秀成果大奖赛中获优秀成果奖，《健芪归附汤治疗腰椎间盘突出症的临床及实验研究》于 1996 年 12 月获大连市人民政府科学技术进步二等奖、1997 年 10 月获辽宁省政府科学技术进步三等奖，《丹紫康膝冲剂治疗膝关节退行性骨关节病临床及实验研究》于 1998 年 3 月获湖南省中医药科学技术进步二等奖、湖南省科学技术进步四等奖。

社会兼职：曾任中国中医药学会骨伤科事业委员会委员、中国平衡医学研究会骨内科学委员会第一届副主任委员，湖南省中医药学会第三届常务理事、学术委员、骨伤科专业委员会主任委员，《中国中医骨伤科杂志》及《湖南中医杂志》编委，湖南高级卫生技术职务评委会委员、湖南省第三届科技进步奖评审委员会特邀评审委员、全国小儿马蹄内翻足医疗中心特邀顾问。曾任光明中医函授大学骨伤科学院顾问暨湖南分院副院长等职。

【学术思想】

孙达武教授长期致力于骨伤疑难病的研究，提倡筋骨并重是中医治疗骨伤科疾病的重要原则。但在临床中特别是手法正骨时如何发挥其作用，孙达武教授认为，筋骨并重的指导作用可体现为以下几点。

一、骨正筋柔

筋和骨是矛盾的统一体，在一般条件下，骨是相对静止的，筋是相对运动的，故筋是矛盾的主要方面。当创伤后骨折筋伤，骨便转化为矛盾的重要方面。只有把重点放在正骨上，才能使骨正而筋柔。但有时"骨正来必筋柔"。这主要见于两种情况：①由于原始创伤及手术切开内固定引起的医源性损伤，尽管术后骨折复位达到"骨正"的要求，但常常或多或少出现"筋缩""筋痿"等后遗症。②由于外固定或牵引的时间过长，肢体失去早期功能活动的条件，导致"筋强""筋痿"等现象。

二、筋能束骨

孙老认为筋能束骨在临床的应用体现在以下几点：①即从利用关节活动和肌肉舒缩来带动骨折的复位，从 20 世纪 50 年代便开展的肱骨外上髁骨折翻转移位的手法复位便是筋能束骨的作用。②维持肢体于某一体位，利用关节囊和肌腱的张力，使骨折对位，如后踝骨折的袜套踩背伸固定。③杉树皮外固定，即通过筋的平衡来达到骨折端的稳定。④强调肢体早期的合理的功能活动，通过肌肉的舒缩活动，"以筋带骨"使骨折端复合、吻合、愈合。⑤在严重开放损伤如碾挫伤、撕脱伤等软组织损伤严重的情况下，软组织的处理要比骨折的处理复杂得多，软组织的修复也比骨折愈合慢，筋约束着骨的治疗。简单而有效的内、外固定，软组织的尽早修复，血管神经的重建，是新时代骨伤科在新的条件下的新思路。

三、以骨张筋

随着骨折的修复，肢体由静态的活动步向动态的活动。孙老提倡以筋束骨，以骨张筋，筋骨并重，使肢体功能恢复，是骨伤科治疗的重要环节。骨折的复位和固定只不过是一种治疗手段，治疗骨折的最终目的是最大可能恢复肢体的功能。当骨折初步愈合，骨干力趋于恢复，以骨张筋，增强肢体功能锻炼便成为主要的治疗内容。这大大地减少了骨折愈合后诸如关节粘连、关节僵硬、肌肉萎缩、骨质疏松等一系列并发症的出现。

四、筋骨并重

孙老认为"筋骨并重"在软组织损伤的诊断和治疗中更具有现实意义。临床上"识骨不识筋，治骨不治筋"的现象较普遍，对伤筋的诊断、治疗和预后均认识不足，处理不当会引起不同程度的后遗症。因伤筋而失治，由骨折而筋伤，临床上骨折已愈合而关节功能未恢复的病案不少见。正骨虽不易，治筋却更难。

【专长绝技】

四肢闭合性骨折是骨伤科的常见病，孙达武教授采用传统的中医正骨手法进行治疗，重视创伤机制的分析，逆创伤机制进行复位，在总结前人经验的基础上，结合自己四十余年的临床经验，创立了孙氏正骨手法，使中医正骨手法得以继承和发扬光大，临床疗效显著，故不失为一种简单、方便、低廉、有效的治疗方法。

一、"二次屈腕折顶"手法整复伸直型桡骨远端骨折

桡骨远端骨折后，骨折端容易产生嵌插、倾斜、侧方等移位，骨折多累及桡腕关节面，使掌倾角的尺偏角发生改变，且背侧骨性肌腱沟发生扭曲变

形，变得不平，若整复不良，掌侧倾斜角恢复不够，背侧骨性肌腱沟不平整，骨折畸形愈合，会影响患肢腕、手指的功能。整复伸直型桡骨远端骨折主要分三步：牵引、尺偏、掌屈折顶。其中掌屈折顶是关键，即掌屈要充分，这样既可纠正骨折端向掌侧成角和恢复掌倾角，又可利用伸肌腱的张力恢复背侧骨性肌腱沟的平整，通常只掌屈一次，向掌侧成角移位一般可以纠正，但掌倾角度难以恢复到正常，背侧骨性肌腱沟也难以恢复平整，即"二次屈腕折顶"，其优点为：①桡骨远端骨折多见于老年人，避免一次用力太过使患者难以承受，从而诱发心脑血管疾病；②二次屈腕折顶，掌屈充分，不但骨折得到整复，掌倾角也得到完全纠正，有利于屈腕功能的恢复；③屈腕时，利用背侧伸肌腱的张力使背侧骨性肌腱沟的残余移位得以纠正，从而使肌腱沟恢复平整，有利于手指功能的恢复。

二、"以母求子"手法整复髌骨骨折

"子求母"即骨折远端对近端，是临床整复骨折的最常用的方法之一，但有些部位的骨折却不太适用，如髌骨骨折，多由于股四头肌强力收缩所致，这类骨折往往跨过关节，故整复固定较为棘手，孙教授遇到这种情况时，往往是反其道而行之，采用"以母求子"的方法进行整复，取得较满意的疗效，其方法是：患者仰卧位，患肢膝关节取伸直位，先在无菌操作下抽出膝关节腔内积血，然后，术前一手拇、示、中指握骨折远端并向上推挤固定，另一手拇、示、中指握骨折近端并向下推挤，使骨折远、近端相互接触，同时嘱助手将患肢膝关节过伸，使骨折端相互靠拢复位。同法可整复肱骨大结节撕脱性骨折和尺骨鹰嘴骨折。

三、"四步复位法"整复不稳定踝关节骨折

踝关节是人体与地面接触的枢纽，踝部骨折脱位是常见的关节内骨折。人体在运动中，踝关节又是变化最复杂的合力中心，距骨位于踝穴的中心，有7个关节面，是3个方面运动的轴心，由于外力的作用方向、大小与肢体受伤时所处的位置不同，可造成各种不同类型的骨折，其受伤机制和分类比较复杂，移位方式较多，但骨折后处理不当，容易并发踝关节创伤性关节炎及踝关节不稳等症，严重影响踝关节的负重和活动功能。一般整复时要运用拔伸牵引、内或外旋转、背伸或跖屈、内翻或外翻等多种手法，但孙教授认为："万变不离其宗，无论采用哪种手法，都必须以距骨为中心，都必须考

虑距骨在踝穴中的位置，围绕距骨进行整复。"整复时，患者仰卧，先对抗牵引，纠正短缩移位，以距骨为中心内旋或外旋纠正旋转移位，将踝关节背伸，使距骨体完全进入踝穴，稳定其踝关节，再以距骨为中心支具，将踝关节内翻或外翻复位。以不稳定的踝部骨折为例采用四步复位法加双塑形夹板固定进行治疗：

复位前仔细询问伤史，阅读 X 线片，分析移位方向，在 X 线透视下予以手法复位，先后采用以下方法。

1）拔伸牵引：硬膜外麻醉满意后，患者平卧，屈膝 90°，一助手用双手握住小腿向上牵引，另一助手站于患肢远端，一手握前足，一手托足跟，纵向循原骨折移位方向牵引，须持续用力牵引 2 ~ 3 分钟。

2）折顶回旋：以外翻骨折为例，如骨折同时有外旋畸形，牵引足部的助手左牵引的同时，使足内旋，矫正旋转畸形，同时改变牵引方向，使足内翻，纠正外翻畸形（如为内翻骨折则手法相反）。

3）屈伸收展：使踝关节背伸或跖屈，内收或外展，矫正残余移位。行该手法时当与移位情况相结合，如内翻损伤，则背伸 90°，使向前张口的内踝复位。

4）对扣捏合：纠正翻转移位后，再对踝关节行对扣挤压，使内外后踝复位。有下胫腓联合分离者，用双手对抗挤压两踝，直至分离消失。该法主要纠正复位后残余的微小移位，是达到完全复位的关键一步。

如骨折间软组织嵌入难以复位者，可以用屈伸收展法重复 1 ~ 2 次．将嵌入的软组织松解后再采用上述方案复位。达到解剖对位后，以制作好的双塑形夹板固定，如外翻暴力受伤，应固定于内翻位，以恢复踝关节正常解剖关系为度，亦不可矫枉过正，以扎带捆扎，以胶布加强塑形力度，防止再移位。4 周后改用功能位固定，并强调进行早期功能锻炼：即 2 周后行踝部无痛性活动，3 周后行轻微痛感运动，4 周后行踝部无痛感运动（屈伸），从而恢复一个新的符合生理功能的关节，6 周后行不负重行走至骨折愈合。

四、折顶手法整复儿童前臂下1/4骨折

前臂双骨折是临床上的常见骨折，但创伤机制较为复杂，骨折移位也多种多样，成角、侧方、旋转、短缩、相互靠拢等移位方式都可能出现，整复方法也千变万化，但颇为困难，由于是尺桡骨双骨折，临床操作时，往往有顾此失彼的感觉，但儿童前臂下 1/4 骨折的骨折线大多在同一水平面，多为

横断型或锯齿型骨折，且大多有向掌侧成角移位，遇到这种情况，孙教授往往化繁为简，提纲挈领，抓主要矛盾，运用简单的手法整复复杂的骨折。因为桡骨下端较为粗大，易握持，整复后较为稳定，因此，临证时孙老师主要考虑桡骨，运用折顶手法，不需要助手牵引，术者双手分别握住患儿骨折的远、近两端，在原有畸形的基础上向掌侧加大成角，待桡骨背侧远、近两端骨皮质相接触时，突然反折使桡骨骨折复位，虽然未整复尺骨，但尺骨骨折也往往随之复位。

【典型医案】

一、益肾强腰、壮阳止痹法治疗腰椎间盘突出症案

常某，女，42岁，家庭妇女。

初诊：2000年5月7日。

主诉：腰痛反复发作2年余。

病史：于家里拖地时不慎扭伤腰部，当即感腰痛加剧，不敢活动，且伴右腿麻痛，平素无不良嗜好，有恶寒感，自觉双下肢冰冷。来我院经腰椎CT检查示：腰椎间盘突出，并压迫右侧神经根，曾建议其手术治疗，患者拒绝。当时被人背入诊室，脊柱不敢转侧站立。

诊查：脊柱侧弯畸形，右侧腰肌紧张，拒按，L_4/L_5间隙右侧压痛（＋），直腿抬高试验，右5°阳性；加强试验阳性，左60°阴性。舌淡红、苔白，脉沉细。

临床诊断：腰椎间盘突出症（腰痛病）。

辨证：肝肾亏虚证。

治法：益肾强腰、壮阳止痹。

处方：自拟健芪归附汤，千年健15 g，白附子5 g，杜仲10 g，黄芪20 g，当归12 g，续断12 g，牛膝12 g，吴茱萸12 g，白芍10 g，熟地黄12 g，茯苓12 g，锁阳10 g，菟丝子10 g，桂枝10 g，7剂，每日1剂，水煎服。

复诊：2000年5月14日，服药后患者症状明显缓解，可戴腰围下床行走，直腿抬高试验左/右：70°/50°。给予点、揉、按及侧扳等推拿治疗，再次给予健芪归附汤，减锁阳、菟丝子。

三诊：2000年5月21日，再服7剂后，走路正常，症状完全缓解。嘱

其继续戴腰围，同时加强腰背肌五点支撑法功能锻炼。

按语：健芪归附汤为孙老经验方，其功用以益肾强腰、壮阳祛寒止痹痛为主。本例患者平素阳虚恶冷，后因外伤以致髓核破而出，临床症状典型，故早期治疗当以制动为主，以手法促其肌肉放松，适当予以推拿、牵引治其标，健芪归附汤益肾强腰以固其本。患者阳虚畏寒，故加锁阳、菟丝子以壮阳，加桂枝温阳化气以祛其寒、止其痛，《黄帝内经》云"腰者，肾之府也"。待其症状缓解，嘱其戴腰围以防二次受伤，加强腰背肌锻炼强壮腰背肌以固其本，如此治疗，标本兼顾，患者痊愈。本例患者疗效理想，其原因有二：一是辨证准确，治疗方法得当，且随症加减，故疗效佳；二是患者腰痛2年，日久伤肾为本，外伤为标，故加强腰背肌锻炼，防复发，如反复发作则仍需手术治疗。

二、调补肝肾、通督疏脉法治疗骨质疏松症案

陈某，女，60岁，家庭妇女。

初诊：2003年2月9日。

主诉：腰背酸痛伴小腿抽搐2年。

病史：腰背脊柱酸痛板滞，夜间两小腿肚抓掣作痛，外院X线片显示：腰椎前缘骨质增生，胸腰椎普遍骨质疏松，骨皮质变薄，骨密度提示重度骨质疏松改变。

诊查：腰椎生理曲度变直，椎旁广泛压痛、叩击痛，双侧直腿抬高试验（－）。

临床诊断：骨质疏松症（骨痿）。

辨证：肾虚髓减，脾弱精衰，骨失充养而致骨痿。

治法：调补肝肾、通督疏脉。

处方：自拟壮骨方：黄芪15 g，党参15 g，丹参15 g，狗脊10 g，补骨脂10 g，菟丝子10 g，黄精10 g，续断10 g，巴戟天10 g，当归9 g，陈皮6 g，甘草6 g，7剂，每日1剂，水煎服。

二诊：2003年2月16日，服药7剂后患者腰背脊柱酸痛板滞改善不明显，且酸痛至两膝，不能耐劳，口干便秘，苔薄脉细，再拟调益肝肾，养阴生津，佐以润肠。处方如下：骨碎补20 g，熟地黄20 g，党参20 g，丹参15 g，肉苁蓉12 g，杜仲12 g，黄精12 g，菟丝子12 g，火麻仁12 g，续断12 g，狗脊12 g，当归9 g，川芎9 g，甘草6 g，7剂，每日1剂，水煎服。

三诊：2000 年 2 月 23 日，再服 7 剂后，腰背疼痛板滞较前明显缓解，胃纳如常，口干，苔薄脉细，再拟调益肝肾。再服前方 7 剂善后。

按语：医家认为，骨质疏松症乃居中医"骨痿"范畴，肾主骨生髓，为先天之本，脾主肌肉四肢而统血，为后天之本，先天促后天，后天养先天，若脾胃虚弱，运化失司，则先天之精无以无养，势必精亏髓空而百骸萎废。《灵枢·决气篇》认为：液的功能之一是"淖泽注于骨"，即骨的营养一部分来自于液。《黄帝内经》云："液脱者，骨属屈伸不利，色夭，脑髓消，胫酸，耳数鸣。"故治肾精亏损，除益肾填精髓外，健脾助运切不可缺。从以上案例来看，孙老处方用药时处处刻意脾肾同治，注重阴阳平补，即强调"补肾阳，养脾阴"之法，取得了很好的疗效。

【经方验方】

一、跌打促愈片

处方：三七、红花、乳香、没药、血竭、川芎、当归、赤芍、自然铜、骨碎补、人工麝香。

功能：活血祛瘀、接骨续筋。

主治：跌打损伤、瘀滞肿痛、骨折筋伤等。

用法：每次 4 片，每日 3 次，口服。

方解：本方为著名骨伤科专家张紫赓教授创立，后经孙达武教授改良，制成了跌打促愈片。方中三七、红花为君，为治跌打损伤、瘀滞肿痛之要药；乳香、没药、血竭、川芎可协助君药发挥活血止痛之功，为臣药；当归、赤芍、自然铜、骨碎补除发挥君、臣药中活血化瘀之功效外，还有补血养血、清热、生肌、续筋接骨和促进骨折愈合之功，为佐药；人工麝香具有芳香开窍、通经络、消肿止痛等作用，为使药。综观全方，诸药合用，攻补兼施，标本同治，使筋瘀祛，血脉通，痹痛止，筋骨健，实为治疗跌打损伤之良药。

应用情况：本方已作为自制药在临床应用 50 年余，取得了很好的疗效，无明显不良反应。

禁忌：孕妇慎服。

二、丹紫康膝冲剂

处方：丹参、紫河车、熟地、制乳没、土鳖虫、儿茶、血竭、骨碎补、牛膝、独活、茯苓、白术，目前为湖南省中医院院内制剂，上述诸药，共为研末，每袋20 g。

功能：补肝肾、强筋骨、祛风湿。

主治：膝骨关节炎、类风湿关节炎。

用法：每次1袋，每日2次，口服。

方解：对于膝骨关节炎的治疗，目前现代医学以对症治疗为主，少数情况下可行膝关节置换术。本院中药治疗则有独特的优势，在辨证论证的基础上，孙达武教授自制验方丹紫康膝冲剂以补益肝肾、活血化瘀为治则，可达标本兼治之效果。丹紫康膝冲剂中紫河车、熟地、骨碎补、白芍、牛膝补肝肾强筋骨；丹参、制乳没、儿茶、土鳖虫、血竭活血行气止痛；独活、茯苓祛风除湿。诸药合用，标本兼顾，相辅相成。

应用情况：本方已作为院内自制药在临床应用50年余，取得了很好的疗效，无明显毒副作用。周尊谦等通过实验证实丹紫康膝冲剂能降低脂质过氧化物水平，提高红细胞起氧化物歧化酶活性，一方面可直接清除体内特别是膝关节部组织中过多的氧自由基，另一方面能提高氧自由基系统的功能，使其代谢恢复正常，阴阳归于平衡，有效地阻止了自由基对软骨细胞及其基质的损害。同时活血化瘀，可以有效降低骨内压，直接缓解疼痛，改善症状。

禁忌：孕妇慎服。

三、健芪归附汤

处方：千年健15 g，白附子5 g，杜仲10 g，黄芪20 g，当归12 g，续断12 g，牛膝12 g，吴茱萸12 g，白芍10 g，熟地黄12 g，茯苓12 g。

功能：活血通络、壮腰健肾。

主治：肾气不足型腰腿病，包括腰椎间盘突出症、腰椎椎管狭窄症、腰肌劳损等症。

用法：水煎，每日1剂，分2次服。

方解：中医学认为腰部在"身体两侧空处，在肋骨、䯊骨之间者，统称为腰，以其屈伸之关要，故名"，所以从部位来看，身后肋骨之下，骨盆以上疼痛，即属于腰痛。从脏腑关系而言，《黄帝内经》云："腰者，肾之府，转摇不能，肾将惫矣。"这说明了肾虚腰痛的特点。孙氏结合自身经验，自拟健芪归附汤专治肾气亏虚型腰痛病，经随证加减，效果奇佳。孙老认为该类腰痛，其病程较长，肾之本必虚，由于腰部损伤后治疗不及时、不彻底，导致病情缠绵，反复发作，即所谓久病及肾。孙氏该方中黄芪、千年健补肾益气以治其本，白附子、续断、牛膝散寒止痛且引药下行，当归活血止痛，杜仲、白芍、熟地黄祛风湿止痹痛兼缓急止痛。综观全方，气血并补，标本兼治，且止痛之力强，对于阳虚而痛甚者尤为适宜。

应用情况：健芪归附汤为孙达武教授经验方，临床应用多年，未见明显不良反应。

禁忌：孕妇慎服。

（卢　敏　张　晓）

第二十九节　国医骨伤名师张玉柱学术思想与诊治绝技

【个人简介】

张玉柱，男，1948 年 1 月出生，浙江富阳人，富阳东梓关张氏骨伤科的第五代传人，国家级非物质文化遗产项目"张氏正骨技术"的代表传人，浙江中医药大学兼职教授，现任杭州市富阳中医骨伤医院名誉院长。

荣誉称号：浙江省名中医（2002 年），浙江省中医药科学技术创新奖三

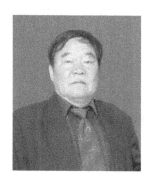

等奖（2005 年），浙江省优秀共产党员（2008 年），第三批浙江省非物质文化遗产"张氏中医骨伤科"代表性传承人（2009 年），国家级非物质文化遗产项目"中医正骨疗法（张氏骨伤疗法年）"代表性传承人（2012 年），践行党的群众路线先进典型人物（2013 年），浙江省科学技术奖三等奖（2013年），浙江省中医药科学技术奖一等奖（2013 年），第二届"中医骨伤名师"（2015 年），中华中医药

学会评为最美中医（2017年），年度最具网络人气的十大省级名中医（2017年），第二批浙江省国医名师（2018年），全国中医药杰出贡献奖（2019年）。

科研成果：撰写了《中药分期治疗外伤性截瘫的临床分析》《杉树皮小夹板固定治疗骨折的机理分析》《中医药治疗脊髓损伤》《杉树皮小夹板治疗肱骨髁上骨折预防肘内翻的力学研究》等科研论文十余篇，分别在《中国骨伤》《中医正骨》等杂志上发表。其中《杉树皮夹板固定治疗肱骨髁上骨折预防肘内翻的力学研究》获浙江省科协年度自然科学优秀论文二等奖，其课题研究获杭州市医药卫生科技进步三等奖及富阳市科技进步一等奖；《创伤性骨弯曲的生物力学分析》获浙江省中医药科学技术创新三等奖；《手法整复杉树皮外固定结合皮牵引治疗小儿股骨干骨折》获浙江省中医药科学技术创新三等奖。

社会兼职：为浙江省中医正骨医疗中心及全国中医骨伤重点专科建设基地的学科带头人，国家中医药管理局中医骨伤"十一五"重点专科学科带头人；兼任世界中医药学会联合会第一届骨伤科专业委员会理事，中华中医药学会中医骨伤分会常委，杭州中医药学会副会长，杭州中医药协会骨伤专业委员会主任；《中医正骨》杂志编委、副主编。先后当选为富阳市第三、第四届政协委员，浙江省第十、第十一届人大代表。

【学术思想】

从事骨伤专业50余年，张玉柱凭借深厚的家学渊源，全面继承了父辈的秘技绝学，坚持走"继承与发展"相结合的道路，力求在先父一整套治伤接骨技术的基础上有所创新和突破。在"手法整复""百草膏外敷""杉树皮小夹板固定"治疗骨伤技术的基础上，将现代正骨理论与张氏传统医术有机地结合起来，在治疗四肢骨折和脊椎损伤、脑挫伤后遗症等方面形成自己独到的治伤续骨经验。

一、诊伤断证：详释病情，七诊合参

张老擅以"望、触、比、问、切、量、阅"七法贯穿整个诊断过程。辨证要有整体观念，还要结合骨伤科的特点，进行细致的局部检查，以全面系统地了解病情，并做出正确判断。

1）望：张老认为望诊是必不可少的步骤。先望全身，后察局部，通过

全身神色的观察判断患者正气的盛衰、预后转归，通过身体姿势的观察了解损伤部位和病情轻重。

张老诊病亦十分重视望舌，舌诊可辨五脏之虚实、察六淫之深浅，反映人体气血盛衰，津液盈亏，病情进退，病邪性质，病位深浅以及伤后机体的变化，同时能评价脾胃功能，为遣方用药提供依据。

2）触：以拇、示、中三指置于伤处，稍加按压之力，由远端移向伤处，用力视部位而定，细细体验指下感觉，"手摸心会"。以此了解损伤和病变的确切部位、病损的肿胀、畸形、弹性固定、压痛、肤温改变。做到以手扪之，自释其情。

3）比：望、触难以获得明显的阳性体征。用对比法，通过比较伤侧与健侧的外观、压痛、肿胀，对查明一些轻微骨裂、半脱位等能提供很大的帮助。儿童关节部位因骨化中心的影响，通过患侧的影像学表现对确诊疾病有一定的困难，往往摄健侧片以比较鉴别。

4）问：与患者沟通，获得患者的信任；问清受伤原因，外力性质、方向、强度、受伤时患者所处体位，分析受伤机制，为施手法逆损伤机制而行提供参考，对伤科杂症的问诊主要针对患者疼痛、肿胀、功能障碍及挛缩以及病程的长短。

5）切：张老诊伤从不忘切脉，十分推崇《伤科补要·脉诀》，详释脉象，判伤情之轻重、正气之盛衰、疾病之转归，结合望、触、比、问四诊，决定舍脉从症、舍症从脉与否。以掌握内部气血、虚实、寒热，确定疾病之治则、治法。切患肢末端之脉以了解患肢的血供与感觉，判断有无血管与神经损伤。

6）量：张老深谙自己的虎口距离及示指长度，借助自己的身寸度量，测量肢体的周径、长度，了解肢体的肿胀及短缩情况，评价伤情。

7）阅：张老从医与时俱进，重视现代影像医学在骨伤科疾病诊断中的作用，临诊详细阅片，反复比较，将现代与传统诊法相结合，为确诊疾病、制定治疗方案、评价疗效保驾护航。

二、损伤用药：内服外用，注重脾胃

"肢体损于外，则气血伤于内，营卫有所不贯，脏腑由之不和。"张老十分重视骨伤内治，强调治伤须从机体的整体观念出发。以《伤科补要》"损伤之症，专从血论"为指导原则，善用破血、活血、养血、和血之法，在继承家传"血不活则瘀不去，瘀不去则骨不能接，瘀去新骨生则合"的治疗骨折基础上，根据骨折"专从血论""恶血必归于肝""肝主筋、肾主骨"以及"客者除之、劳者温之、结者散之、留者攻之、燥者濡之"等内治法基本理论，除善运用大多数伤科医家的消、下、清、开、和、续、补、舒、温九法之外，还特别擅长运用疏法。

疏主要指疏肝平肝之法，张老应用此法主要治疗头部内伤，认为头部内伤早期症状大都与肝经较为密切。脑损伤出现抽搐惊厥、偏瘫，言语不利，治疗中按肝风内动论治。肝风内动一证基本上是指中枢神经系统的症状，而具有疏肝、平肝、潜阳熄风等功效的药物也都是对中枢神经系统起作用的药物，常用天麻钩藤饮。

张老治伤以三期辨证为指导，又不完全拘泥于此，在骨折初期即用续骨接筋之品，认为早期应用续骨接筋之品能够动员骨折处的成骨能力，激发患者骨折愈合的潜能，促进骨折愈合。

遣方组药从整体出发，亦强调损伤部位的局灶性，善用引经药，如头部损伤加藁本、细辛、川芎；上肢损伤加桑枝、羌活、片姜黄；下肢损伤加牛膝、独活、泽泻；颈部损伤加葛根、桂枝；胸胁部损伤加郁金、青陈皮、香附、延胡索；腰部损伤加狗脊、杜仲、桑寄生；尾骶部损伤加马鞭草、韭菜子；腹部损伤加广木香、炒枳壳；小腹部损伤加小茴香、台乌药等。

骨伤外治是内治很好的补充，两者之理、所施之药相似，唯法异耳。外敷以百草膏为主，适用于损伤各期，该药是张氏根据其家传秘方制成的，以活血消肿、理气止痛为主。外洗以损伤洗剂为主，用于损伤后期，由透骨草、木瓜、路路通、伸筋草、桂枝、细辛等12味中药组成，以舒筋通络止痛为主。

整体辨证，尤重脾胃，张老深受《景岳全书》"凡欲治病者，须常顾胃气，胃气无损，诸可无虑"观点影响，常用川石斛、广木香、木蝴蝶、广陈皮、炒白术、淮山药等护胃。

三、手法整复：巧用劲力，收骨入位

骨折脱位者"须用法整复归位""手法者，诚正骨之首务也"。张老以《医宗金鉴·正骨心法要旨》正骨八法为基础，加以改进和创新，以"摸、牵、折、旋、提、挤、叩、捋"概张老之正骨心得。实施手法，必对伤患局部的内、外立体形象了然于胸，了解骨端在肢体内的方位，做到"知其体向，识其部位"，从而"一旦临证，机触于外，巧生于内，手随心转，法从手出"。实施手法遵循早、稳、准、巧、快的原则，达到"法使骤然人不觉，患者知痛骨已拢"的境界，减少患者的痛苦。

四、夹板固定：量身塑形，松紧相宜

固定是骨折治疗必需的一环，有效的固定能够创造骨折愈合所需的相对静止环境。张老善用杉树皮小夹板外固定，杉树皮具有良好的可塑性，弹性和韧性适用于各部位骨折的固定。

骨折复位后，局部敷贴百草膏，以桃花纸内衬，根据骨折类型决定是否放置纸压垫，骨突周围放置棉垫，然后放置杉树皮小夹板，初期超邻近骨折端的一个关节固定，可避免关节活动造成骨折移位，后期缩短夹板，解放骨折邻近的关节，利于进行功能锻炼。夹板外以布胶、绷带螺旋形环绕固定。利用布胶对夹板的约束力、固定垫对骨折断端的效应力防止或矫正成角畸形和侧方移位或利用肢体肌肉收缩活动时产生的内在动力，使肢体内部动力因骨折所致的不平衡重新恢复平衡，并将伤肢置于与移位倾向相反的位置。

夹板固定以"先松后紧，松紧适宜"为原则，分三个阶段适时调整，初期宜松，中期宜紧，后期松紧适宜。夹板的松紧主要靠布胶环绕时所施的拉力调整。

五、功能锻炼：动静结合，善用器具

功能锻炼古称导引，是通过肢体运动防治疾病、增进健康的一种有效方法，正确的功能锻炼对提高疗效，减少后遗症有着重要的意义。张老十分推崇《黄帝内经》"形不动则精不流"和华佗"人体欲得劳动，但不当使极而，动摇则谷气得消，血脉流通，病不得生，譬尤户枢不朽是也"的理论，以"动静结合，循序渐进"为功能锻炼指导原则。

骨折早期功能锻炼以静为主，主要锻炼患肢的肌力以及损伤邻近关节以远关节的锻炼，防止肌肉萎缩，利用肌肉收缩的泵作用促进患肢的循环，加快肿胀的消退。骨折中期缩短夹板的长度，解放邻近的关节，锻炼幅度由小渐大，逐渐恢复关节的功能。骨折后期解除固定后锻炼以动为主，以恢复关节的正常功能为目标，以患处局部出现疼痛感为衡量锻炼量的参照点，锻炼不可过量、不可急进。下肢骨折患者在恢复至正常状态的过渡阶段，张老特别强调从下地开始负重，步态需以正常为参照，脚底踏平，步速可缓，步态

必端。

张老指导功能锻炼可借助日常生活易得的一些用品协助。如锻炼踝、膝关节时采用脚底空啤酒瓶来回搓滚，活络关节，此法的应用上溯宋代张杲《医说》所述搓滚舒筋之法，记载脚踏转轴、搓滚竹管以促进骨折损伤后膝踝等关节功能的恢复；锻炼手指关节可搓转2、3颗大核桃于手掌，灵活手指；锻炼肘关节屈伸常用手提竹篮，篮中逐渐加物。

【专长绝技】

富阳张氏骨伤正骨技术为国家第三批"非物质文化遗产"保护项目，历经5代相传至今已170余年，其治疗以手法正骨见长，在临床实践中针对创伤骨折复杂多变的特征，融汇诸家手法精粹，逐渐形成了一套行之有效的正骨与复位技术。其第5代代表性传承人张玉柱先生在传承先贤正骨技术精髓的同时，对张氏骨伤手法开展系统研究，进行整理、完善与规范，形成具有张氏骨伤特色的正骨与复位技术——张氏正骨十二法，本文对其手法定义、操作、适应证、注意事项等予以简要介绍。

一、手摸心会

手摸心会是医者与患者的正式肢体接触，是医者全面了解并诊断骨折脱位的重要手段，以拇、示、中指为主，先轻轻摸捏远离损伤的肢体部位，再摸触骨折或脱位之处，全面摸清伤处和周围组织的压痛、肿胀、温度、畸形及异常活动等，辨别出骨折脱位的类型、轻重、移位方向及损伤范围等；结合影像学检查，对骨折移位、组织损伤等情况了然于心。此处的手摸不仅局限于摸捏，还包含了挤压、叩击、屈伸、旋转等手法。医者要非常熟悉正常人体解剖结构，具备丰富的临床经验，才能达到"以手扪之，自悉其情"的境界。

二、牵拉扶正

稳定伤肢，轻柔地改变肢体的强迫体位，将患肢转置于功能体位或适合方便地进行手法正骨复位的体位。该手法施行时应注意在适度的牵引力量下，讲究"顺势而为"，以保持骨折脱位处的相对稳定，避免造成骨折脱位处的疼痛，注意牵拉时忌用暴力，牵拉方向并非完全与正常肢体纵轴一致。

三、拔伸牵引

拔伸牵引是施加肢体轴向牵拉应力，最终恢复生理轴线及长度的治疗手法。根据患者年龄、体质、患肢肌肉对抗力强度及正骨复位的进程等因素而相应改变力量、方向及持续时间等，期间可配合其他手法施治。拔伸牵引手法为骨折正骨手法的根基，可直接复位或为下一步手法创造条件，在施行其他手法时或整复后，仍须维持一定的拔伸牵引力，直到外固定完成甚至骨折断端相对稳定后方可终止。

四、推压捏挤

该手法是在患处同一水平面上用手掌做相对推压或用手指做相对捏挤，进行正骨复位的手法。在断端间施以推压或捏挤之力，使骨折处产生向轴心挤压的合力，使分离的骨折端或骨折片得到复位。施行手法时作用点要选择准确，确保相向的作用力分别位于骨折端的近端与远端，否则会造成骨折的更大移位。

五、端提捺正

该手法医者在相同手势下，依据不同的作用力分为捺正法与端提法。捺正法为对骨折移位突起的骨折端和脱位的关节骨，用力重按的复位手法，用力方向多由上往下，由近到远；端提法为对骨折移位凹陷的骨折端或脱位的内陷关节骨，用力提拉托顶的复位手法，用力方向多由下往上，或从外向内，由远到近。与推压捏挤法相同，其手法亦为《医宗金鉴·正骨心法要旨》中"接法"的一部分，骨折脱位后"歧而傍突""折而陷下"，采用手法后"突者复平""陷者复起"。

六、屈伸展收

该手法是通过对关节的被动屈伸和（或）展收活动，利用肌肉、韧带或关节囊的牵拉作用或铰链作用，使移位的骨折块或脱位的关节骨受牵拉、挤压而复位的手法。除了常在拔伸牵引下进行屈伸展收复位外，在关节内骨折时，复位后的关节面可通过一定压应力下的关节被动屈伸展收活动，使关节骨头部对关节臼部进行"研磨"，从而通过磨造塑形获得关节面的平整；另外对一些肌腱附着部位的撕脱性骨折，相应屈伸展收关节时，骨折块会随着所附着肌肉的收缩与松弛而移动，从而利于骨折整复。

七、夹挤分骨

术者手半握拳，将拇指置于肢体一侧，其余的示、中指等置于肢体另一侧，通过指尖进行对向的夹挤掐捏；或将两手各捏住同侧骨折端，做背离中间轴线的捏挤牵拉复位，使靠拢的骨端分离，矫正成角移位，恢复正常的骨间距。临床上最常用于"X"或"K"形移位，如尺桡骨骨折，掌骨、跖骨、胫腓骨骨折或脱位等。

八、环抱扣挤

该手法是将粉碎性骨折分散移位的骨折块，或分离脱位的关节头向心性聚合靠拢复位的一种手法。术者用双手掌对合环抱骨折处，施以扣压挤按之力使分散的骨折块向中心聚合复位。多用于粉碎性骨折分散移位的骨折块复位或分散移位的脱位。

九、成角反折

该手法是将重叠的骨折端推顶为成角移位，使两骨折端背向成角侧的皮质骨或断面相抵触，再从成角的顶角处施压反折，消除成角而获得断端复位的一种手法。用于横断骨折有短缩重叠移位，但因短缩严重或病程较长，无法将短缩移位完全矫正者。正骨时医者握持骨折近、远端，先对骨折端进行推压或端提，形成成角移位。成角的方向应选择骨折端突起的最高点，结合侧方捏挤等手法，使成角开口面断端骨皮质相连、断面相抵触为止。此时医者在反成角方向作用力，将骨折处复位。

十、回旋反绕

此手法对有旋转移位的骨折或脱位的伤肢远端，向逆损伤移位方向进行旋转绕解，从而获得骨折复位或解除软组织嵌顿锁扣。如斜形、螺旋形骨折皮质骨背靠背移位，或骨折端有软组织嵌入阻碍复位时，医者持骨折远端并保持轻度牵引，根据骨折移位的原始路径，将骨折远端紧贴骨皮质旋转反绕回原位，即可矫正背靠背移位。

十一、摇摆触碰

通过对骨折断端间或脱位关节反复小幅度地垂直于骨干方向的摇摆或平行于骨干轴线的纵向触碰来复位的一种手法。注意将初步复位的骨折或脱位处妥善保护相对稳定后再施行，横断骨折可在轴向推顶碰触消除分离移位，而斜行、螺旋形骨折应在牵引与侧方应力下施行摇摆与碰触手法。骨折脱位整复后检查复位效果时，通过本手法可明确断端的复位情况，判断其稳定情况。

十二、叩击推顶

此手法通过对骨折邻近关节轴向叩击或推顶骨折近远端，而将分离移位的骨折断端向骨折线尽量靠拢复位，也谓"合骨"之手法。多用于分离移位的整复，也可用于检查横断骨折的复位与稳定情况。施以手法时要固定骨折近端，将远端向近端推顶，要有骨碰触感出现方可。做轴向叩击时应环抱或捏挤断端临时固定，以防叩击后出现成角移位等。

【典型医案】

手法配合中药治疗肱骨干粉碎性骨折案

虞某，女，83 岁。

初诊：2008 年 5 月 13 日。

主诉：跌伤致左上臂肿痛，活动受限 2 天。

病史：2 天前跌伤致左上臂肿痛，活动受限，左上臂肿胀明显，疼痛，上臂中段可及骨擦感和异常活动，左上臂活动不能，左上肢末梢血循环及感觉良好。胃纳尚可，夜寐欠安，二便调畅。X 线片示左肱骨干中段粉碎性骨折，三角肌止点处的大蝶形骨块向外上方移位。

诊查：神清，痛苦貌，精神状态差，左上臂肿胀明显，疼痛，上臂中段可及骨擦感和异常活动，舌淡红、苔薄白，脉弦。

临床诊断：左肱骨干中段粉碎性骨折（骨折病）。

辨证：气滞血瘀。

治法：治拟活血化瘀、行气止痛。

处方：①手法：患者坐正，助手双手握住患肢前臂沿上肢纵轴方向牵引，以纠正远近骨折端的重叠的移位，术者双手拇指推挤大的蝶形骨块尽量接近斜形骨折面后，术者双手掌环抱对挤，使骨折块复位。肱骨中段外敷伤膏，夹板外固定，夹板上端平肩峰，下端平尺骨鹰嘴，夹板包扎妥当后，上臂贴胸位固定，颈腕带悬吊，嘱夜间休息时上臂垫枕平放。②方用全当归、片姜黄、土鳖虫各6 g，牡丹皮、赤芍各10 g，红花5 g，炒延胡、桑枝、续断、骨碎补、茯苓、川石斛、焦楂曲各12 g，赤小豆30 g。7 剂，每日 1 剂，早晚分服。

二诊：2008 年 5 月 20 日。精神软，左上肢瘀青明显，疼痛不明显，舌边有瘀点，脉涩有力。X 线片复查肱骨干骨折断端对线、对位良好，蝶形骨块略有向前外上方移位，包扎过程中在蝶形骨块处前侧及外侧加压垫以纠正蝶形骨块移位。左肘及左前臂伤膏外用。继服前方 7 剂。嘱患者左上肢肌肉收缩锻炼。

三诊：2008 年 5 月 27 日。精神状态良好，夜寐改善，左上肢瘀青渐消，脉平缓略涩。继续夹板外固定，肩、肘关节适当活动。前方去赤芍、红花、茯苓、赤小豆，加炒甲片 3 g，生地10 g，煅自然铜 10 g，7 剂。

四诊：2008 年 6 月 3 日。左上肢瘀青略有，骨折局部略有轻压痛，舌红、苔薄白，脉平缓。蝶形骨块外侧继续加垫，夹板外固定重新包扎。继服前方 7 剂。

五诊：2008 年 6 月 10 日。左上肢瘀青不明显，疼痛不明显，局部轻压痛。复查 X 线片示骨折线模糊。适当剪短夹板长度，解放出肩、肘关节，被动活动锻炼。前方去牡丹皮、炒延胡，加杜仲 12 g，补骨脂 12 g，15 剂。

经治 94 天，期间于 6 月 6 日拆除夹板外固定，外固定拆除后中药 10 剂，共服药 90 剂，左上肢无明显疼痛及压痛，无异常活动，上臂纵向叩击痛阴性，左肩、肘关节无明显活动受限。X 线片复查：骨折断端骨痂明显，骨折线模糊。

按语：患者左上肢外力致伤，骨失支撑，筋损络伤，血溢脉外，瘀滞不通，肢体肿胀，不通则痛，初期重用活血化瘀、行气止痛之品，中期侧重于接骨续筋，后期侧重于补益肝肾。全当归、红花活血化瘀，片姜黄活血行气、化瘀止痛，与桑枝共为上肢引经药，土鳖虫活血祛瘀、接骨疗伤，牡丹皮、赤芍清热凉血、散瘀止痛，炒延胡行气止痛，续断、骨碎补接骨续筋、动员成骨，茯苓、赤小豆利水消肿，川石斛、焦楂曲养胃助消化。中期改用炒甲片以消难化之瘀，自然铜接骨续筋，后期杜仲、补骨脂补益肝肾。

【经方验方】

百草伤膏

处方：乳香、没药、肉桂、细辛、樟脑、冰片、白芷、丁香、人工麝香、生草乌、血竭等 21 味中草药。

功能：温经通络、化瘀止痛、续筋接骨。

主治：骨折损伤早、中期肿胀不甚者，及骨折后期、筋伤者等。

用法：外用，5 天换一贴。

方解：该伤膏重用乳香、没药，两者相兼具有活血散血、止痛消肿生肌之效；制草乌祛风除湿，温阳止痛；肉桂、白芷、细辛散寒止痛；血竭、川芎等活血化瘀止痛；人工麝香等消肿止痛，并透皮引药力。

应用情况：张氏百草伤膏外敷治疗骨折筋伤疾病是国家级非物质文化遗产项目"张氏骨伤疗法"中的重要方法，其广泛应用于跌打损伤早、中、后期，以及瘀血阻滞、阳虚寒凝、肾虚髓亏之证的筋骨关节脊柱等疾病，对于膝骨关节炎的治疗也有良好的效果。

禁忌：孕妇慎用。

（詹红生　聂　颖）

第三十节　国医骨伤名师钟广玲学术思想与诊治绝技

【个人简介】

钟广玲，男，1945 年 7 月出生，汉族，广东佛山人，中共党员，中华医学会第二届中医骨伤名师。现任佛山市中医院主任中医师，广州中医药大学硕士研究生导师、上海中医药大学硕士研究生导师。

荣誉称号：广东省名中医，名老专家，全国老中医药专家学术经验继承工作指导老师。2015 年获第二届"中医骨伤名师"荣誉称号。

科研成果：从事骨伤科医疗、科研、教学工作 40 多年，中西医基础理

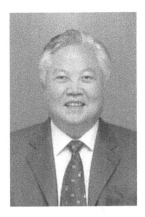

论扎实，各种正骨手法熟练，擅长治疗骨关节损伤，骨伤科危、急、重及疑难病症。著有《专科专病中医临床诊治丛书——骨伤科分册》等专著3部，发表论文16篇。获得发明专利1项，有7项课题分别获得省局级奖，已开展"陈渭良骨伤科学术思想和临床经验总结与研究"等省厅局立项课题多项。

社会兼职：曾任中华中医药学会骨伤科分会副主任委员、中国中西结合骨伤科委员会常委、省中医急症学会副主任委员、中华医学会广东分会骨科学会委员、佛山市中医药学会副理事长。

【学术思想】

一、既重脾胃，又重肾命

钟广玲教授明确提出胃为五脏之本原，人身之根蒂，脾胃维持着人体的正常的生命活动，脾胃一虚则其他四脏俱无生气。强调了脾胃为人身之根蒂的物质基础是气与血，而脾胃正是气血之本。钟广玲教授沿用了《难经》的左肾右命门的学说，并将肾命门学说与临床进行了有机的结合，使其更富有临床意义。强调脾土久虚与肾亏者之间存在相互因果的关系。他继承和发扬了薛己"补肾不如补脾"的观点，在强调补脾不应，急补其母的原则下，亦未偏废对脾土本脏的治疗，而是常采用脾肾同治之法，兼筹并顾。如对膝关节退行性病变的治疗，急性期多以益气利水为法，中后期则以益气固肾健脾为主，在传统单纯补益肝肾的基础上重视脾胃的调理，多获良效。

二、杂病论治，以气血痰郁为纲

钟广玲教授认为杂病不论在脏腑、经络，或在皮内、筋骨都离不开气血；气血之于形体，无处不到。提出因虚致瘀、津凝成痰的观点，善用实脾土治痰湿之法。根据临床实践，钟广玲教授在治疗一些骨伤科疑难疾病时，充分发挥中医中药的优势，并取得一定的疗效。如运用补阳还五汤加减治疗强直性脊柱炎，以通气血、利关节、止疼痛，控制、减慢疾病的进展为主要目的，治疗时按不同的症状处方用药，并配合物理治疗、中药外洗和外敷等方法。

三、补脾肾、祛痰湿法治疗痛风性关节炎

钟广玲教授认为痛风为本虚标实证，本为脾肾两虚，标为痰湿热互结。脾与肾在病理上相互影响，互为因果。本病因肾阳虚损，不能温煦脾阳，致脾阳不振，脾胃运化失施，痰湿内生，痰湿互结，蕴而化热，从而表现为痰热阻络的实证，治疗上急则治其标，缓则治其本。急性期以清热化湿、除痰通络为治则，用祛痰除湿通络汤加味；缓则治其本，以益肾健脾为则，用右归饮和四妙散加味。

四、"脾肾致病，互为因果"理论在骨质疏松治疗中的运用

钟广玲教授认为，骨质疏松症与肾关系最为密切，亦与肝、脾有一定的联系。肾为先天之本，脾为后天之本，肾的精气有赖于脾胃化生的水谷精微物质的充养；肝主筋，肾主骨，筋骨的强健有赖于肾精的滋养、濡润。总的治法着眼于肾、脾、肝三脏，在补肾、健脾、舒肝等方法的基础上兼顾痰、瘀、寒湿等合邪犯病，注意化痰祛瘀、温阳化湿等药物的运用，注意在补益时勿助邪，祛邪时勿伤正，使肾精充盈，脾得健运，肝得疏泄，气血调和，痰消瘀祛，如此，才能达到标本同治、内外兼顾、正胜邪祛的治疗目的。

五、善辨证，慎论治；重古方，擅变通

钟广玲教授认为，对于骨伤科疾病，既要明确诊断是什么"病"，又要用中医理论和诊断方法，辨明其"证"。钟广玲主任医师强调只有辨病与辨证相结合，才能全面地了解疾病的性质、变化和转归，提高疗效。如"损伤之证，专以血论"，血病以调血为治疗大法。但损伤在不同的阶段出现不同的证型：早期血瘀气滞，中期气血不和，后期气血亏虚。根据这不同的证型，采用消、和、补三期分治。钟广玲教授主张在对骨伤科患者的治疗上要突出中国传统医学的整体观念和辨证论治。他强调诊断上应辨证、辨病并重，治疗上要方药并举、内外兼治。他不仅擅长骨关节损伤、创伤危急重症、骨质疏松症、骨关节退行性病变、骨髓炎、骨坏死等疑难杂症的处理；还善于运用正骨手法治疗关节内骨折、邻近关节骨折、骨折合并脱位；并且在手法的应用研究中取得了丰硕成果，其中"肩关节脱位并肱骨外科颈骨折的闭合复位治疗""闭合治疗肱骨外髁骨折翻转移位""距下关节脱位合并距骨骨折的手法整复"等正骨手法，一直在国内同行中处于领先地位。

六、中西合璧，西为中用

钟广玲教授运用中西医结合方法治疗骨伤科的常见、多发性损伤及疑难症等疾病有独到之处，他能运用现代医学知识和技术抢救急、危、重症和各种疑难的创伤病例，较好地把中医的辨证与西医的辨病相结合，运用中西医优势互补，在急、危、重症治疗中取得良好疗效。在治疗骨髓炎方面，他运用"强负压引流技术"直接作用于感染病变部位，使急、慢性感染患者的病情得以控制，这比以往的病灶冲洗方法治疗时间大为缩短，且费用低，患者也易接受。对于骨折愈合欠佳的患者，他采用了小切口植骨的方法，配合中医辨证，内服固肾壮骨的中药，既保存了伤肢的血液循环，也提高了骨折的治愈率，这种治疗手段最适合陈旧性骨折内固定术后的骨折延迟愈合或骨不愈合患者。他还带领科研人员，经过多年的努力，对"正骨十四法的临床应用与原理探讨"进行了现代化研究，该研究是建立在李氏伤科正骨手法的基础上，结合解剖学、影像学、生物力学、运动医学、康复医学等现代医学科进行系统规范的研究，在基础理论研究层面取得了重要的成果，获得广东省中医药科学技术进步奖，为中医正骨的现代化研究奠定了坚实的基础。

【专长绝技】

钟广玲教授作为岭南李氏伤科流派的重要代表之一，通过40余年勤读医经，博采众长，中西并蓄，提出并完善了"既重脾胃，又重肾命""杂病论治，以气血痰郁为纲"等学术思想，骨伤手法灵便轻巧、中西结合治疗骨伤是其骨伤治疗的特色。

钟广玲教授不仅在中医中药及传统正骨手法上有自己的独到之处，而且与时俱进，积极将西医的手术治疗引入中医院。钟广玲教授亲力亲为，只身赴外地长期专研各种最新的骨科手术方法。他不断钻研现代医学理论，密切联系临床，力求融会贯通，提高专业理论水平和技术操作能力。运用现代医学技术指导各种疑难的创伤病例治疗，如在运用组合式外固定支架治疗老年性股骨粗隆骨折，用带掌背动脉组织皮瓣修复手外伤等方面取得良好疗效。对于老年人股骨颈骨折，按 Garden 分型分别采用非手术疗法及空心加压螺纹钉固定、人工关节置换等方法治疗。还带领和指导骨伤科骨干开展了膝关节镜、椎间盘镜治疗膝关节病变和腰椎间盘突出症、带锁髓内钉治疗四肢骨折等当时一系列先进的新技术。钟广玲教授是医院骨伤科学科带头人，长期担任骨伤科中心负责人职务，坚持出门诊、进行疑难病查房，指导解决疑难病例的治疗问题，主持关键的手术操作，包括躯干、脊柱、四肢等严重创伤的手术。

【典型医案】

一、六味地黄汤加味治疗先天性发育迟缓案

赵某，男，3岁。

主诉：出生3年不能步行。

初诊：2013年4月2号。

病史：患儿系第二胎第二产，足月剖宫产娩出，出生体重约3 kg，生后无缺氧窒息病史。其兄长身体健康。患儿父母体健，母亲怀孕期间除纳食欠佳外余无明显异常，无近亲婚配史及家族遗传病史。

诊查：形体较矮小，头发稀疏，四肢迟缓，不能完全站立，需要扶持才能步行，且步态不稳，表情较为淡漠，可以发单音，脉诊见青筋外露，甲床淡红。

临床诊断：先天性发育迟缓（五迟）。

辨证：肝肾不足，髓海空虚。

治法：养精填髓，温阳补肾。

处方：六味地黄汤加味，熟地10 g，茯苓10 g，怀山12 g，山萸肉9 g，泽泻9 g，丹皮6 g，黄精12 g，首乌10 g，仙茅6 g，淫羊藿6 g，杜仲10 g，枸杞子10 g，肉桂3 g。上方煎成约100 mL，少少予之，淡盐水送服，一日多次，晚上和早上倍之。同时加服骨宝液。

二诊：患儿现能扶外物行走，话语增多，一次能讲数个字，上方继服2剂。

三诊：取上方剂量，打粉，服法同前。

四诊：现经3个月治疗，患儿精神大见好转，患儿双下肢有力，较前明显好转，话语较前增多，发音清楚且连贯。

按语：《素问·上古天真论》记载"女子七岁，肾气盛，齿更发长……八八则齿发去"，具体阐述了人体生长发育的过程，也是骨骼生长与衰变的过程。"肾主骨生髓"，《素问·宣明五气篇》强调"肾生骨髓""其充在肾"。

骨的生长、发育、修复亦依赖肾脏精气的充养，儿童的骨骼发育畸形均为肾的先天精气不足所致。若肾精充足，骨髓生化有源，则骨骼得到骨髓的滋养而坚固有力。若肾精虚少，骨髓化源不足，不能营养骨骼，导致儿童发育过程中出现"五迟"与"五软"，治疗以养精填髓为法，髓海充盈，骨骼才有生长的基础，五迟五软患者，除精髓不足外，命门火衰，不能温熙元阳也是一个重要原因。六味地黄汤为补肾平剂，三补三泻，善补阴阳，古云："善补阳者，必于阴中求阳……善补阴者，必于阳中求阴"，加上黄精、首乌等补肾阴药物，以加强益精填髓的作用，已经偏于滋腻，易生痰湿，困脾碍胃，使后天生化无源，加用肉桂达到引火归元，仙茅、淫羊藿温熙元阳，既有温阳补肾之效，又制其滋腻。

二、肱骨外科颈骨折手法整复、夹板外固定案

王某，女，68 岁，农民。

初诊：2016 年 11 月 10 日。

主诉：跌倒致右肩部肿痛，活动受限 1 小时。

病史：患者于早上 10 时左右，在公园散步时不慎跌倒，右手撑地至右肩部肿胀疼痛，活动受限，当即送到当地医院拍片提示右肱骨外科颈骨折，骨折端向内侧突出成角畸形，当地医院建议患者住院手术治疗，患者因年纪已高，不愿手术治疗，即到我院门诊就诊。

诊查：右肩部肿胀，局部见皮下瘀斑，肱骨近端压痛明显，可触及骨擦感及异常活动，右肩关节屈伸、外展活动受限，右肩杜氏征阴性，右桡动脉搏动可，指动血运感觉可。舌红、苔白，脉弦。

临床诊断：右肱骨外科颈骨折（中西医诊断同名）。

辨证：气滞血瘀证。

治法：活血化瘀，消肿止痛。

处方：先行手法整复：患者取平卧位，一助手位于患者右侧前方，一手握住患肢肘关节上方，另一手握住患肢腕部，致肘关节屈曲90°，前臂中立位，另一助手立于患者右侧肩上，双手绕过腋下，向上方提拉，两助手同时拔伸牵引，术者站于患者外侧，用推挤提拉法整复，双手拇指压住近端外侧骨折端推近端向内，其余四指在腋下骨折远端内侧提拉远端向外，两助手同时上下对拉牵引，纠正成角畸形，助手同时内收上臂，将伤肢上臂逐渐前屈使伤肢肘关节达到胸前，向上抬高，患肢手掌搭在健侧肩关节上，另一助手

稳住伤肢，维持整复位，右肩部敷上伤科黄水纱，绷带包绕 4～5 层，先放内侧短夹板和外侧长夹板，再放前后长夹板，超肩关节 3 cm，用绷带 "8" 字绕胸包扎固定。三角巾屈肘 90°悬吊患肢于前胸，同时指导患者做握拳练习，主动活动手腕关节及前臂。

同时，配合活血止痛方煎服，处方如下：当归 10 g，红花 6 g，生地 10 g，赤芍 6 g，制乳香 5 g，制没药 5 g，桂枝 6 g，土鳖虫 6 g，川芎 10 g，桑枝 10 g，忍冬藤 6 g，用 400 mL 水，煎至 100 mL，温服。每日 1 剂，分 2 次服。

二诊：2016 年 11 月 17 日，右肩肿痛较前好转，局部有青瘀斑，右肩可主动做耸肩活动，服用中药无明显不适，予更换黄水纱，右肩用超肩 "8" 字绷带包扎，继续服用原方去乳香、没药，加三七粉 6 g，分 2 次煎服。

三诊：2016 年 12 月 1 日，右肩肿胀明显消退，但有酸胀感，X 线片复查，骨折对位、对线良好，改用驳骨纱外敷右肩，继续维持右肩夹板固定，使用续骨活血汤，处方：当归 10 g，桂枝 6 g，黄芪 10 g，白芍 10 g，忍冬藤 6 g，川芎 10 g，桑枝 10 g，熟地黄 10 g，狗脊 10 g，伸筋草 6 g，每日 1 剂，分 2 次服。

四诊：2016 年 12 月 17 日，复查 X 线片，骨折对位良好，骨折线模糊，去除夹板，指导做云手等功能锻炼，结合拔罐，外敷生骨散，嘱加强功能锻炼。

按语：肱骨外科颈骨折多能手法整复，关节囊一般完整，运用正骨十四手法整复后，可维持夹板固定，普遍疗效良好，但一定要做多方向功能活动，牵引下将患肢屈肘向前上方抬举至水平位，放下后向前、后、左、右方向轻轻晃动，即中医理筋手法，而后用超肩夹板固定，有利于调整经脉，疏通气血，促进功能尽早恢复。

【经方验方】

益肾通督解毒汤

处方：狼狗骨 20 g^{先煎}、龟板 30 g^{先煎}、鹿角片 20 g^{先煎}、杜仲 15 g、淮牛膝 15 g、烫水蛭 10 g、地龙 15 g、羊藿叶 12 g、细辛 10 g、白花蛇舌草 30 g、土茯苓 30 g、虎杖 15 g、沉香 12 g、补骨脂 15 g、骨碎补 15 g、女贞子 6 g、

菟丝子 6 g、枸杞子 6 g、细辛 3 g、介子 5 g、当归 12 g、巴戟天 12 g、川乌 3 g、草乌 3 g。

功能：益肾壮骨、通督除痹、解毒通络。

主治：肾气虚弱、邪毒瘀滞、督脉受阻所致腰背挛急、强硬疼痛等痹症。

用法：先将川乌、草乌单独煎煮 2 小时以上，狼狗骨、龟板、鹿角片先煎半小时，同时将其他药物倒入器皿中摊平，加凉水高出平面寸许，浸泡 1 小时左右，使干燥的中草药充分吸收水分，恢复到饱和状态，有利于有效成分的析出，然后用器皿（瓦罐、砂锅最好）用急火（武火）煮 10~20 分钟，煮沸后，改用慢火，每隔 3~5 分钟搅拌一次，防止药物沉底粘锅。煎煮约半小时左右。头煎结束后将药汁滤出，再加入热水至高出药平面寸许，继续武火煎至沸腾后改为文火煎煮 15~20 分钟。每次煎煮至 500 mL 左右，再将两次的药液混合后分成两份，于早晚饭后半小时温服。对于部分服用中药有困难的患者可以少量多次服用。

方解：方中狼狗骨性味辛温，能祛风定痛、强筋健骨，龟板性味甘咸寒，能滋阴潜阳、益肾健骨，两药一温一寒，共奏益肾通络、强筋壮骨之效，为主药；杜仲、淮牛膝、鹿角片补肝肾、强筋骨、通血脉、利关节，助狼狗骨、龟板益肾通络、强筋壮骨之力；女贞子、菟丝子、枸杞子滋阴补肾，为防止肾阳太过，以细辛祛风散寒止痛、地龙清热息风通络、水蛭破血逐瘀，虎杖清热解毒利湿、活血定痛，佐通督活血除痹之效；白花蛇舌草清热利湿解毒、土茯苓解毒除湿利关节有助狼狗骨解毒通络之力；巴戟天、羊藿叶温肾壮阳、强筋骨、祛风湿，沉香温肾纳气、行气止痛，使药力通达督脉而加强除痹之功。

应用情况：临床中主要运用于痹症的患者，特别是对于病程较长、病因复杂的重痹运用较多。其中在强直性脊柱炎的运用已取得了较好的临床效果，强直性脊柱炎是一种自身免疫性疾病，特点是腰颈胸端脊柱关节和韧带及骶髂关节的炎症和骨化，髋关节常常受累，其他周围关节液出现炎症。钟广玲教授认为强直性脊柱炎属于"痹证"范围，为本虚标实之证，发病机制在于肾气虚弱、邪毒瘀滞、督脉受阻。腰为肾之府，肾主骨生髓，肾旺则骨壮脊强。强直性脊柱炎临床以腰骶疼痛、僵硬、脊柱活动受限甚至强直为主要表现，其肾气虚弱，尤以阳虚为主，督脉空虚致邪毒内阻，钟广玲教授认为强直性脊柱炎之起病及病程绵长的特性更与邪毒瘀滞密切相关。因此，治疗上以益肾通督强筋之法为主，辅以通络除痹之药，并佐以解毒之法，且解毒之法往往贯穿整个治疗过程。

禁忌：痹证之属于湿热实证者忌用。

（周红海　侯　蕾）

第三十一节　国医骨伤名师赵文海学术思想与诊治绝技

【个人简介】

赵文海，男，1951 年 4 月 17 日出生，汉族，吉林双辽人，中共党员，现为长春中医药大学终身教授、主任医师（二级）、博士研究生导师；全国第六批名老中医药专家学术经验继承工作指导老师，国家中医药管理局名中医工作室、中医学术流派工作室——"天池伤科流派"负责人、主要传承人，国家中医药管理局重点学科带头人。国家精品、资源共享课程学科带头人、负责人。

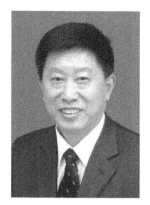

荣誉称号：吉林省突出贡献专家（2000 年），国务院政府特殊津贴（2002 年），吉林省拔尖创新人才（第二层次）（2005 年），吉林省高级专家（2008 年），吉林省名中医（2008 年），学科成就奖（中国药学发展基金会）（2009 年），"全国第二届中医骨伤名师"（2015 年）。

科研成果：国家自然科学基金项目 2 项、作为课题指导（第二、第三名）参加国家自然科学基金项目 2 项；国家"十五"科技攻关项目 1 项；国家中医药管理局项目 3 项；省科技厅、省教育厅、省中医局研究项目 10 余项；作为主审、主编、副主编和编委出版全国高等中医药院校（国家级十五、十一五、十三五、十四五规划教材）研究生、本科生教材 16 部，学术专著 18 部；在专业期刊发表学术论文 110 余篇，其中 SCI 5 篇。曾多次参加英国、荷兰等、澳大利亚、新西兰、日本、美国、加拿大等地区学术会议，大会专题讲座及宣读论文数十篇。获得奖项：2019 年吉林省科学技术进步一等奖；2005 年中国中西医结合学会科技进步二等奖；2011 年、2009 年、2003 年、2002 年吉林省科技进步三等奖；2010 年中华中医药学会科技三等奖；2003 年中华中医药学会科技三等奖；2019 年中华中医药学会学术著作三等奖；2017 年中国中西医结合学会科技进步三等奖；2019 年中国民族医药学会科学技术进步三等奖；2009 年北京中医药大学（全国 211 大学）科学技术奖一等奖；1992 年国家中医药管理局中医药科学技术进步三等奖；2012 年吉林省自然科学学术成果二等奖；2011 年吉林省优秀教材二等奖；2005 年吉林省中医管理局科研成果一等奖 1 项。

社会兼职：中华中医骨伤科学会学术顾问，中华中医骨伤科学会副会长，世界中医联合会骨伤科分会副会长，吉林省中医骨伤科学会主任委员，吉林省中西医结合骨科学会主任委员，吉林省中西医结合针刀专业委员会名誉主任委员。国家药品审评委员会委员，国家科技奖、国家自然科学基金评审专家，国家中医药管理局审评专家，中华中医药学会、中国中西医结合学会审评专家，全国高等院校教育学会骨伤学会副会长，中国中西医结合骨科学会委员，国家级杂志《中国中医骨伤科杂志》副主编。

【学术思想】

赵文海在治疗股骨头坏死、颈腰椎疾病、骨性关节炎、骨质疏松症、筋出槽、骨错缝损伤、骨折、风湿痹病等疑难病症方面，因手法独特、遣方精确、作用显著而誉驰业内外。

一、"肾主骨""瘀滞痹阻"

早在 20 世纪 80 年代，在国内率先开展中医对骨坏死病认识、病因病理、辨证施治方面的研究，发表大量文章，并在继承与发扬"治肾亦治骨"的理论基础上，明确了骨疾病应围绕"肾主骨""瘀滞痹阻"为立论的研究方向。并经大量的临床观察、总结分析，提出了股骨头坏死病的中医分型标准、早期诊断标准和用药疗程等诊疗方案，明确了不同发病原因对本病的发生和预后的影响，从而通过控制致病因素，降低本病的发生率。经过多年总结研究，研发出治疗股骨头坏死的"健骨复肢"系列新药，其成果分别获中华中医药学会科技进步一等奖、中国中西医结合科技进步二等奖、吉林省科技进步三等奖，使骨坏死疾病防治研究进入了国内领先行列。

骨关节病研究中，在国内率先提出关节软骨细胞修复紊乱学说，利用鹿茸多肽纠正紊乱关节软骨细胞代谢的理论，确立了研究课题，并获得了国家自然科学基金资助。开始了应用中医药的优势进行骨关节炎蛋白组学及相关药物蛋白组学的基础研究，目前已经获得吉林省科学技术进步三等奖及中国中西医结合学会科学技术进步三等奖。

针对骨质疏松症的特点，制定以补肾阳为主的研究思路，确立以鹿茸为君药的中药协定处方及鹿茸提取物治疗骨质疏松症。从辨证施治到应用分子生物学相关研究，充分发挥了中药毒副作用小、疗效明显的优势，使中医药研究和分子生物学研究进入同行领先行列。

通过多年临床实践总结研制出有较好效果的院内制剂，如腰腿痛宁、灵鹿接骨丹、（七芎）颈眩康、速效消肿膏、展筋健骨等塌渍外用系列、颈肩臂痛（颈腰壮骨）胶囊等，得到广泛应用；先后完成了药炷灸治疗风湿痹痛、胃肠疾病，热垫（中药怀炉）等研究；几十年临床中验证针刺人中治疗急性腰扭伤临床疗效可靠，并立项研究，得到国家中医药管理局项目资助，其成果被收入国家针灸"穴典"中，并作为适宜技术项目得到推广。

二、精准融合、巧用手法

手法治疗是中医骨伤科一大优势，一名优秀骨伤科医生必须具有"望、闻、问、切知根底，摸、接、提、抖显功夫"的基本素质。通过总结挖掘中医学传统手法、结合天池伤科流派手法特色，对疑难危重疾病做了深刻的研究，在坚持手法整复治疗复杂骨折的基础上，通过融合整脊手法与中医"筋出槽""骨错缝"损伤理论，总结创立了"四步八法"的手法治疗膝关节骨性关节炎、"三步八法"治疗颈椎病、以"牵扳法"为主的手法治疗腰椎间盘突出症重症及脊柱软组织损伤，在临证应用中效果显著，并成为专科优势病种治疗手段之一。

【专长绝技】

一、"四步八法"治疗膝骨性关节炎

1. 推拿手法及步骤
采用手法——四步八法：

第1步：顺筋（理筋放松法）。

患者取仰卧或坐位，患膝暴露。

1）筋肉放松法：术者先以点、按、揉等法施于膝关节周围软组织。

2）肌腱揉按法：术者以一手拇指及示指依次将患膝髌骨向内上缘及外上缘或向外下缘及内下缘固定，另一手拇指指腹揉按股四头肌腱、髌韧带、内外侧副韧带。

3）弹拨法：术者用拇指及其余四指依次由上至下、由外向内、由内向外弹拨髌骨周围筋肉，继而取俯卧位，弹拨腘窝后肌腱及韧带，反复操作数次。

第2步：拿髌（调整髌骨法）。

患者取仰卧位。

1）髌周按摸法：术者以双手的拇指指腹自髌骨上股四头肌向下按压及摸法至髌骨下髌韧带，连续数次。

2）髌骨拨理法：术者用拇指由下而上、从内上向外下作分推及拨理髌骨数遍，手掌自下而上，由轻到重揉髌骨两侧，反复操作数遍后，拇指在痛点处推揉、分拨，并顺纤维方向推理肌筋数遍。

第3步：调膝。

患者取仰卧位。

1）按压屈伸关节法：术者一手按压膝关节，一手握住踝部并向上提拉，使膝关节过伸，达最大限度后轻微震颤数次，然后患者取俯卧位，一手放在大腿后侧固定，另一手握住踝部屈曲膝关节，达最大限度后停滞数秒，反复屈曲膝关节数次。

2）提拉环转法：术者一手四指平放按压在患肢腘窝部，另一手握住踝关节，向上提拉的同时旋转小腿，反复操作5~6次。

第4步：点穴。

患者取仰卧位，术者以拇指采用点揉结合的方法，依次取风市、膝眼、血海、梁丘、阳陵泉、阴陵泉、委中、承山等穴位，反复操作数次。

2. 术后处理

行手法治疗30分钟后，患者卧床休息30分钟，汗后避冷风，预防感冒，2周为一个疗程。

二、"牵抖法"配合中药外敷治疗急性踝关节扭伤

1. 操作步骤

松解局部痉挛：患者仰卧位，助手屈肘环抱患侧膝关节，以保持患肢屈髋屈膝位，另一手固定于膝关节前侧，术者双手用摸法，按其筋络走行，探其筋位，知其伤情后，点按足三里、解溪、昆仑、太溪穴，松解伤周肌筋，以缓解局部肌肉韧带痉挛。

牵抖法：术者一手握紧前足，另一手托住足跟部，拇指和示、中指分别置于内外踝尖后下方，持续对抗牵引 2~4 分钟后，将足略背伸，在患者完全放松状态下突然抖动 1~2 次，可闻及"咔嗒"声或手下有关节滑动感，表示关节错缝已纠正，顺势使踝关节外翻。

2. 中药外敷与固定

手法结束后，予以活血化瘀、消肿止痛之中药（当归、川芎、丹参、水蛭、红花、乳香、续断、桃仁、牛膝、栀子、大黄、姜黄、冰片等中药共研细末，用蜂蜜或麻油调和）敷于患处，用弹力绷带"8"字缠绕，固定踝关节中立位，隔日更换外敷药物，疗程 7 天。

中药外敷方中当归逐瘀生新，使血脉通畅、与气并行。丹参善通血脉、消肿化瘀定痛，两者共用可使气顺血调，则因损伤所致的气血瘀结自可消散。辅以红花活瘀血、生新血，治瘀血偏于散在全身无定处者，加之水蛭、细辛、大黄、川椒、冰片、合欢皮、姜黄协同，发挥其活血化瘀、消肿止痛之功效。

【典型医案】

一、益肾壮骨、活血止痛治疗股骨头坏死案

王某，男，55 岁，工人。

初诊：2010 年 10 月 16 日。

主诉：右髋部疼痛，活动受限 3 个月，加重 5 天。

病史：于 3 个月前无明显诱因出现右髋疼痛，活动受限，经休息后略缓解，但每当劳累后加重，未予特殊治疗，5 天前症状逐渐加重，疼痛明显，间歇性跛行。为求中医药治疗来我院门诊。右髋部疼痛，活动受限，间歇性跛行，纳可，寐差，二便调。舌淡红，苔薄白，脉沉弦无力。既往有激素药

物服用病史，无家族遗传病史。

诊查：跛行步态，右髋部周围无红、肿、热、畸形，无肌肉萎缩（股四头肌及臀大肌）。右大转子叩击痛（＋），右腹股沟中点压痛（＋），患肢轴向叩痛（＋），右髋关节外展、内旋活动受限，"4"字试验（＋）。骨盆X线平片示：可见右侧股骨头外形与关节间隙异常无变化，骨质硬化，头内呈囊泡性改变，近头缘皮质下呈"新月征"和条状透亮带改变。

诊断：右侧股骨头坏死（骨蚀）。

治法：治拟祛瘀通络、益肾壮骨、活血止痛。

处方：口服自拟中药汤剂，方药如下：骨碎补15 g，淫羊藿20 g，熟地15 g，鹿角胶^{烊化}10 g，生黄芪30 g，肉苁蓉20 g，丹参15 g，延胡索20 g，龟板15 g，鹿衔草10 g，鸡血藤15 g，全当归20 g，川杜仲20 g，汉三七15 g，广陈皮15 g，淮山药20 g，每日1剂，共14剂，水煎服。

二诊：患者右髋部疼痛减轻，活动受限，间歇性跛行，纳可，寐佳，二便调。舌淡红，苔薄白，脉沉弦。右大转子叩击痛（＋），右腹股沟中点压痛（＋），患肢轴向叩痛（＋），右髋关节外展、内旋活动受限，"4"字试验（＋）。主证未变，续用前方，酌增加活血止痛药物：藏红花15 g，炙乳香10 g，炙没药10 g，14剂，水煎服。

三诊：患者右髋部稍痛，活动受限，偶有跛行，纳可，寐佳，二便调。舌红，苔薄白，脉弦略沉。右腹股沟中点轻度压痛（＋），患肢轴向叩痛（＋），右髋关节外展、内旋活动受限，"4"字试验（＋）。主证未变，续用前方活血之品。续用14剂。

四诊：患者右髋部稍痛，活动尚可，无明显跛行，纳可，寐佳，二便调。舌红，苔薄白，脉弦。守三诊方续用14剂。随访患者右髋部稍痛，活动尚可，无明显跛行，纳可，寐佳，二便调。舌红，苔薄白，脉弦。

按语：中医认为与股骨头坏死病变关系最为密切的为肝、肾。其主要机制是以肝肾不足、血瘀阻络为主。肾藏精、主骨，肝主筋、藏血，且精血同源则肝肾同源、精血荣衰与共、精血充盈，故骨坚则筋强，反之，骨痿则筋弱。本病因长期或间断使用激素引起股骨头缺血性坏死，其机制为用药后引起脂肪代谢紊乱（高脂血症和脂肪肝），股骨头髓腔内脂肪细胞增生、堆积，股骨头的小血管内脂肪栓塞，导致早期骨细胞坏死，骨基质损害较晚，用药剂量越大，时间越长，骨细胞坏死越多。方中用全当归、汉三七、丹参、鸡血藤祛瘀通络止痛为君药；以延胡索活血止痛为臣；佐以骨碎补、淫羊藿、熟地、鹿角胶、肉苁蓉、川杜仲益肾壮骨，鹿衔草补肾活血强骨，龟板滋肾潜阳、益肾健骨；广陈皮、生黄芪、淮山药为使以行气、益气、补益脾肾。诸药合用，共奏祛瘀通络、益肾壮骨、活血止痛之效。二诊患者乏力及四肢沉重稍轻，但余症仍在，说明主证未变，故守原方，因患者右髋部疼痛，故加藏红花、炙乳香、炙没药，增强活血止痛之力。三诊、四诊患者症状减去，效验则守方，故守前方，续服则患者诸症均消。

二、补肾化湿祛痰、活血通络止痛治疗膝骨性关节炎案

张某，女，退休工人。

初诊：2018年11月6日。

主诉：双膝部疼痛7年，加重15天。

病史：无明显诱因出现双下肢酸软无力，上、下楼梯以及下蹲时疼痛加重，夜间疼痛显著，难以忍受。

诊查：双膝关节周围微肿，局部压痛（＋），活动受限，双侧半月板挤压试验（－），双侧浮髌试验（－），双膝腱反射未见异常。双小腿部分肌肉略有萎缩。脉象弦滑，舌苔薄白。双膝正侧位X线片示：双侧股骨远端、胫骨近端、髌骨前后缘均有不同程度骨质增生，髌骨上下极可见少量骨赘形成，胫骨髁间棘变尖，关节间隙内侧略变窄。

诊断：双膝关节骨性关节炎（膝痹病）。

辨证：痰湿流注于关节，阻滞脉络，肝肾渐亏，精血不足，筋骨失养。

治法：治以补肾化湿祛痰、活血通络止痛。

处方：口服自拟中药汤剂，方药如下：杜仲30g，补骨脂15g，桑寄生30g，续断15g，炮山甲9g，川芎10g，当归15g，红花12g，丹参30g，茯苓15g，白术15g，苍术15g，法半夏10g，制南星10g，淮牛膝15g，每日1剂，共7剂，水煎服。

二诊：疼痛减轻，行走时疼痛仍然。续前方加桂枝10g、熟地15g、泽泻30g、黄芪15g。嘱服2周，后继服骨质增生止痛丸，调理3周，症状基本消失。

按语：该病例是一位老年肥胖的女性，肥胖之人易生痰湿，加之劳累过度，日久则伤及脾胃，脾失运化则湿浊内生，久生痰湿，流注于关节，阻滞脉络为标实。膝关节为筋骨之大会，肝、肾、脾三经所系，女子七七后，肝肾渐亏、精血不足、筋骨失养为本虚。治疗时应扶正祛邪并用，取补肾化湿祛痰、活血通络止痛之法。全方以杜仲、补骨脂、桑寄生、淮牛膝、续断补益肝肾，强筋壮骨；辅以辛散温通、活血化瘀、通络止痛的药物当归、丹参、红花、川芎；炮山甲性善走窜、功专行散、活血止痛，兼有祛风之效；应用白术、苍术、法半夏、茯苓、制南星健脾行气、健脾化湿除痰，兼以消除关节肿胀。二诊患者症状改善，予以熟地补肾中之阴；黄芪、泽泻补气健脾除湿；桂枝温经通阳以加强祛寒除湿之效，后续予以骨质增生止痛丸调理，其临床症状消失。

【经方验方】

一、腰腿痛宁胶囊

处方：熟地黄、烫骨碎补、烫狗脊、鸡血藤、煅龙骨、煅牡蛎、醋乳香、薏苡仁、黄芪、当归、伸筋草、乌梢蛇、鹿角霜、蜈蚣、地龙、醋五灵脂、牛膝、天麻、醋延胡索、冰片。制成胶囊，每粒装 0.3 g。

功能：通经活络，祛瘀止痛。

主治：用于瘀血闭阻所致的骨痹，证见腰腿痛、关节痛、下肢无力；腰椎管狭窄症、腰椎间盘突出症、骨性关节炎见上述证候者。

用法：口服。一次 6 粒，一日 3 次。

方解：方中重用血肉有情之品鹿角霜，补肾助阳、强筋壮骨，配以熟地黄滋阴补血、添精益髓，两者合用阴阳并调，具有补肾强筋壮骨之效，共为君药。烫骨碎补味苦性温，功善活血续伤、补肾强骨，《开宝本草》有"主破血止血，补伤折"之说。黄芪补气升阳，温养脾胃，《日华子本草》说："助气、壮筋骨、长肌肉、补血。"两药不仅加强君药的补益作用，而且有明显的镇痛作用，共为臣药。烫狗脊补肾阳，强筋骨。当归补血活血，调经止痛，《本草备要》说："血滞能通，血虚能补，血枯能润，血乱能扶。"当归伍熟地黄补肝血、填肾精，以强筋骨，当归伍黄芪气血兼顾，以濡养筋骨。薏苡仁既能利湿又能通利筋骨，防阳虚寒凝湿滞体内。乌梢蛇、地龙、蜈蚣活血通络止痛，三味虫类药相伍，走窜之力最速，内而脏腑，外而经络，凡气血凝聚之处，皆能开之使邪气无留止之隙。更用鸡血藤、伸筋草加强其通络之作用，并兼有补益之效。醋延胡索、冰片功善镇痛，并能活血。煅龙骨、煅牡蛎、天麻平肝熄风潜阳，天麻兼有祛风通络之用，《药品代义》有"利腰膝，条达血脉，诸风热滞于关节者，此能疏畅"之说。方中

国医名师
骨伤科诊治绝技

醋五灵脂活血止痛、化瘀止血，牛膝活血通络、补益肝肾，使诸药能达病所。以上共为佐使药，伍君臣药共奏补肝肾、强筋骨、活血化瘀止痛之功效。

应用情况：该药的临床疗效可靠，无任何不良反应，深受广大患者的欢迎。

二、颈腰壮骨胶囊

处方：熟地黄、淫羊藿、鹿衔草、烫骨碎补、肉苁蓉、鸡血藤、威灵仙、豨莶草、山楂、红参、醋延胡索、狗骨、茯苓。制成胶囊，每粒装0.3 g。

功能：滋肝补肾，强筋壮骨，活血止痛。

主治：用于肝肾不足、瘀血阻络所致的颈椎病、腰椎间盘突出、腰椎管狭窄、骨质疏松、增生性骨关节炎。

用法：口服。一次6粒，一日3次。

方解：本方选用熟地黄补肾中之阴（填充物质基础），用淫羊藿兴肾中之阳（生化功能动力）为方中之君药。臣药肉苁蓉入肾充髓，烫骨碎补、鹿衔草、醋延胡索补骨，再加入鸡血藤配合烫骨碎补等诸药在补肾益精、滋肝舒筋的基础上，进一步通畅经络、行气活血。如此，君臣药力集中，不仅可以补肾生髓，髓充则骨健，而且可养血滋肝，肝舒则筋展。于是改善由肝肾虚损所导致的筋骨退行性变而致的颈臂痛以及腰腿痛等症，佐以威灵仙、狗骨、豨莶草等舒筋络、止痹痛之品，通十二经以利关节也。红参、茯苓补气健脾，安神益智，目的有二，一可扶正，二可和调气血，因"气运乎血，血本随气而周流"（《杂病源流犀烛，跌扑闪挫源流》），虽所谓"痛无补法"，但与行散药相结合，可提高患者的抗病能力，促进医病的功效。方中佐以山楂健胃消食理气，以防补而腻膈之弊，这是本方的特点所在。

应用情况：本方药临床应用已三十多年，疗效可靠，无任何不良反应。经系统观察的420例神经根型颈椎病患者之颈肩臂痛、手麻痛等总显效率为65.3%，总有效率为95.3%。

三、灵鹿接骨胶囊

处方：仙灵脾、骨碎补、土鳖虫、川断、威灵仙、鹿茸。
功能：接骨续筋、补肾健骨、活血止痛。

281

主治：用于肝肾不足、瘀血阻络所致的骨折，尤其是老年性骨折。

用法：口服。一次4粒，一日3次。

方解：方中重用鹿茸、仙灵脾，两者合用补肾阳、益精血、强筋骨为君，臣以土鳖虫，辅君药破血逐瘀、续筋接骨、疗伤止痛之功。佐以骨碎补和川断，以补肝肾、行血脉、续筋骨。使以威灵仙通经脉、止痹痛，这些药方合在一起可有多重功效，药效持久，起到补肝肾、接筋骨、强身除瘀、活血、消肿止痛的功效。

应用情况：本方药临床应用三十多年，疗效可靠，无任何不良反应。主要药效学结果表明，灵鹿接骨胶囊在大鼠骨折的修复过程中，可促进骨质疏松性骨折愈合；灵鹿接骨胶囊能显著减少骨折愈合时间。

四、健骨复肢胶囊

处方：熟地黄5 g，骨碎补5 g，淫羊藿5 g，肉苁蓉5 g，黄芪5 g，丹参5 g，三七5 g，延胡索5 g，鹿衔草5 g，血竭5 g，炙乳香5 g，炙没药5 g，无名异4 g，当归4 g，土鳖虫3 g，鹿角霜4 g，牡蛎4 g，龙骨4 g，藏红花1 g，儿茶1 g，煅自然铜1 g，砂仁1 g，青皮1 g，鹿茸0.4 g，麝香0.01 g。制成胶囊，每粒装0.4 g。

功能：补肾充髓健骨，养肝益血舒筋。

主治：用于肝肾不足、瘀血阻络所致的股骨头坏死、骨质疏松症等疾病。

用法：口服。一次4粒，一日3次。

方解：方中选用熟地黄补肾中之阴，鹿茸补肾中之阳，和肉苁蓉、骨碎补、鹿衔草诸药，补肾、填髓、健骨，为方中主药。龙骨、牡蛎乃肝肾血分之药，配合以上诸药，其补骨舒筋之力尤著，为主药之辅。再加入丹参、三七、血竭、藏红花以活血通经、化瘀、生新、合骨（修复），乳香、没药能通十二经，分行气血而镇痛，配合延胡索等肝经要药，血瘀能散，血闭能通，血痛能止，当归和血、生血、补血、养血、理血，为血中圣药，黄芪补气，是气分主药，气能生血，盖有形之血，赖无形之气而生，故当归、黄芪在本方中占有很重要地位，佐儿茶之生津化液，因此，血生则肉长，津充则骨润，无名异、自然铜、土鳖虫不仅能破瘀化滞，而且独具接骨（修复坏死骨）之能，砂仁、青皮芳香健用，固护中州，协同主辅药扶正不恋邪，祛瘀不伤正，使用麝香之走窜通络，开诸窍，散壅结，透肌骨，以行药势，直达病所也，诸药合用共收补肾充髓健骨、养肝益血舒筋之功，具有活血通经、破瘀生新、血瘀能散、血闭能通、血少能生、血痛能止之效。

应用情况：临床观察 10 000 余例（有完整统计、随访者 2000 余例），取得了较满意的疗效。

（冷向阳　王旭凯）

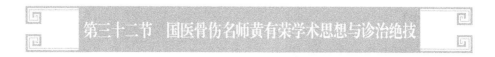

第三十二节　国医骨伤名师黄有荣学术思想与诊治绝技

【个人简介】

黄有荣，男，1949 年 7 月出生，汉族，广东清远人，中共党员，二级主任医师，广西中医药大学附属瑞康医院大骨科顾问，骨伤学科学术带头人。

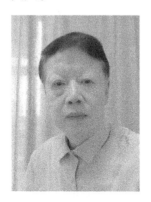

荣誉称号：获首届中国百名杰出青年中医奖，广西省名中医，第五批全国老中医药专家学术经验继承工作指导老师，2015 年被评为第二届全国"中医骨伤名师"。

科研成果：发表学术论文 40 多篇，主编和副主编学术著作 6 部，研究生教材 1 部；获省级科学技术成果 2 项，厅级科研成果 7 项；所研制的《电磁热效应夹板》获得国家实用新型发明专利。2004 年《电磁热效应夹板促进骨折愈合的临床研究》获广西医药卫生适宜技术推广三等奖。《脊柱损伤性疾病整治手法研究》获广西优秀教学成果自治区级二等奖。

社会兼职：现任中华中医药学会骨伤学会常务委员，中华中医药学会骨伤学会脊柱病学术委员会委员，中华中医药学会广西分会副会长，广西中医骨伤科学会主任委员，广西国际手法医学协会副理事长，《中医正骨》杂志编委。

曾任广西中医学院第二附属医院骨伤科主任，广西中医药大学附属瑞康医院副院长、广西中医药大学中西医结合研究所所长、广西中医药学会副会长、广西骨科分会常委、广西中西医结合学会骨科分会常委、广西中医药学会骨伤科专业委员会主委、广西国际手法医学协会理事长、世界手法医学联盟执行主席、新加坡国际手法医学协会顾问。

黄有荣教授培养骨伤硕士研究生 67 人，曾到俄罗斯、新加坡、美国、德国、印尼、越南、马来西亚、阿联酋等国家及中国香港、中国台湾地区讲学和学术交流。

【学术思想】

黄有荣教授在长期临床工作中，重点研究中西医结合治疗骨关节与软组织损伤疾病，善于运用中医整治体系与现代医学技术相结合诊治骨伤科疾病，如骨折、脱位及多发性、复合性损伤、软组织损伤等，尤诊治腰椎间盘突出症、颈性眩晕、颈性血压异常等脊柱相关性疾病经验丰富。

一、内治以活血化瘀与柔肝舒筋并重

黄有荣教授认为骨伤科疾病多因劳损所致，筋骨劳损导致瘀血内阻、血脉不通则痛，因此活血化瘀是治疗骨伤科疾病的必备方法；骨伤科疾病常涉及脏腑，其中以肝、脾、肾为主。三脏之中肝主筋，筋骨慢性劳损可损及肝，因此他认为，柔肝舒筋在治疗劳损伤筋之类的疾病中尤为重要。在治疗劳损性骨伤科疾病过程中他还善于运用活血化瘀药，但同时不忘加入柔肝舒筋之品。正如《黄帝内经·素问·五脏生成篇》云："血归于肝，肝受血而能视，足受血而能步，掌受血而能握，指受血而能摄。"黄有荣教授以活血化瘀、柔肝舒筋为法，自拟芍药木瓜汤治疗颈腰腿痛，取得了满意的疗效。芍药木瓜汤由木瓜、芍药、当归、川芎、续断、丹参、白芷、伸筋藤、姜黄、甘草组成。芍药木瓜汤全方药物皆入肝经。他治疗腰椎间盘突出症，用药以补虚药、活血化瘀药、祛风湿药为主药，以补肾固本、活血化瘀、祛风湿舒筋止痛为治疗原则，药物归经主要归肝、肾，常用的有当归、牛膝、甘草、杜仲、白芍、独活、川芎、续断、黄芪、熟地黄、桑寄生，此 11 味中药均是"独活寄生汤"的重要组成部分，寓"治风先治血，血行风自灭"之意。

二、手法以准确施用和依规而作

黄有荣教授早年跟随韦贵康教授学习使用整脊手法，在临床上针对骨折

脱位患者使用接骨手法和复位手法，并接诊过一些因手法处置不当的患者。他认为手法要准确施用。采用手法治疗颈肩腰腿痛时，应以软组织松解手法为主，手法当以柔和为主，强调"筋柔则骨正"的观点；尤其应掌握好整脊手法中的脊柱扳法的适应证及禁忌证。如落枕发病早期应避免蛮力按压颈部肌肉，可选用点按风池、外劳宫等穴位；慢性损伤疾病则以松筋、理筋手法调节局部血供为主。整脊手法逆病理而顺生理，通过调整脊柱平衡稳定来恢复其生理功能。手法治疗并不是一种简单的手力疗法，需结合人体解剖，生理、病理基础知识，严格掌握手法治疗的适应范围，把辨证论治和辨病施治结合起来，例如尽管手法对腰腿痛患者治疗广泛使用，但对于腰椎间盘突出症（中央型）患者，手法应依规而行，谨慎使用。对外伤后骨关节疾病施行手法治疗时，术前 X 线或者 MRI 检查必不可缺，以免隐匿损伤。手法的轻重程度与疗效不成正比，施行手法治疗的方式、力量应因人而异，应视个人的体质、疾病性质、部位而有所区别，运用生物力学的原理指导手法治疗，避免病理性骨折或其他继发性损伤。

三、重视中药外治，注重本地药材

黄有荣教授善于运用道地药材中药外治，包括中药软膏和中药熏洗。中药软膏外用多用于骨折或外伤，效可接骨续筋、舒筋通络，对于骨折患者，可明显缩短骨折愈合时间，增强康复训练效果。动物实验证明外用软膏可明显缩短骨折模型动物患肢加力着地时间，提示对骨折模型动物骨伤愈合过程具有明显的促进作用，明显增加骨痂处骨代谢相关蛋白 BMP 2 和 bFGF 的表达水平。中药熏洗是指在中医理论指导下，辨证选配中药煎汤，在患部皮肤上熏蒸、淋洗、浸浴以达到疏通腠理等内病外治的一种方法。他强调对熏洗药物的选用也应按内服中药一样，进行辨证运用，同时还应明确中药熏洗的适应证、禁忌证。他还强调一定要掌握好药物的煎煮方法，否则达不到药物的治疗作用，如大黄、红花、艾叶、威灵仙等药物不易久煎；此外，还应掌握好熏蒸的温度及时间，瘀、寒重者宜提高水温及浸泡时间，而热重者水温宜略高于体温，熏蒸时间控制在 30 分钟以内。在临床上特别注重运用广西道地药材。《珍珠囊补遗药性赋》云："古人用药如羿之射的，不第谙其理，尤贵择其道地者制之尽善。不然，欲以滥恶之剂，冀其功验，虽扁鹊再起，其可得乎。"黄有荣教授常用的熏洗中药有宽筋藤、威灵仙、合欢皮、土鳖虫、七叶莲、田七、姜黄、两面针等；其中宽筋藤、七叶莲、三七、姜黄、两面针皆是广西地区常见中草药，属道地药材。

四、中西医结合促进骨折愈合

黄有荣教授认为，应以中医补西医之不足，以西医促中医之发展，这才是中西医结合骨伤科学的核心。骨折固定应遵循弹性固定的原理，在保证牢靠固定的同时而不妨碍早期进行功能锻炼。西医以石膏外固定为主，其优点是固定牢固，缺点是不利观察肢体肿胀情况且不能进行早期功能锻炼；中医小夹板固定便于观察肢体肿胀情况且有利于早期功能锻炼，但对于关节内骨折固定效果欠佳。以儿童肱骨髁上骨折为例，采用小夹板固定，其松紧度难以掌握，若捆绑过松则固定不够牢靠，消肿后骨折易再移位，捆绑过紧则易造成血供障碍，且因前臂旋转不能很好地固定易引起骨折再移位。而石膏外固定可避免前臂旋转活动，但是不利于肘关节的早期活动，影响肘关节功能的恢复。

因此，黄有荣教授取小夹板及石膏托之优点，避其不足，采用硬纸壳托外固定治疗儿童肱骨髁上骨折，既能避免小夹板固定不牢靠的缺点也避免石膏外固定影响患儿早期进行肘关节功能锻炼的不足，在临床取得了满意的疗效。复位固定的满意度、适当的应力刺激及骨折端的新陈代谢是影响骨折愈合的主要因素。骨折的复位固定是影响骨折愈合的重要因素，因此西医不断改进内固定器材，而中医小夹板固定也在不断地发展、改进。黄有荣教授将中医小夹板与脉冲电磁场相结合，既利用了小夹板固定的作用，也利用了脉冲电磁热刺激的作用，将固定与刺激骨愈合相结合，从而加快了骨折愈合时间。骨折后期主要以功能锻炼为主，在这一环节中，黄有荣教授强调应把功能锻炼渗透到骨折复位、固定及愈合治疗过程中，在运用西医远红外线、磁疗等现代骨科仪器的同时，也运用中医导引指导患者行功能锻炼，同时结合中药外洗、内服促进骨折愈合，通过中西医的灌注治疗缩短骨折愈合时间。

【专长绝技】

一、中医内外治和牵引治疗颈性眩晕

黄有荣教授运用中西医结合的思想，将中医辨证与现代生物力学理论结合，以中药内治、颈部手法和颈椎牵引综合治疗颈性眩晕，颇有心得。

1. 整体辨证，内调在先

黄有荣教授认为体虚劳损、致眩晕，病位主要在肝、脾、肾。颈性眩晕，中医称为项痹病，主要由肝肾亏虚、气血不足、气血瘀滞、筋骨劳损、外邪等导致的颈椎退行性改变或颈椎内外动静平衡失调所致。虽然颈性眩晕病位在颈，也是体质偏颇而致。正如"诸风掉眩，皆属于肝"（《素问·至真要大论》）。他认为肝气主升主动，肝风易动。当眩晕发作时，肝气上扰，蒙蔽清窍，且风善行易变，来速去疾，眩晕之症常有反复，病程绵长。中药内服，调肝治肝，顺畅木性，才安抚肝风，平逆顺气。他喜用芍药木瓜汤（见经方验方），其加减应用为：阴虚证加肉苁蓉 15 g；阳虚证加杜仲 10 g、补骨脂 10 g；邪犯太阳加桂枝 10 g、葛根 30 g；痰瘀阻络加天麻 10 g、半夏 15 g、白术 10 g；颈肩痛加葛根 30 g；腰腿痛加牛膝 15 g；肢体麻痹加威灵仙 15 g。结合现代中药理论研究，他发现芍药木瓜汤的作用更为广泛，不仅可以提高身体自身免疫力和血管柔韧性，降低血液黏稠度，改善微循环，还可以复原病变的结缔组织。芍药木瓜汤的这些作用使其在治疗颈性眩晕的过程中，从根本出发解决问题，从而取得良好疗效。长期反复发作的患者，或者久病体弱、气血不足的患者，更兼要日常服用中药。

2. 理筋为主，正骨为辅

黄有荣教授认为颈性眩晕病源在颈，符合颈椎病病因病机，根据患者的具体情况施以纠正颈椎动力性平衡的理筋手法和改善颈部静力平衡的整骨手法，即达到良好的效果。理筋手法包含拇指推揉法、掌根推揉法、虎口推揉法、指按法、提捏法等。正骨八法为正骨的基本方法，见《医宗金鉴》卷八十七，即摸法、接法、端法、提法、按法、摩法、推法、拿法。根据现代生物力学研究发现，骨骼、肌肉、韧带起到维持关节动静平衡的作用。颈椎病在生物力学方面发生一系列变化，比如颈椎退行性变化导致小关节紊乱、负重后颈椎关节间应力及位移异常变化。相应的手法不仅可以改善颈部血液循环、消炎止痛，而且可以舒筋活络，消除颈椎的异常负荷。正所谓"骨正筋柔，气血以流"，手法治疗的这些作用使颈椎达到局部的动静平衡，从而减轻头晕头痛、恶心呕吐等临床症状。黄有荣教授强调多以理筋手法为主，必要时才配合针对骨关节错位（位移）的正骨手法，并指出施行手法治疗必须要有明确的目的。

3. 调整颈曲，注重牵引

颈椎牵引是临床上治疗颈性眩晕的一种常用技术，它通过放松颈部肌肉韧带，缓解颈部软组织痉挛和疼痛，从而起到缓解头晕头痛等临床症状的作用，其作用机制为：通过拉大出现狭窄的椎间隙与椎间孔，调节和恢复已破坏的颈椎内平衡（包括椎体的异常旋转移位），恢复颈椎正常的生理弯曲状态，从而使颈部周围软组织对神经的影响减轻，颈动脉压迫得以缓解，血管阻力下降，血液循环得到改善，脑部的血液供给增加，以达到缓解症状的目的。行颈椎牵引时有三个重要因素需要注意，分别是牵引的重量、时间和角度。黄有荣教授认为，在牵引的重量和时间上，应根据患者的年龄、病情及身体状况等进行适当调整，牵引角度应以颈部自躯干纵轴向前前倾 10°~30°（上颈段、中颈段、下颈段）、避免过伸（椎间盘突出除外）为宜。由于眩晕的病因、发病机制复杂不清，加之长期的临床实践观察，一般仅采用单一的牵引法治疗颈性眩晕效果不理想。

二、点穴指压和中药内服治疗脑外伤后综合征

脑外伤后综合征的发病机理主要是外伤后致脑血管痉挛，微循环障碍致局部供血不足而引发头痛、眩晕、失眠与记忆力下降等。黄有荣教授以点穴指压和中药内治，取得满意效果。

1. 点穴指压，因位施治

在头部穴位指压推拿，取双侧风池、安眠、四神聪、头维、太阳穴。术者以两手拇指指腹分别在头部左右两侧穴位同步做定点揉按手法，每穴重复手法 2~3 次，每次治疗约 15 分钟，隔天 1 次，5 次为 1 个疗程。手法力量由轻到重，以患者感觉有胀且能耐受为宜。若患者有明显不适反应，如欲吐、头痛、眩晕等，则立即停止手法，嘱患者平卧位休息，片刻即症状消除。

2. 中药内服，综合调理

给予自拟活血安神汤治疗，药物如下：丹参 15 g，川芎 10 g，当归10 g，白芍 15 g，茯苓 20 g，合欢皮 10 g，菊花 15 g，龙齿 20 g，甘草 5 g，加减：头痛甚者加炙穿山甲 10 g；眩晕甚者加白蒺藜 12 g、石决明 10 g；失眠、记忆力下降甚者加远志 10 g、酸枣仁 10 g、山茱萸 12 g。每日 1 剂，水煎内服。10 天为一疗程。自拟活血安神汤具有祛瘀通经、培补肝肾、调和阴阳之功效。

此病属外伤致头部"宿伤"，与血瘀关系密切。从现代医学角度进行分析，则考虑是由于外伤后引起脑组织微循环障碍而造成局部供血不足。头部

点穴所选穴位所在分布有枕大、小神经及其分支，在穴位上施加不同的力量，利用物理能力作为刺激因子，通过皮肤感受器，借神经的应激作用，引起大脑皮层对全身功能的调整而收到整体治疗效果。自拟活血安神汤具有祛瘀通经、培补肝肾、调和阴阳之功效。头部穴位点穴指压配合内服活血安神汤，目的在于局部治疗与整体治疗相结合，内外调整从而提高疗效。

黄教授曾对脑外伤后综合征患者43例仅以头部穴位指压推拿治疗，取得优良率81%（其中痊愈率25%）的效果。对比单用点穴指压组和手法中药组，前者痊愈率为46.15%，后者为76.67%。两组痊愈患者半年后随访，后者的复发率比前者低。综合评估，可提示头部穴位指压推拿加中药活血安神汤内服可使两种不同而有效的治疗方法相辅相成，对提高疗效，缩短疗程，有较好的作用。

【典型医案】

一、手法治疗脑外伤后综合征案

叶某，女，33岁，工人。

初诊：2007年12月15日。

主诉：车祸外伤致头痛不适1个月余。

病史：因车祸头部外伤出血，伴短时间（少于1分钟）神志不清，醒后呕吐一次。经处理伤口Ⅰ期愈合。但头痛时轻时重，夜卧不安。服各类中西药，未见效果，仍每日精神不振，不能坚持工作。外院诊为"脑震荡后遗症"而来诊。

诊查：体检未发现明显阳性体征，脑电图检查正常。头颅CT和MRI均未见异常。舌质红，苔薄白，脉沉弱。

临床诊断：脑外伤后综合征（头痛）。

辨证：气滞血瘀证。

治法：行气活血。

处方：施以头穴定点指压推拿手法治疗，以太阳、风池穴为主穴，配以四神聪、百会穴等，每天1次。2次后症状有所缓解。患者又诉偶感颈肩酸胀不适。故配合做颈椎侧旋提推手法2次。共可施头穴指压法10次，症状基本消失。

按语：脑外伤后综合征，以头部穴位手法和颈肩手法合而治之，皆因气血激荡，突然受挫，离经之血扰乱清窍，头部穴位点穴为主体，而颈部正骨手法为辅助，共施行气活血、舒筋活络之功。

二、芍药木瓜汤加减配合手法治疗神经根型颈椎病案

巴某，女，48 岁，公务人员。

初诊：2019 年 7 月 23 日。

主诉：因颈部疼痛 1 年、疼痛加重伴左上肢麻痛 1 周前来就诊。

病史：自诉 2 周前因连续伏案工作 2 天而颈部疼痛加重，伴有左上肢放射性麻痛，甚至咳嗽时疼痛加剧，颈部前屈活动受限，颈部旋转时麻木症状时加重。

诊查：颈椎生理曲度变直，颈部肌肉紧张，$C_6 \sim C_7$ 棘突及椎旁有压痛，颈椎前屈 10°、后伸 30°、左屈 60°、右屈 60°，臂丛牵拉试验阳性，Hoffmann 征阴性，四肢肌力正常，四肢腱反射未引出，病理反射阴性；颈椎 MRI 显示：$C_4 \sim C_5$ 椎间盘向左后方突出；颈椎退行性变。舌淡，苔薄白，舌下有瘀斑，脉弦细。

临床诊断：神经根型颈椎病（颈痹）。

辨证：肝木失养，瘀滞脉络。

治法：柔肝养肝，活血化瘀。

处方：颈部常规施用旋转复位手法，并局部分筋理筋，内治以柔肝养肝、活血化瘀作用的芍药木瓜汤加减治疗，其方药组成：木瓜 15 g、芍药 15 g、当归 10 g、川芎 10 g、续断 10 g、丹参 9 g、伸筋藤 9 g、姜黄 10 g、柴胡 5 g、甘草 6 g。水煎服，每日 1 剂，共 7 剂，7 日为 1 个疗程，1 周后症状明显缓解，4 周后病愈。

按语：患者长期伏案工作，筋骨慢性劳损，导致瘀血内阻、血脉不通，久之则肝木失滋，筋肌失养而出现肢体麻痹；再加上患者舌苔薄白，舌下有瘀斑，脉弦细，此属肝木失养、瘀滞脉络之证。手法理顺筋骨，内服调养肝木，内外合治，可事半功倍。

【经方验方】

芍药木瓜汤

处方：白芍 30 g，木瓜 15 g，当归 10 g，川芎 10 g，伸筋藤 10 g，丹参

15 g，续断 10 g，姜黄 10 g，甘草 5 g。

功能：活血益肝，舒筋通脉止痛。

主治：颈肩痛、腰腿痛，证属肝木失养、瘀滞脉络之证。

用法：每日 1 剂，水煎分 2 次内服，7 日为 1 个疗程，连服 2~3 个疗程。

方解：颈肩痛、腰腿痛多因劳损所致。筋骨劳损导致瘀血内阻、血脉不通则痛；久之肝阳上亢、肾精不足，肝肾不和而气血亏虚，筋肌失养而出现麻痹。病变脏腑以肝、脾、肾为主。芍药木瓜汤为自拟方，经过多年的临床应用观察，其舒筋止痛效果显著，尤配合牵引疗效更确切。方中以当归、川芎活血养血；白芍、木瓜、丹参柔肝舒筋，通顺血脉。中医认为：肝藏血，主疏泄。肝血充盈，主疏泄功能正常，则血液循环即可恢复常度；所谓人静则血归于肝，人动则血流于诸经，发挥其对人体组织的滋养作用。当归、川芎既可养血、活血，又为血中气药，走而不守，通利血脉达到促进血液正常循环的目的。现代药理研究提示，丹参对微循环及血液流变学有明显促进作用，并且对凝血、纤溶、血小板聚集及血栓形成有明显的减弱作用。续断、杜仲滋补肝肾。全方具有活血舒筋、通利经脉、柔肝益肾的作用。综合现代中药药理研究结果，提示芍药木瓜汤作用可能为提高免疫力，软化血管，降低血液黏稠度，改善微循环及使增生或变性的结缔组织复原。

应用情况：近五年来系统观察运用此方配合牵引治疗颈椎病（神经根型）30 例和腰椎间盘突出症 50 例的临床疗效，治疗 2 个疗程后评判疗效，止痛有效率为 100%，颈椎病显效率为 76.67%（23/30），腰椎间盘突出症显效率为 72%（36/50）。

禁忌：孕妇禁服。

（周红海　韦　坚　何心愉）

第三十三节　国医骨伤名师董清平学术思想与诊治绝技

【个人简介】

董清平，男，1942 年 8 月 10 日出生，汉族，河北省昌黎县人，中共党员，现为黑龙江中医药大学附属第一医院骨科主任医师，国家二级教授，博士研究生导师，博士后合作导师。

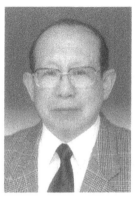

荣誉称号：黑龙江省干部保健专家，黑龙江省重点学科（中医骨伤）带头人（1999—2012年），享受国务院政府特殊津贴，黑龙江省优秀中青年专家称号（1996年），黑龙江省名中医（2002年），首届黑龙江优秀医师称号（2006年），全国首届先进名医工作站董清平中医骨伤名医工作室称号（2009年），"全国名老中医专家传承工作室"专家，第三、第四批全国老中医药专家学术经验继承工作指导老师（2007年、2012年），首届评选世界手法医学与传统疗法大师称号（2012年），第二届中医骨伤名师（2015年），黑龙江名医称号（2018年）。

科研成果：获黑龙江省政府二等奖1项（2011年）、三等奖2项（2003年、2007年）；国家专利3项（1990年、1991年、1991年）；国家中医药管理局科技成果1项（董氏手法治疗腰椎间盘突出症的规范操作及评价的临床研究（2006年），并被评为国家中医药管理局第一批中医临床适宜技术推广项目）。应甘肃省、湖南省、河北省、黑龙江省、宁夏回族自治区和沈阳市中医药管理局及三亚市中医院邀请，先后举办培训班，受到广泛好评。并发表论文"董氏手法治疗腰椎间盘突出症作用机理研究"，获迪拜国际手法医学和传统疗法论坛大会一等奖（2010年）。以上各项均为第一作者或第一主持人。

社会兼职：世界中医骨伤联合会常务副主席；世界中医药学会联合会骨伤分会副会长；世界中医药学会联合会脊柱健康分会顾问；世界手法医学联盟常务副主席；黑龙江省中西医结合骨伤专业委员会名誉主任委员。曾任中国中西医结合骨伤专业委员会委员、《中国骨伤》杂志编委、《中国组织工程研究与临床康复》杂志编委、黑龙江中医药大学学术委员会委员等职。

【学术思想】

董清平教授行医五十余年来，一直工作在临床第一线，认真继承家传骨伤科经验，同时取诸家之所长，既重视传统医学又将现代医学的先进技术融入其中。对科学研究和探索保持着旺盛的精力。着眼于探索和研究骨科疑难疾病的中医特色疗法，形成了一套比较系统的学术思想。

一、调整整体，改善局部

在中医整体观念指导下，认为人体是一个有机整体，具有惊人的适应性和代偿性，对腰腿痛患者不是单纯治疗腰部，而是调整脊柱、骨盆、髋框架结构，运用董氏手法调整整体，使其结构对称和力学平衡，以改善局部的不良力学环境，达到比较好的临床效果，具有简便易行、安全可靠的优势。

二、内外用药，引经入里

擅用中药治疗颈肩腰膝痛，尤其在治疗腰椎间盘突出症方面，依据传统医学的通则不痛、痛则不通的病机理论，辩证运用活血止痛、利水消肿、解经通络等中药；在用药方面多选用活血化瘀兼能止痛的中药，常用乳香、没药、苏木、当归、川芎、姜黄等中药；若血不利、则为水，血水同病是本病重要的病机之一，故认为选用活血药与利水药相配伍，尤其同时具有化瘀利水作用或通经利水作用的中药，常用泽兰、猪苓、泽泻、防己等；若筋骨劳伤、日久肌肉挛急，选用解痉通络、舒筋缓急的中药，常用伸筋草、透骨草、木瓜、白芍等。配合外用中药，酌情加入配方之中，常选用细辛、薄荷、冰片、樟脑等，多为辛味，具有挥发性，有助于药物透皮吸收，引经入里，以促进药效发挥。内外结合，使药效叠加。皮肤过敏者应慎用。

【专长绝技】

一、"董氏手法"治疗腰椎间盘突出症

"董氏手法"是老中医董占一根据中医整体观念，长期临床实践的总结。从脊柱—骨盆—髋多角度入手，通过松脊、旋盆、调髋手法调整整体，改善局部。具有安全、显效、操作规范、患者依从性好等特点。

1. 操作程序

（1）松脊手法

体位：患者采用俯卧位，术者站立于患者的患侧。

1）点按棘旁：两手拇指相对，自下向上点按患侧棘突旁，点按强度以患者能忍为度，每穴点按 3 秒钟，反复操作 3 次。

2）牵引下点按棘旁：患者采用俯卧位，由两助手分别把持患者腋部和

踝部，对抗牵引，持续 1 分钟。牵引力不超过患者体重，以患者腹部不离床面为准。在持续牵引状态下，医者施以点按棘突旁手法。在牵引状态下进行上述手法，反复操作 2 次。

3）小斜搬手法：所谓"小斜搬"是指该手法使腰椎产生的旋转角度小于普通大力斜搬的旋转角度，使腰部旋转 15°±3°。患者为侧卧位，患侧的下肢在上呈屈膝屈髋位，健侧的下肢在下呈伸直位，术者站立于患者腹侧，一手置于其患侧臀后部并且向前下方用力，另一手及前臂置于患者肩部并且向后方用力。两者同时用力，手法轻缓，不用暴力。

（2）旋盆手法

体位：患者采取侧卧位，患侧在上。

1）点按臀中肌：术者用拇指直接点压臀中肌压痛点。点按强度逐渐加重，以患者能忍为度持续 1 分钟。

2）牵引下旋盆：患者为俯卧位，两助手对抗牵引持续 1 分钟。术者两手分别把持患者髂骨翼，在持续牵引状态下，术者左右交替旋搬骨盆，其旋转角度大约为 20°，手法应轻柔，反复操作 3 次。

（3）调髋手法

体位：患者采取仰卧位，术者站立于患者一侧。操作前，先分别检查患者两侧髋关节内收内旋活动度。

1）髋内收内旋：用于髋内收内旋活动较差的一侧。术者一手使患者呈屈髋屈膝位，使髋呈内收内旋位，持续 6 秒，然后再伸直下肢到自然体位。

2）髋外展外旋：用于髋内收内旋活动较好的一侧。术者一手将该侧置于对侧膝上，使髋关节外展外旋呈"4"字位，持续 6 秒，再伸直下肢到自然体位。

3）双侧屈髋屈膝：术者双手把持双侧小腿，使双下肢屈髋屈膝，使双膝向胸部靠拢，持续 6 秒，再伸直双下肢至自然体位。

完成 1）2）3）手法为一次调髋手法，反复操作 3 次。

2. 手法操作注意事项

1）术者在手法操作时，应始终贯穿脊—盆—髋三维框架结构的理念，达到"手随心转，法从手出"的效果。

2）因为整套手法是由诸多的操作细节组成，注重"细节"是决定手法成败的关键。

3）手法力度应以患者能够忍耐为度，做到手法轻、旋转柔、节奏均匀，贯彻安全第一的原则。

3. 适应证与禁忌证

（1）适应证

①确诊为腰椎间盘突出症者。②首次发病或仅发病数次，病史时间较短。③卧床休息后能够减轻症状者，推测突出物与神经根尚未粘连。④无运动功能障碍，或仅有感觉障碍。⑤病史虽长，多次发作，但未经系统非手术方法治疗者。⑥患者年龄在 65 岁以下。

（2）禁忌证

①中央型腰椎间盘突出症，或有二便功能障碍者。②腰椎间盘突出物大，伴有肌力减退者。③合并腰椎管狭窄、脊柱滑脱、极外侧型腰椎间盘突出症者。④髋关节因某种原因活动受限者。⑤有椎间盘手术病史者。⑥并发有心脑血管疾病者。

二、"髌周环形针刺术"治疗膝关节骨性关节炎

膝关节骨性关节炎是中老年人常见病、多发病。临床发现，髌骨大者，髌周压痛点明显增多，临床发生膝痛概率增加。根据"痛与通"的关系，针刺髌周压痛点具有抗感染、止痛、促进局部血运、松解股四头肌紧张度等作用。

1. 髌周环形针刺术的操作要点

1）髌周上环针刺：选取血海、鹤顶、梁丘等。

2）髌周侧环针刺：髌旁内外侧压痛点。

3）髌周下环针刺：犊鼻、内膝眼、髌骨下极压痛点。

针刺方向均向膝关节中心点。通过详细查体，复制出临床症状，以明确髌骨周围压痛点，这是提高疗效的关键。

2. 髌周环形针刺术注意事项

1）治疗时嘱咐患者消除紧张情绪，放松状态下进行针刺治疗。

2）针刺 8 小时后可外敷用药。

【典型医案】

一、口服腰腿痛消汤配合董氏手法治疗腰椎间盘突出症案

杨某，男，46 岁，工人。

初诊：2017 年 6 月 2 日。

主诉：腰痛伴右小腿痛 2 个月，近 1 周加重。

病史：该患者 2 个月前抬重物突然腰痛，疼痛逐渐放射到右小腿。近 1 周加重，出现右小腿麻痛至足背，活动明显加重。有腰扭伤史。

诊查：腰椎曲度尚可，前屈受限伴右小腿放射痛。L_4、L_5 椎旁压痛阳性；直腿抬高试验右侧 50°，左侧 90°；坐位摸趾屈颈试验阳性；右足背感觉减退。舌质暗红，有瘀点、瘀斑，脉象弦涩。CT 检查显示 L_4/L_5 间盘突出。

临床诊断：腰椎间盘突出症（腰痹病）。

辨证：该患者系腰伤后致脉络瘀滞，经络受阻（督脉、足太阳膀胱经）而现之血瘀证。腰腿疼痛如针刺，痛处固定拒按，夜间痛甚，俯仰转侧困难。舌质暗红，有瘀点、瘀斑，脉象弦涩，而现之血瘀证。

治法：化瘀止痛，利水消肿，活血通络。

处方：黄芪 30 g，地龙 15 g，当归 15 g，元胡 5 g，生白芍 20 g，川芎 15 g，炒杜仲 20 g，木瓜 20 g，川牛膝 20 g，防己 10 g，炒车前子 10 g，生甘草 10 g。14 剂，每日 1 剂，水煎 300 mL，早、晚各 150 mL 温服。同时，配合董氏手法，隔日 1 次。

复诊：2017 年 6 月 16 日，腰痛及右小腿麻痛减轻，腰椎活动疼痛减轻。直腿抬高试验右侧 60°，左侧 90°；坐位摸趾屈颈试验阳性；继续服药治疗，董氏手法改为每周 1 次。

三诊：2017 年 6 月 30 日，腰痛及右小腿麻痛基本缓解，腰椎各个方向活动自如，直腿抬高试验右侧 80°，左侧 90°；坐位摸趾屈颈试验阴性；症状明显缓解。继续服药巩固疗效，停用手法。2 周后随访未复发。

按语：该患者系腰伤后致脉络瘀滞、经络受阻（督脉、足太阳膀胱经）而现之。腰腿疼痛如针刺，痛处固定拒按，夜间痛甚，腰部板直僵硬，俯仰转侧困难，有跌扑闪扭挫伤史，均为血瘀证。故方中重用黄芪为君药以甘温益气、补气升阳、健脾利水，其善治气失健运不能化运水湿、气虚不能推动血行之证。"助气，壮筋骨。"臣药以炒杜仲补肝肾、强筋骨，常用于腰脊疼痛、足膝痿软之证。与黄芪配伍"主腰背痛，补中，益精气，坚筋骨"。木瓜舒经活络，缓急止痛。川牛膝补肝肾，强筋骨。生白芍养血柔肝，调和营卫，缓急止痛。共助君药补气升阳，健脾利水，缓急止痛。佐药以当归补血活血，行气止痛。川芎温通经脉，为血中之气药，止气滞血瘀诸痛，取其补肾中之阴（填充物质基础）。地龙通络止痛疗痹。防己止痛利水消肿，用于肢体疼痛。元胡活血行气，气行则活血，为止痛佳品，一身上下气滞血瘀诸痛均可用之。车前子清热利水，有"利水道小便，除湿痹"之功。使药生甘草调和诸药，缓急止痛。以上诸药化瘀止痛，利水消肿，活血通络。董氏手法从脊柱—骨盆—髋多角度入手，通过松脊、旋盆、调髋手法，调整整体，改善局部。腰腿痛消汤具有利水消肿、活血化瘀、行气通络止痛之效，促进局部血液循环，消水肿止疼痛，两者结合，作用叠加，缓解临床症状及体征。

二、复方青风藤药袋配合髌周环形针刺术治疗膝关节骨性关节炎

杨某，男，54岁，工人。

初诊：2018年7月10日。

主诉：右膝关节肿胀疼痛3个月。

病史：患者自述于3个月前无明显诱因出现右膝关节肿胀疼痛、活动受限。在家休息后未得到明显缓解，活动后疼痛加重，既往有右膝关节外伤史。

诊查：右膝部呈内翻畸形，轻度肿胀，右膝关节周围压痛明显，髌骨研磨试验（+）；浮髌试验阳性；屈伸摩擦感（+）；屈伸活动受限（+）；X线片示右膝关节退行性改变，髁间嵴增生。舌质淡、苔白滑，脉弦紧。

临床诊断：右膝骨性关节炎（膝痹病）。

辨证：该患者风寒湿邪侵犯肢体、关节酸痛，关节屈伸不利，局部皮色不红，触之不热，得热痛减，遇寒加重，活动后疼痛，故见双膝关节疼痛、肿胀、活动受限，舌质淡，苔薄白，脉沉细，均为风寒湿痹证之象。

治法：祛风散寒，通利关节，通络止痛。

处方：青风藤25 g，海桐皮15 g，防风15 g，独活15 g，羌活10 g，豨莶草20 g，威灵仙20 g，川椒10 g，艾叶20 g，白芷15 g，秦艽15 g，生白术20 g，将上述诸药装入布袋扎紧，放置锅中，水量1.5升，煮开后5分钟左右，将药袋取出，待温度降至40℃（手放药袋能忍受1分钟即可40℃左右）敷于患处20分钟。每日1剂，每日早、晚各1次，第2次再煮1次，用法同上。

同时，配合髌周环形针刺术，取穴犊鼻、内膝眼、鹤顶、血海、梁丘、髌骨下极压痛点等（详细见于上述），每日1次，7次为1个疗程。

二诊：2018年7月24日，热敷药物、针刺2周后膝关节疼痛明显缓解，局部肿胀消退，屈伸活动尚可。建议继续用药物及针刺治疗。

三诊：2018 年 8 月 7 日，热敷药物、针刺 2 周后膝关节疼痛缓解，局部肿胀消退，屈伸活动自如。嘱咐患者适度功能锻炼，避免风寒。

按语：本病的发生多由于风寒湿邪侵犯肢体、关节酸痛，关节屈伸不利，局部皮色不红，触之不热，得热痛减，遇寒加重，活动后疼痛，方中青风藤为君药，味苦性寒、入脾经，有祛风湿、通经络的作用，能抑制风湿因子，疏通经络，常用于治疗风湿痹痛、膝骨性关节炎、关节肿胀、肢体麻木等；臣药以豨莶草性味辛、苦、寒，入肝经，具有祛风湿、利筋骨、解毒的功效。海桐皮药性辛、苦、平，归肝经，主要功效是祛风湿，通络止痛。威灵仙具有祛风湿、通络止痛的作用，用于风湿痹痛、肢体麻木、屈伸不利，临床中常用于风湿所致的四肢麻痹、筋骨疼痛等症。生白术健脾益气利水。艾叶散寒止痛活血。共助君药祛风湿、通络止痛之效。佐药以秦艽祛风湿、通络止痛，用于风湿痹痛、筋脉拘急、骨节酸痛。羌活有散表寒、祛风湿、利关节、止痛之功效。独活祛风湿、止痛。防风祛风解表，胜湿止痛。白芷散寒祛风止痛。使药川椒散寒止痛。综上所述，诸药合用具有祛风除湿、活血通络、温经止痛之效。临床发现，髌骨大者，髌周压痛点明显增多，临床发生膝痛概率增加。根据"痛与通"的关系，针刺髌周压痛点具有抗感染、止痛、促进局部血运、松解股四头肌紧张度等作用。两者结合作用，协同达到临床治疗的目的，获得比较满意的效果。

【经方验方】

一、腰腿痛消汤

处方：黄芪 30 g，地龙 15 g，当归 15 g，元胡 5 g，生白芍 20 g，川芎 15 g，炒杜仲 20 g，木瓜 20 g，川牛膝 20 g，防己 10 g，炒车前子 10 g，生甘草 10 g。

功能：化瘀止痛，利水消肿，活血通络。

主治：腰椎间盘突出、坐骨神经痛、退行性脊柱炎。

用法：每日 1 剂，水煎 300 mL 早、晚各 150 mL 温服。

方解：方中重用黄芪为君药甘温益气，补气升阳，健脾利水，善治气失健运不能化运水湿、气虚不能推动血行之证。"助气，壮筋骨。"臣药以炒杜仲补肝肾、强筋骨，常用于腰脊疼痛、足膝痿软之证。与黄芪配伍"主腰背痛，补中，益精气，坚筋骨"。木瓜舒经活络，缓急止痛。川牛膝补肝肾，强筋骨。生白芍养血柔肝，调和营卫，缓急止痛。共助君药补气升阳，健脾利水，缓急止痛。佐药以当归补血活血，行气止痛。川芎温通经脉，为血中之气药，止气滞血瘀诸痛，取其补肾中之阴（填充物质基础）。地龙通络止痛疗痹。防己止痛利水消肿，用于肢体疼痛。元胡活血行气，气行则活血，为止痛佳品，一身上下气滞血瘀诸痛均可用之。炒车前子清热利水，具有"利水道小便，除湿痹"之功。使药生甘草调和诸药，缓急止痛。以上诸药化瘀止痛，利水消肿，活血通络。

应用情况：本方在临床中已应用三十余年，镇痛比较好，能够改善临床症状及体征。具有安全有效、价格低廉、使用方便等特点。

禁忌：高血压、脑中风、孕妇及月经期忌用。

二、复方青风藤药袋（外用）

处方：青风藤 25 g，海桐皮 15 g，防风 15 g，独活 15 g，羌活 10 g，豨莶草 20 g，威灵仙 20 g，川椒 10 g，艾叶 20 g，白芷 15 g，秦艽 15 g，生白术 20 g。

功能：补益肝肾，通利关节，通络止痛。

主治：膝骨性关节炎、腰椎间盘突出症、颈椎病、肩周炎等。

用法：将上述诸药装入布袋扎紧，放置锅中水量 1.5 L，煮开后 5 分钟左右，将药袋取出，待温度降至 40 ℃（手放药袋能忍受 1 分钟即可 40 ℃左右）敷于患处 20 分钟。每日 1 剂，每日早、晚各 1 次（第 2 次再煮 1 次，用法同上）。注意事项：①药袋温度较高，请勿敷于患处，避免烫伤。②本药袋为外用方剂，切勿内服。

方解：本方选用青风藤为君药，味苦性寒、入脾经，有祛风湿、通经络的作用。能抑制风湿因子，疏通经络，常用于治疗风湿痹痛、膝骨性关节炎、关节肿胀、肢体麻木等；臣以豨莶草，性味辛、苦、寒，入肝经，具有祛风湿、利筋骨、解毒的功效。海桐皮药性辛、苦、平，归肝经，主要功效是祛风湿、通络止痛。威灵仙具有祛风湿、通络止痛的功效，用于风湿痹痛、肢体麻木、屈伸不利，临床中常用于风湿所致的四肢麻痹、筋骨疼痛等症。生白术健脾益气利水。艾叶散寒止痛活血。共助君药祛风湿、通络止痛。佐药以秦艽祛风湿、通络止痛，用于风湿痹痛、筋脉拘急、骨节酸痛。羌活有散表寒、祛风湿、利关节、止痛之功效。独活具有祛风湿、止痛之功效。防风祛风解表，胜湿止痛。白芷散寒、祛风、止痛。使药川椒散寒止痛。综上所述，诸药合用具有祛风除湿、活血通络、温经止痛之效。

应用情况：本方药临床应用已二十余年，疗效可靠，无任何不良反应。具有经济、实用、方便、有效、安全等特点。

禁忌：皮肤溃疡者、孕妇忌用。

（冷向阳　严　可）

第三十四节　国医骨伤名师董建文学术思想与诊治绝技

【个人简介】

董建文，男，1955年3月出生，汉族，山东潍坊人，现任山东中医药大学第二附属医院外科系主任、骨科主任，主任医师，国家二级教授，博士研究生导师；全国第五、第六批，山东省第五批老中医药专家学术经验继承工作指导老师。

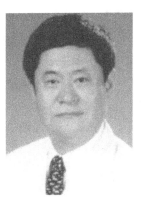

荣誉称号：享受国务院政府特殊津贴专家、全国名老中医药专家传承工作室建设项目专家、首届全国百名"郭春园式的好医生"、全国中医药系统创先争优先进个人、全国第二届"中医骨伤名师"、首届齐鲁名医、首届"山东省名中医药专家"、山东省第二届名老中医药专家、"全省卫生计生工作突出贡献"并记二等功、"山东省中医工作先进个人"并记三等功、首届山东省杰出医师、"两好一满意质量明星"并记三等功、山东省健康卫士、全省卫生系统为民服务创先争优服务标兵、"新中国成立60年卫生事业发展新闻人物"等。

科研成果：承担省部级课题12项，其中国家自然科学基金2项，国家中医药管理局课题4项。获山东省科技进步奖3次，山东省厅局级进步奖3次。出版学术著作、高校教材等7部，在国家级刊物发表医学论文58篇，学术会议交流论文 20 多篇，其中 SCI 收录 4 篇。其中国家自然科学基金项目：从内质网应激信号通路研究加味阳和汤对骨性关节炎的早期作用机制，获得山东省中医药科技进步奖一等奖。

社会兼职：曾任国际华裔骨科学会理事、世界中医药联合会骨伤专业委员会常务委员、全国高等中医院校骨伤研究会副会长、中国中西医结合骨科学会常务委员、中国生物工程学会骨库专业委员会委员、中华中医骨伤科专业委员会常务委员、山东中医药学会常务委员、山东中西医结合学会常务委员、山东中医骨伤学会常务副会长、山东中医骨伤脊柱专业委员会主任委员、山东中西医结合学会骨科专业委员会首任主任委员、山东中西医结合学会老年骨关节病防控专业委员会首位主任委员、山东医学会骨科专业委员会副主任委员、山东省创伤外科学会副主任委员、山东省脊柱脊髓损伤专业委员会副主任委员、山东省罕见病专业委员会常务委员、《中国中医骨伤科杂志》编委、《中医正骨》杂志编委。

【学术思想】

董建文教授长期致力于骨科疾病的研究，临证时提倡从整体观念出发，四诊合参，注重气血、津液的调理，强调补益肝肾、中西并重、内外兼顾。

一、注重整体观念，四诊合参

董教授坚持中医对人体的整体认识，认为人体是一个有机结合的整体。在形体结构上，人体是由各个脏腑、组织、器官组成的，各个脏腑、组织、器官都是其中的一个有机成分，和整体的形态结构有着密切的联系。在基本物质上，精、气、血、津液分布和流经全身，相互结合，共同维持机体的活动。在功能活动上，有机联系，协同作用，相互影响；在病理变化上，各个脏腑、组织、器官与整体之间，相互影响、相互传变而产生复杂多变的病理变化。故中医认为机体的生理功能、病理变化、诊断和治疗，都不是片面的，而是相互联系的。骨科疾病的诊治也不能只重视局部，而忽略了整体，要有整体的观念。

望、闻、问、切是中医采集病史的四种基本手段，通过望、闻、问、切四种诊断方法，才能得到患者病情的全面资料。如四诊不全，便得不到患者全面、详细的资料，就致使辨证欠准确，甚至发生错误。例如患者自诉膝关节疼痛，病情并不复杂，但却不能只凭这个症状来辨证，还必须问明起病的时间、疼痛的具体情况、什么情况下疼痛、疼痛的特点，还要触诊膝关节、做相应的体格检查，甚至相应的辅助检查，舌象如何？脉象如何？禀赋如何？这样才能确定诊断病情及证型。若问诊知其病所由得，晨起疼痛明显，活动后加重，休息后减轻，怕冷，遇凉后加重，舌质如常，舌苔薄白，切诊脉浮紧，从上述四诊所得，根据八纲分析，应是风寒痹证。由此可见，证候是辨证的基础。要详细搜集患者的证候资料，就必须四诊合参。

二、注重气血、津液

董教授认为气、血、津液是构成人体的基本物质，是脏腑、经络等组织器官进行生理活动的物质基础。气，是不断运动着的具有很强活力的精微物质；血，基本上是指血液；津液，是机体一切正常水液的总称。从气、血、津液的相对属性来说，气具有推动、温煦等作用，属于阳。血和津液，都为液态物质，具有濡养、滋润等作用，属于阴。

气与血在人体生命活动中占有极其重要的地位。气和血具有相互依存、相互资生、相互为用的密切关系，因而在发生病变时，气血常可相互影响，既见气病，又见血病，即为气血同病。骨科疾病亦与气血的运行失常有密切的关系，既可以单独形成气虚、气滞、血虚、血瘀等单纯气、血方面的病症，也可以形成气滞血瘀、气虚血瘀等合并的病症。并且气血的病理变化也会相互影响，气的运行失常，气滞、气虚，便无力推动血液在脉内的运行，从而导致血瘀进一步发展，血瘀后，又阻碍了气的运行，形成了恶性循环。因此在治疗过程中要气血并重，如果只重视单一方面，就会发生偏颇，影响治疗效果。

如脾、肺、肾发生病变，津液的生成、输布和排泄，失去协调，产生多种津液的病理改变。肢体、关节的肿胀不仅与气血失常有关，还往往表现在外伤性疾病上，而对于骨科的常见病、多发病来说，大多没有明显的外伤，就出现肢体、关节肿胀。这就与津液的代谢失常有关。膝关节滑膜炎肿胀明显、膝关节积液，这是有关脏腑的气机失调，影响"三焦气化"，妨碍津液的正常运行而导致的肿胀。

三、注重补益肝肾

肾主骨，肾主生髓长骨，这主要是通过肾精的调节起作用的。肝其体合筋，筋，即筋膜，附着在骨而聚于关节，连接关节、肌肉，包括肌腱和韧带，主要功能是控制关节运动。肝肾同源，肝藏血、肾藏精，肝肾之间为母子关系，所以肝肾之间的关系，主要表现在精血同源等方面，精、血皆由脾胃化生水谷之精而成，并且相互化生，故曰精血同源。清代张璐《张氏医通》说："气不耗，归精于肾而为精，精不泄，归精于肝而化清血。"说明精血相互化生，肾精与肝血息息相关。肝肾的病变，出现手足拘挛、肢体麻木、屈伸不利等症。因此，肝肾与筋骨关系密切，生理上相互为用，参与人体运动，病理上肝肾亏虚则导致筋骨功能失常，易产生骨科疾病。

四、中西结合

董教授从事中医临床、科研、教学工作40余年，不但在中医中药治疗骨科常见病、多发病方面经验丰富，疗效显著，而且在骨科手术方面也建树颇丰，在滨州医学院附属医院先后开展了骨折、关节炎、脊髓灰质炎后遗症的矫形手术治疗，总结了丰富的手术经验。调入山东省中医药大学附属医院后，运用中西医结合方法治疗骨科疾病，如各种骨折的手法复位、小夹板外固定、复杂骨折的切开复位内固定、脊柱疾病的手术治疗和关节置换等。对小儿髋关节脱位、股骨头坏死的手术治疗进行了进一步研究，形成了行之有效的治疗方案，至今仍应用于临床。董教授强调骨科手术必须有良好的西医学基础，掌握解剖、骨科力学等基本知识，才能有的放矢，提高疗效，减少并发症。手术操作过程中应仔细，确保准确无误。要善于思考，认真总结临床经验，只有这样，才能不断提高。临床医生还要提升科研能力，紧跟骨科前沿，这样才能不落伍于时代。

【专长绝技】

一、遵循"一项原则，六项细则"手法整复治疗四肢骨折

董建文教授从医近五十年，对于常见复杂四肢骨折擅长手法整复、小夹板外固定，除少数复位失败的陈旧骨折或者极不稳定骨折需开放手术外，其余骨折往往能达到解剖复位，择时康复介入后均疗效显著。董建文教授50年手法整复经验可概括为"一项原则，六项细则"。

一项原则是指"逆向归原"原则。董建文教授临证中常说手法整复最重要就是要知道新发骨折"从哪里来，到哪里去"。众所周知，肌肉、骨骼提供了人体基本结构，肌肉附着于骨骼，同时肌肉使骨骼稳固居于其中，谓

之肌袖。正常情况下，骨骼不可能冲破肌袖的束缚。骨折一经发生，折端便会刺破肌袖的某一薄弱或应力集中的一环而产生各种错位畸形。因此，最恰当而省力的整复手法就是依然沿着被刺破的肌袖之一环，使折端顺利归位，而不是盲目地在肌袖的另外部位造成新的损伤，强行塞入。

分析机械性外力引起骨折变位的过程通常是这样：外力先使骨的应力部位连续性丧失，即"断而两分"，如外力不断持续，加之肢体重力和肌肉收缩力，便相继造成错位、成角、刺破肌袖、重叠、旋转，即"岐而旁突、折而陷下"，当然如瞬间暴力过猛，则可能造成伤处粉碎，即"碎而散乱"。因此董建文教授总结指出在复位时即应逆着上述变位次序，先解决旋转，再递次解决重叠、成角、错位，最后达到复位。上述总则，简言之谓"逆向归原"。

六项细则是指欲合先离、寻干理枝、矫枉过正、择优复位、张口吸珠、以恒制强等。

1）欲合先离细则是新鲜骨折和有血肿极化或纤维骨痂形成的陈旧骨折都应遵循的治疗原则。遵此原则，先将折端上、下、左、右逐步施加外力，由小而大缓慢分离，使其肢体恢复到伤时暴力、肌力、肢体重力三力合一的"自然体位"，然后再酌情逆向归原。应用本法应熟记肢体血管、神经等重要结构的解剖部位，要避免折端向此应力，以防造成副损伤。

2）寻干理枝细则是把人体比喻成大树，患肢即为树枝。整复时把骨折近端固定于原来位置，连同躯体一起固定，然后使骨折远端向近端靠拢，这样既有利于复位，也有利于复位后断端稳定，更便于固定后解放骨折近端以上关节。

3）矫枉过正细则多用于骨折端有软组织或骨膜嵌顿其中，导致骨折断端易整复但不易维持原位的情况。对此情形应通过加大原有畸形使折端从嵌、绕物中脱退出来，然后逆向归原，此即为矫枉过正。

4）择优复位细则是针对前臂双骨折或小腿双骨折提出的。对于双骨折情形，断端往往是多平面、多维度的错位畸形，复位时难以同时满意复位。董建文教授指出，此种情况应在透视下选择断端稳定（如横形、梯形、齿突形等）的一根，先将其复位，使其恢复肢体长度。在正常情况下，两根骨头往往有相辅相成的关系，因此一根复位后，另外一根也易于复位，进而完成第一根剩下的残余移位。我们把这条治疗原则总结为择优复位。

5）张口吸珠。对于关节周围撕脱骨折，骨折片往往连及关节囊，犹如蛟龙吐珠，游离于肢体之外，以小儿肱骨外髁骨折最为常见。依此为例，由于折片细小，关节间隙紧张，不易复位，遇此情形，手法整复时当极度内翻肘关节使关节囊裂口张开，然后顺势把撕脱骨折片挤压复位，使之逆向归原。

6）以恒制强。对于肌肉发达的大腿骨折或者上臂骨折，往往由于血肿形成软组织肿胀或者肌肉痉挛导致断端重叠畸形。对此董教授的经验为持续给予适度恒力，而非暴力牵引，既可对抗患肢肌力又可避免因暴力牵引引起的并发症。董教授把这种持续稳妥的牵引力叫"闷住"。现代生理学观点认为，收缩肌肉承受负荷是有时间限制的，即使恒力不大，超过一定时间也会使肌肉失去其承受力，这也为以恒制强细则提供了理论依据。

二、正骨理筋治疗腰痛病（腰椎间盘突出症）

1. 患者选择

符合腰椎间盘突出症的诊断，排除：①不能配合治疗的患者，如精神疾病、心脑血管重要疾病；②马尾神经损伤的患者；③伴有肌力异常的患者；④合并有强直性脊柱炎、骨质疏松症/骨结核、骨肿瘤等骨病患者；⑤妊娠期妇女以及其他不宜施行手法的患者。

2. 治疗手法

（1）放松手法

董教授重视手下感觉，注重经筋及骨的轻微错位，通过手摸心会，体验出错位的方向。在行手法时，"手、眼、心三官并用"，做到"机触于外，巧生于内，手随心转，法从手出"。治疗上首先采用滚法、揉法、膊运等手法沿膀胱经走行从上到下放松腰部及臀部肌肉，逐渐加大力量往返3~5次，以整理经筋，舒筋活络；点按肾俞穴、腰阳关、阿是穴、环跳穴、委中穴等穴位；巡经拍法，主要沿膀胱经快速、适度用空心掌由上到下，反复拍打。

（2）坐位脊柱旋转板法

腰椎间盘突出症属于"骨错缝、筋出槽"，经筋的失衡导致出现骨错位，两者相互影响、相互加重。其坐位旋转板法的要点主要体现在：①触摸骨错缝，精确找到偏曲的棘突及偏曲的方向。②上提拉肩：术者坐于患者身后，用手从患者的同侧腋下穿过，向前、向上跨越患者的颈下部，抓住患者的对侧肩。③扣棘旋腰，术者用另一只手扣住偏曲的棘突，顶住患者的对侧躯体。此时，嘱患者配合医生尽量前屈并向对侧后方旋转，医生的双手同时向相反的方向快速用力，即板住棘突拇指推，放于患者腋下的手迅速顺患者旋转之势将患者上半身提拉旋转，常可听到"咔嚓"的一声或拇指下有滑动的感觉，表示复位成功，此动作应一气呵成，保持连贯。最后采用拍法、擦法沿腰骶部及膀胱经操作。

（3）功能锻炼

同时嘱患者治疗期间卧中等硬度的床铺，配合呼吸吐纳的腰背肌功能锻炼及放松训练，避免久坐及久站，避免搬动重物，避免旋转腰部动作。

【典型医案】

补肝肾、强筋骨、活血止痛法治疗颈椎病案

刘某，男，43 岁，公务员。

初诊：2014 年 8 月 12 日。

主诉：颈肩部疼痛并放射至左上肢 2 个月。

病史：患者自 2 个月前开始无明显诱因出现颈肩部疼痛、僵硬，活动不利，经口服药物及理疗治疗后症状有所缓解。后病情加重，颈肩部疼痛明显，并放射至左前臂尺侧，经外用扶他林、口服颈痛颗粒治疗后，症状无明显缓解。

诊查：颈部生理曲度变直，局部肌紧张，颈部及肩周广泛压痛（＋），并放射至左上肢，椎间孔挤压试验（＋），放射至左前臂尺侧，拔伸试验（＋），左侧臂丛牵拉试验、肌腱反射正常，双上肢肌力及感觉正常，双侧 Hoffoman 征（－）。颈椎 CT 示 C_5/C_6、C_6/C_7 椎间盘突出，神经根受压。舌质红，苔薄白，脉弦涩。

临床诊断：颈椎病（神经根型）；项痹（肝肾亏虚证）。

辨证：肝肾亏虚，颈椎骨失煦养，骨络痹阻，督脉不利。

治法：补肝肾、舒筋骨、活血止痛。

处方：当归 30 g，赤白芍 15 g，威灵仙 15 g，炒川楝子 15 g，天麻 15 g，独活 15 g，桑寄生 15 g，广木香 15 g，制川草乌 6 g，川芎 15 g，桂枝 15 g，五加皮 15 g，生地 15 g，共 7 剂，每天 1 剂，水煎服。

二诊：2014 年 8 月 19 日复诊。服上药 1 周后，颈肩部及左上肢疼痛明显减轻，颈肩部疼痛范围及程度较前减轻，左上肢疼痛基本消失，舌质红、苔薄白、脉弦涩较前好转。方药中的，效不更方，方药如下：当归 30 g，赤白芍 15 g，川芎 15 g，生地 15 g，威灵仙 15 g，独活 15 g，桑寄生 15 g，葛根 18 g，天麻 18 g，桂枝 15 g，香附 15 g，五加皮 15 g，大腹皮 30 g，车前子 21 g，芦巴 15 g，共 7 剂，每天 1 剂，水煎服。

三诊：2014 年 8 月 26 日复诊，症状完全消失。

按语：颈椎病属中医"痹证"范畴。董教授认为颈椎病主要表现为颈肩部的疼痛，痛则不通，故治疗上以通为用，主要应用活血化瘀、行气止痛的药物，根据具体证型加减应用，并注重经络辨证：兼表证者，多属膀胱经，给予祛风解表类药物；肝肾亏虚者，属督脉虚弱、经气不利，应用补益肝肾类药物。首诊方药中当归、赤白芍、川芎、生地补气血活血，威灵仙、五加皮、桑寄生补肝肾，强筋骨，炒川楝子、独活、制川草乌止痛，桂枝通阳，天麻祛痰湿，止痹痛。全方组合，共起活血止痛、补肝肾、舒筋骨的作用。二诊方药减去烈性药物川楝子、制川草乌，以减少副作用，增加三棱、莪术活血化瘀、软坚散结，香附、大腹皮、车前子行气利水，以减轻神经根水肿，体现了中西医结合的思想。

【经方验方】

一、骨疽消颗粒

处方：黄芪 60 g，熟地 30 g，白芷 15 g，防风 15 g，黄芩 15 g，云苓 15 g，大黄 12 g，桔梗 18 g。

功能：益气养血，祛风解毒。

主治：外伤性骨髓炎。

用法：清洗药物，水煮 3 遍，过滤、浓缩成稠膏状，烘干、粉碎制成颗粒。每剂可作 30 包。每次冲服 1 包（6 g），一日 3 次，一个月为一疗程。儿童患者根据体重酌情减量服用。

方解：黄芪有疮家圣药之誉，方中黄芪益气升阳、托毒生肌，为主药；熟地补血滋阴、填精益髓，配合黄芪以气血双补，加强其托毒生肌之功用；防风祛风散表、胜湿止痛，白芷辛以散结、消肿排脓，白芷、防风合用以疏散外邪，使热毒从外透解；大黄泻火祛瘀解毒；桔梗解毒排脓；黄芩清热泻火，燥湿解毒。方中虚实兼顾，综合运用"消、托、补"三法，益气养血托毒与消散清热解毒并用，使毒随脓泄、腐去新生，最终达到扶正祛邪之目的。

应用情况：山东中医药大学附属医院的院内制剂、山东中医药大学第二附属医院院内协定方，临床应用多年，疗效显著。

禁忌：孕妇禁用。

二、加味阳和汤

处方：熟地黄21 g、鹿角胶12 g、肉桂9 g、麻黄3 g、海风藤15 g、川牛膝12 g、白芥子15 g、鸡血藤15 g，炮姜9 g。

功能：温阳补血、散寒通滞。

主治：膝痹病。

用法：水煎服，每日1剂。

方解：方中鹿角胶填精补髓、强筋壮骨，熟地黄可养血滋阴、补精益髓，两者合用，温阳养血、以治其本，共为君药。川牛膝、鸡血藤、肉桂、川断、海风藤为臣药，辅助君药温阳补血，散寒通滞；肉桂为温里药，散寒止痛，温通经脉，助君药滋补之力，补一身之阳气，阳气盛寒气自祛；川牛膝、川续断，补肝肾、强筋骨，不仅助君药滋补肝肾之亏，川牛膝还能活血通经，补而不滞，引药下行；鸡血藤、海风藤活血通络，祛风湿之气，一能调节全方补中有行，二能助祛风寒湿邪，邪去正自安；六味药共为臣药，去骨痹之痹痛，散机体风寒湿邪。方中佐以麻黄、白芥子通经活络，相辅相成，和诸温和之药相伍，开腠理、散寒结，引领阳气由里至表，散行周身。甘草生用为使，解毒而调诸药。

应用情况：山东中医药大学第二附属医院院内协定方，临床应用多年，对于早、中、晚期骨性关节炎具有良好的治疗效果。

禁忌：孕妇禁用。

三、活血止痛散

处方：鸡血藤30 g，伸筋草30 g，透骨草30 g，苏木18 g，威灵仙12 g，皂角刺15 g，桑枝15 g，制川乌15 g，制草乌15 g，细辛9 g，牡丹皮15 g，红花12 g。

功能：活血化瘀、消肿止痛。

主治：跌打损伤、风湿骨痛。

用法：水煎外洗患处，每日1剂。

方解：方中伸筋草、透骨草、鸡血藤三者合用，活血止痛、祛风除湿温、舒筋通络，以治其本，共为君药。苏木、红花、牡丹皮活血祛瘀、消肿止痛为臣药，辅助君药活血化瘀、消肿止痛的功效；制川乌、制草乌、细辛温经散寒、除湿，威灵仙、桑枝、皂角刺祛风除湿为佐药。

应用情况：山东中医药大学第二附属医院院内协定方，临床应用多年，临床效果显著。

禁忌：孕妇禁用。

（詹红生　聂　颖）

第三十五节　国医骨伤名师谭远超学术思想与诊治绝技

【个人简介】

谭远超，男，1953 年出生，汉族，山东省文登县铺集乡人，主任医师，博士研究生导师，泰山学者特聘专家，现任山东省文登整骨医院院长。

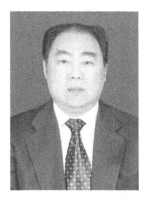

荣誉称号：国务院政府特殊津贴（1998 年），威海市科技拔尖人才（1999 年），威海市劳动模范（2001 年），全国有突出贡献的中青年专家（2002 年），山东省劳动模范（2003 年），山东省名中医药专家（2003 年），山东省有突出贡献的中青年专家（2003 年），"全国五一劳动奖章"（2004 年），全国先进工作者（2005 年），山东省卫生系统杰出学科带头人（2006 年），泰山学者特聘专家（2008 年），全国第四批名老中医药专家继承工作指导老师（2008 年），"威海市科学技术最高奖"（2011 年），第二届"中医骨伤名师"（2015 年）。

科研成果：谭远超教授在学术研究上取得了累累硕果。他先后发表论文 140 余篇，出版专著 8 部，先后获得了省级以上科研成果 30 项次，其中国家、省部级科技进步奖 13 项，其中国家科技进步二等奖 1 项，国家科技进步三等奖 1 项，国家中医药管理局科技进步一等奖 1 项、三等奖 1 项，中国中西医结合学会科学技术进步一等奖、省科技进步一等奖 1 项、二等奖 12 项、三等奖 6 项。这些科研课题，较好地解决了临床疑难病症，收到了满意的临床疗效。

①参与研究的"钳持端提回旋手法复位经皮逆行穿针内固定治疗锁骨骨折"获山东省科技进步二等奖（1994 年）；②参与"急症吻合血管组合组织移植的临床研究"，获得国家科技进步三等奖（1996 年）；③参与研究的"手部大范围多元组织毁损急诊修复与功能重建的研究"，获国家中医药管理局科技进步一等奖（2000 年）；④主持研究的"单钉—沟槽柱翼钢板治疗腰椎滑脱症的基础与临床研究"，获得山东省科技进步二等奖（1999 年），因其巨大的社会效益，被国家质量监督局批准生产并向全国推广；⑤主持研究的"WDFC 治疗颈椎失稳的基础与临床研究"达到国内领先水平，并获得山东省科技进步二等奖（2002 年），其内植入物 WDFC 已被国家中医药管理局批准生产并向全国推广应用；⑥参与、指导研究的"节段减压后稳定结构治疗腰椎管狭窄的研究"获山东省科技进步二等奖（2000 年）；⑦"ALPF 治疗胸腰椎骨折的基础与临床研究"获山东省科技进步二等奖（2001 年）；⑧参与研究的"中西医结合早期治疗手部大范围多元组织毁损的研究"荣获国家科学技术进步奖（2004 年）；⑨"应力滑移率在腰椎峡部裂并滑脱症中的诊疗价值及其临床应用"荣获山东省科技进步一等奖（2010 年）；⑩"中西医结合诊治腰椎失稳性疾病的基础研究与临床应用"荣获中国中西医结合学会科学技术一等奖（2012 年）。

社会兼职：由于其学术、科研成绩显著，先后被聘为中华中医药学会理事、中华中医药学会骨伤专业委员会常务理事、中华中医药学会骨伤分会副主任委员、世界中医药学会联合会骨伤分会副会长、山东中医药学会副会长、山东省骨伤学会会长、国际截瘫康复委员会常委、中国康复学会脊柱脊髓损伤专业委员会常委、山东省脊柱脊髓损伤专业委员会副主任委员、山东省骨科学会委员、威海市骨科学会、脊柱脊髓损伤专业委员会、骨伤科专业委员会主任委员，担任《中国中医骨伤科杂志》《脊柱畸形与截骨术》《脊柱脊髓损伤现代康复与治疗》等著作副主编；历任《国外医学·骨科学分册》《中国脊柱脊髓杂志》《中国中医骨伤》《中国骨伤》《山东中医杂志》《中医正骨》《山东医药》等杂志编委。

【学术思想】

谭远超在长期的医疗实践中，认真继承了前贤们的学术思想和临床经验，努力探求古训，博采众家之长，积累了丰富的经验，在发扬和创新的艰苦历程中，逐步形成了自己独特的技术专长和临床特色，尤其是在整骨手法研究方面更是独树一帜，在五十年的临证中，将整骨手法研究作为一个大课题。

一、正骨手法应"各有所宜，所施得宜"

谭远超指出，手法乃正骨之首务，法当则筋续骨连，法误或不当，则不但达不到治疗目的，相反还会加重局部组织的损伤，给患者造成不应有的痛苦，甚者可严重影响患肢的功能，造成肢体的残疾。所以他告诫我们，平时一定要注重加强手法基本功的锻炼，临证一定要按骨折部位特点而定，多能生熟，熟能生巧，巧能生智，不断提高手法的感应性、正确性和灵活性。骨的横断、斜断、碎断、筋松弛、痉挛等损伤，虽在肉里，以手扪及，自悉其性，法之得施，使患者不知其苦。同时还要求不仅要掌握手法，更重要的是要会临证变法，骨折有千变万化，而手法讲究"各有所宜，所施得宜"，不能千篇一律，故强调必须达到知其体相、识其部位、一旦施法、骨随法正。否则，虽然手法娴熟，但不会灵活运用，很难达到满意的治疗效果。

二、强调手法整复需"筋骨并重"

谭远超在运用手法整复治疗骨折和脱位的过程中，还非常重视筋肉损伤的修复治疗，倡导"筋骨并重"的指导思想。中医学认为"筋束骨，骨张筋""骨为干，脉为营，筋为刚，肉为墙"。人体以骨骼为支干，以脉营运气血，以筋的刚劲约束和运动骨骼，肌肉为机体的墙壁，以关节为枢纽，以肌肉、肌腱为动力，使人体进行各种活动。骨折和脱位后，不仅骨骼的支干作用丧失，同时也失去了筋对骨的正常连接、约束及滋养作用。谭远超认为，在骨损伤的同时，均伴有筋的损伤。且筋肉损伤的轻重程度往往和骨折疾病治疗的难易有着极为密切的关系，如移位的骨折的复位能否成功、骨折复位后的稳定程度、骨折愈合迟速和能否连接、骨折的并发症和后遗症的程度、受伤肢体功能恢复等，无不与筋的损伤程度有关。故伤科先贤们有"治骨先治筋"之说。任何有伤筋的骨折整复方法，如开放复位等方法，都应尽量少用，而方法恰当和操作精巧的骨折整复几乎是对"筋"无损伤的操作，使骨折移位得以整复归原。因此，治疗亦当筋与骨并重，切不可重骨而废筋。

【专长绝技】

一、钳持端提回旋手法复位经皮逆行穿针内固定治疗锁骨骨折

钳持端提回旋手法复位经皮穿针内固定治疗锁骨骨折有以下优点：钢针能可靠地对抗各方面再移位的应力，减少了折端剪力，从而保证了骨折在正常位置上愈合，能早期进行功能锻炼，加速骨折愈合速度，有效地防止肩周炎的发生；且操作简便，安全可靠，创伤小，痛苦少，疗效好。尤其是对粉碎性骨折的治疗具有更明显的优越性。术后 1～2 个月，视骨折愈合情况局麻下取出钢针。

二、特色三期辨证用药

辨证论治是中医学治疗疾病的理论核心，谭远超认为，骨伤虽以局部为主，但整体功能亦不可忽视，所以谭远超治疗骨伤不仅重手法，亦重整体的调整，辨证用药。谭远超认为，初期骨折局部青紫肿胀属气血瘀滞，因气为血帅，血载气行，气伤则帅血无力，血伤则无以载气，故伤气必及血，伤血亦必及气，以致气滞血瘀，在早期治疗上必须活血与行气兼顾，治宜活血化瘀，行气止痛。中期骨折损伤症状改善，肿胀瘀阻渐趋消退，疼痛逐步减轻，但瘀阻未尽，治宜以续筋接骨、和营生新、濡养筋骨为主。后期瘀肿已消，但筋骨尚未恢复，加上久病必虚。治宜坚骨壮筋，舒筋活络，温通经络。是以早期行气血，中期续筋骨，后期补肾壮骨，大法既定，临床无不效验，这三期之治也是谭远超的经验之谈。

谭远超和他的同事们在反复研读历代骨伤验方的基础上，博采众长，结合自己的临床经验，编创了骨折三期治疗的系列方药，在其担任院长期间，建成了现代化的院办药厂，将这些方药制成了院内制剂，使患者服用更加方便，收到了显著的经济及社会效益。

1. 骨伤早期方药

消肿止痛胶囊，主要成分：丹参、当归、赤芍、醋延胡索、土鳖虫、三七等十味。功能主治：活血祛瘀、消肿止痛。用于跌打损伤、瘀血肿痛及闪腰岔气、筋脉不舒之疼痛。

2. 骨伤中期方药

接骨药丸，主要成分：续断、烫骨碎补、土鳖虫、煅自然铜等六味。功能主治：补益肝肾，活血化瘀，续筋接骨，用于早、中、后期各类骨折的愈合。

3. 骨伤后期方药

1）整骨伸筋胶囊，主要成分：地龙、制马钱子、烫骨碎补、桑寄生等八味。功能主治：舒筋通络，活血祛瘀，消肿止痛。用于血瘀络阻引起的各种骨折后遗症及颈椎病、肥大性脊柱炎、慢性关节炎、坐骨神经痛、肩周炎等。

2）赤木洗剂，主要成分：苏木、红花、海桐皮、伸筋草、透骨草等九味。功能主治：活血祛瘀，祛风除湿，温经散寒，通痹止痛。用于各种骨及关节损伤、劳损、骨折后期功能康复及风寒湿痹等病症。

3）骨伤合并感染方药——军术膏，主要成分：生大黄、苍术、炉甘石、蜂蜡、麻油。功能主治：解毒化瘀，祛腐生肌。用于创伤感染、褥疮、烧烫伤及各种化脓性感染。

【典型医案】

钳持端提回旋手法治疗锁骨粉碎性骨折案

于某，女，36 岁，农民。

初诊：2008 年 12 月 8 日。

主诉：摔伤头部、左肩肿痛、活动受限 4 小时。

病史：患者于 4 小时前摔伤头部及左肩部，当即头部流血，左肩肿痛，不敢活动，于当地医院拍片示"骨折"，行头部外伤清创缝合、破伤风疫苗 1500 U 肌注后来我院。患者伤后无昏迷、恶心、呕吐，无寒热，纳眠可，二便调。

诊查：左肩肿胀，可见明显畸形，压痛（＋），可触及明显骨异常活动，桡动脉搏动好，左手指活动及血运好。舌质淡，苔薄白，脉弦。

辅助检查：X 片示左锁骨中段粉碎骨折，错位明显，分离 2 cm。影像学图像如图 1-6。

临床诊断：左锁骨粉碎性骨折（骨折病）。

辨证：骨折早期，气血阻滞不通，不通则肿痛不休。骨断不能支撑，筋

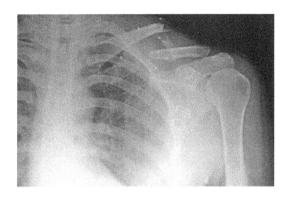

图1-6　治疗前，左锁骨粉碎性骨折，错位明显

伤不能维系，故功能障碍。舌淡，苔白，脉弦，证属气滞血瘀。

治法：中医治以活血化瘀、消肿止痛，并行手法复位经皮穿针内固定。

处方：手法复位＋消肿止痛胶囊口服。

1）手法复位经皮穿针术：臂丛神经阻滞麻醉；患者坐位，常规消毒铺巾，无菌操作；以锁骨钳（本院自制）夹持锁骨远折端，端提回旋至近折端前上方，经皮可扪及远折端断面，以直径2.5 mm钢针经皮刺入断面髓腔，锤击针尾证实钢针在骨髓腔内并前进少许，改用骨钻将钢针顺髓腔方向钻入，于锁骨外端突破骨皮质穿出皮外约数厘米，将钢针针尖剪成钝面，针尾剪成锐利面，用骨钻在皮外将钢针向外退出，直至锐利面与远折端断面平齐。术者一手握持锁骨钳控制远折端，一手五指捏持近折端，两手对抗牵引回旋，使骨折复位；一助手将钢针顺髓腔方向敲击，直至钢针在锁骨内端突破骨皮质。手提X光机透视证实骨折复位满意，钢针在骨髓腔内预定位置；钢针尾端折弯剪短埋于皮下，针孔无菌包扎；腕颈带悬吊患肢于屈肘90°位。术毕。

术后X线如图1-7所示。

2）消肿止痛胶囊：以丹参、当归、赤芍、醋延胡索、土鳖虫、三七等十味为主要组成。

二诊：2008年12月23日，经皮穿针术后半个月，无特殊不适，查体见局部肿胀减轻、无明显骨性压痛，无纵向叩击痛，无异常活动。拍片示骨折对位好，骨痂少量，内有钢针固定。提示骨折经治疗后，复位好，肿减痛消。中药治宜补益肝肾，续筋接骨，方用接骨药丸，每次6克，每日1次。

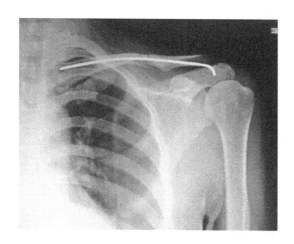

图 1-7　术后 X 线

方药组成：续断、烫骨碎补、土鳖虫、煅自然铜等六味。并嘱去除颈腕带，逐步进行肩关节功能锻炼。

三诊：2009 年 1 月 23 日，经皮穿针术后一个半月，无特殊不适，查体见局部无肿胀、无压痛，无纵向叩击痛，无异常活动。拍片示骨折对位好，骨痂中量，内有钢针固定。骨折基本愈合，肝主筋，肾主骨，筋骨损伤，日久累及肝肾，致肝肾亏损。处理：①取出内固定钢针，口服抗生素 3 天。②中药治宜补益肝肾，舒筋通络，方用正骨伸筋胶囊（地龙、制马钱子、烫骨碎补、桑寄生等八味）。③嘱加大肩关节活动范围，不适随诊。

按语：钳持端提回旋手法复位经皮穿针内固定治疗锁骨骨折对粉碎性骨折的治疗具有更明显的优越性。首先应严格掌握适应证，凡新鲜的锁骨骨折，只要皮肤完好，均是本法的适应证。实施闭合穿针之前，一般不需要特殊准备，但对多发骨折及有颅脑、胸腹外伤史的患者，应详细检查以防漏诊。对于伤后超过 2 周的锁骨骨折，用此法要慎重，因锁骨处血运丰富，骨痂新生快，2 周时折端瘢痕粘连已有骨痂形成，远折端不易提起，会造成手法复位和穿针的困难。所以对锁骨骨折应及时采用本法处理，而且处理得越早越好。术后为了防止肩周炎的发生（尤其对老年患者），要加强功能锻炼。但内固定钢针不能去得过早。

【经方验方】

一、消肿止痛胶囊

处方：丹参 60 g，当归 60 g，赤芍 60 g，醋延胡索 30 g，土鳖虫 30 g，酒大黄 18 g，三七 4 g，冰片 2 g 等。

功能：活血祛瘀、消肿止痛。

主治：用于跌打损伤、瘀血肿痛及闪腰岔气、筋脉不舒之疼痛。

用法：用黄酒或温开水送服。一次 6~8 粒，一日 2~3 次，或遵医嘱。

方解：丹参祛瘀止痛，是活血化瘀之要药；大黄能荡涤留瘀败血，引瘀血下行，酒制后可减缓泻下之力，且酒性善行，可助大黄通利血脉；土鳖虫活血化瘀；当归活血止痛；延胡索为常用理气止痛药，具有活血、利气、止痛的功效，醋制可使其中的生物碱与醋酸结合成易溶于水的醋酸盐，更好地发挥镇痛作用；赤芍清热凉血，散瘀止痛；三七散瘀止痛；冰片芳香走窜，为开窍要药。诸药合用有活血祛瘀、消肿止痛的功效，对急性软组织损伤修复有明显作用。

应用情况：消肿止痛胶囊是山东中医药大学附属医院具有几十年使用历史的自制中药制剂，具有活血化瘀、消肿止痛之功效。在早期改善临床症状，提高患者 VAS、JOA 评分以及对急性软组织损伤修复有明显作用。

禁忌：孕妇、月经过多及伴有其他出血倾向者禁用。

二、接骨药丸

处方：丹参 2 g，续断 1 g，烫骨碎补 1 g，黄芪 0.6 g，土鳖虫 0.5 g，煅自然铜 0.5 g。

功能：补益肝肾，活血化瘀，续筋接骨。

主治：用于早、中、后期的各类骨折的愈合。

用法：口服，每晚 1 次，一次 6 g，或遵医嘱。

方解：方中丹参活血祛瘀、消肿止痛；烫骨碎补补肾、活血续伤；续断补肝肾、行血脉、接骨续筋、补骨壮骨，三者共用起到了瘀去、新生、骨和的功效。土鳖虫破血逐瘀、续筋接骨；煅自然铜散瘀止痛、接骨疗伤；黄芪益气固卫为辅佐。诸药和用，共奏补益肝肾、活血化瘀、消肿止痛、续筋接骨之功效。

应用情况：接骨药丸是山东省文登整骨医院传统院内复方中药制剂，已有50余年临床应用历史，疗效显著。临床试验显示，接骨药丸在促进骨痂生长，提高血钙、磷浓度，增加骨密度等促进骨折愈合方面具有显著优势。

禁忌：孕妇及月经过多者禁用。

三、正骨伸筋胶囊

处方：炒地龙，制马钱子，烫骨碎补，桑寄生，木瓜，红花，醋没药，醋乳香。

功能：舒筋通络，活血祛瘀，消肿止痛。

主治：用于血瘀络阻引起的各种骨折后遗症及颈椎病、肥大性脊柱炎、慢性关节炎、坐骨神经痛、肩周炎等。

用法：口服，一次3粒，一日3次，饭后服用或遵医嘱。

方解：桑寄生壮骨强筋、补益肝肾、祛风除湿，两者共为君药。方中轻用制马钱子、醋没药、醋乳香，为臣药，其中制马钱子可开通经络、透达关节，具有消肿散结定痛的功效；醋没药主破血止痛、消肿生肌，是治疗各种瘀血阻滞之痛症的常用药；醋乳香可定诸经之痛，具有活血祛风、舒筋止痛之作用，此外方中炒地龙清热活血、通经活络，红花散瘀止痛、活血行气，为血中气药，木瓜善除湿邪兼有强肝肾、舒筋通络之功，此三者为佐药，与君药、臣药共奏补肝益肾、活血祛瘀、舒筋通络之功效。

应用情况：正骨伸筋胶囊为山东中医药大学附属医院自制中药，临床应用多年，是治疗各种颈肩腰腿痛、慢性关节炎、骨折后遗症之良药。临床上暂未见不良反应。

禁忌：孕妇和哺乳期妇女禁用。

（詹红生　聂　颖）